JN274167

ペインクリニック診療に必要なリハビリテーションの知識

監修 日本大学医学部麻酔科教授 **小川 節郎**
編集 保岡クリニック論田病院院長 **保岡 正治**

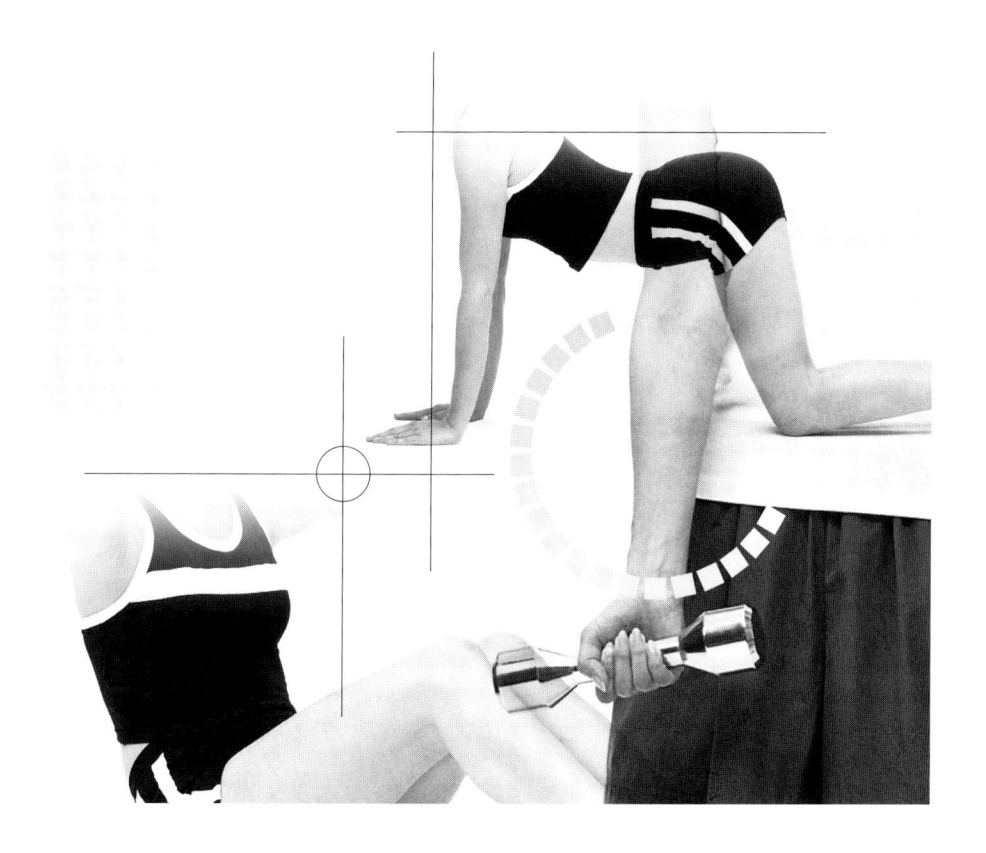

克誠堂出版

監 修

小川節郎　日本大学医学部麻酔科

編 集

保岡正治　医療法人あさがお会保岡クリニック論田病院

執筆者

小川節郎　日本大学医学部麻酔科
保岡正治　医療法人あさがお会保岡クリニック論田病院
田邉　豊　順天堂大学医学部麻酔科学・ペインクリニック講座
宮崎東洋　順天堂大学医学部麻酔科学・ペインクリニック講座
出江紳一　東北大学大学院医学系研究科肢体不自由学分野
辻　哲也　慶應義塾大学医学部リハビリテーション医学教室

(執筆順)

監修者序

　保岡正治氏編集による「ペインクリニック診療に必要なリハビリテーションの知識」が発行されることになった．氏は永年ペインクリニック診療に携わり，その間リハビリテーションの知識と技術をペインクリニック診療の中で展開し，痛み治療におけるリハビリテーションの重要性を身をもって体験されてきた医師である．氏の熱意がこの本となったことを心からお祝いする．

　ペインクリニックの場において高い頻度で診療の機会を有する疾患に筋・骨格筋性の疼痛がある．これらの疼痛のうち急性痛については，神経ブロックや鎮痛薬，それに安静によって比較的速やかに緩和されるが，慢性痛となって患者を苦しめる場合も少なくない．一方，ペインクリニック医にとって正確な神経ブロック手技の取得は必須なものであり，正確な診断と適応症例の選択のもとで行われる神経ブロックほど有効な鎮痛手段はないであろう．しかし多くの運動器疾患，特に有痛性運動器疾患の治療においては，鎮痛のみで満足するのは医療者側の自己満足ではないだろうか．保岡氏がいうように，運動器疾患に対する治療の最終目的は，疼痛緩和とともに障害部位の機能回復にある．ペインクリニック診療の場においては痛みという症状のみに目が向けられ，後者の目的がつい忘れがちになることは考慮すべきことであろう．

　また，従来のペインクリニック診療に関する成書においても運動器疾患による疼痛に対する物理療法，運動療法の必要性は述べられているものの，その実際については明確ではなかった．特にその施行時期や病態に見合った方法は，専門家に依頼せざるを得ない場合が少なからずあると思われる．本書においては理学療法を適切な方法で，適切な時期に行うことの重要性とその実際が記されている．拙者も例外ではないがペインクリニック診療に携わりながら理学療法の技術を持たず，また，その適応や方法について明確な知識を持たない医師にとっては非常に有用で実践的な医書であると確信している．

　本書はI．ペインクリニックにおけるリハビリテーションの意義，II．基礎編，III．疾患各論，IV．ペインクリニックにおけるリハビリテーションの現状と展望，に別れ，ペインクリニック診療の場におけるリハビリテーションの全容に迫っている．執筆者には保岡氏のほか，ペインクリニック診療の場面でリハビリテーションを実践している順天堂大学の田邉氏，そしてリハビリテーション専門医の東北大学の出江氏，慶應義塾大学の辻氏のご協力を得てさらに充実した内容となった．項目のみをざっと見てもわかるように，本書はリハビリテーション医学の考え方，その方法，そして疾患別各論とこの領域に関する情報が余すところなく展開されている．

　本書が日常のペインクリニック診療をさらに一歩踏み出したものにすることを信じている．また，本書の監修をさせていただいたことに深く感謝の意を表し序文としたい．

2005年7月

小川　節郎

編集序

　ペインクリニックが対象とする疾患の中で，頸肩腕痛や腰下肢痛などの有痛性運動器疾患は相当の割合を占めている．改めていうまでもなく，運動器疾患に対する治療の最終目標は，疼痛緩和とともに障害部位の機能回復にある．診療には，痛みの治療計画と同時に，罹患部位の運動機能障害度判定と運動療法は必然である．さらに，治療開始時に治療期間や予後の予測を立てる必要がある．すなわち，ペインクリニック診療においても，運動器疾患の特性に関する基本的な知識と治療技術の心得が求められる．

　従来の成書におけるペインクニックの診療指針は，適応となる神経ブロック手技の選択と回数の解説が中心であり，物理療法とともに運動療法を加えることの重要性は指摘されているが，時間経過を踏まえた実際の詳細な手法についてはほとんど言及されていない．例えば，患者から「どの程度動いてよろしいか」と尋ねられることは日常診療では茶飯事であるが，この基本的な質問に対して的確な返答に窮する場面は多い．著者は，その答えをリハビリテーション医学に探ってきた．

　著者は，ペインクリニック開業25年の間，リハビリテーション医療を参照し，理学療法を効率よくペインクリニック診療に含める治療手順を検討してきた．開業早期からリハビリテーション部門を設けてリハビリテーション現場の意見を直接聞き，入院ベッドを有して終日患者の生活様式を観察できたことが，痛みと運動機能障害を包括的に治療対象とした当院の診療指針作成に役立った．

　このたび，日本大学医学部麻酔科教授小川節郎先生のご推挙と克誠堂出版株式会社のご厚意で，リハビリテーション科専門医とペインクリニック診療現場でリハビリテーションを実践されている先生方にご参加頂き，有痛性運動器疾患に対する従来のペインクリニック診療にリハビリテーション医療を加えた痛みの治療法を紹介する医書を企画した．

　著者が担当した各論については，理学療法，神経ブロック，薬物処方など各治療の配分と実施時間帯について，当院のリハビリテーションスタッフ，看護・介護スタッフ，薬剤師，栄養士，そして患者とともに，安全性，治療効果，患者の利便等を総括的に検討し，合意に至った手順を紹介した．日常診療において実利的な内容となるように心がけたが，スタッフに共通していたのは，患者の日常生活動作（activities of daily living：ADL）改善とQOLの向上を目的とする診療理念である．

　ペインクリニック診療に携わる方々が，現場の診療に際してリハビリテーションの効用を実感頂ければ幸いである．

2005年7月

保岡　正治

目　次

I ペインクリニックにおける
　　リハビリテーションの意義 ・・・・・・・・・・・・・・・・・・・・・保岡　正治・・・1

II 基礎編 ・・・7

第1章　痛みの定義と分類 ・・・・・・・・・・・・・・・・・・・・・・・・・・・・・・9
　1．痛みの定義 ・・・・・・・・・・・・・・・・・・・・・・・・・・・・保岡　正治・・・・9
　2．痛みの分類 ・・・・・・・・・・・・・・・・・・・・・・・・・・・・保岡　正治・・・・9
　3．慢性疼痛の発生機序 ・・・・・・・・・・・・・・・・・・・・・・小川　節郎・・・・11

第2章　痛みのリハビリテーション療法 ・・・・・・・・・・・・・・保岡　正治・・・16
　1．痛みの治療と理学療法の関係 ・・・・・・・・・・・・・・・・・・・・・・・・・・・・16
　2．リハビリテーションの痛みへの対応 ・・・・・・・・・・・・・・・・・・・・・・・・17
　3．有痛性運動器疾患のリハビリテーション実施時の注意点 ・・・・・・・・・・・19

第3章　運動療法の基礎知識 ・・・・・・・・・・・・・・・・・・・・・・保岡　正治・・・22
　1．医学的リハビリテーション ・・・・・・・・・・・・・・・・・・・・・・・・・・・・・22
　2．運動療法の目的と分類 ・・・・・・・・・・・・・・・・・・・・・・・・・・・・・・・・23
　3．運動量 ・・25
　4．障害と評価 ・・・・・・・・・・・・・・・・・・・・・・・・・・・・・・・・・・・・・・・26
　5．設備と用具 ・・・・・・・・・・・・・・・・・・・・・・・・・・・・・・・・・・・・・・・44

第4章　有痛性運動器疾患の評価法と
　　　　　治療効果判定基準の検討 ・・・・・・・・・・・・・・・・・保岡　正治・・・47
　1．評価法 ・・47
　2．治療効果判定基準 ・・・・・・・・・・・・・・・・・・・・・・・・・・・・・・・・・・・55

第5章　神経ブロックの役割と課題 ・・・・・・・・・・・・・・・・・保岡　正治・・・58
　1．神経ブロックの作用と意義 ・・・・・・・・・・・・・・・・・・・・・・・・・・・・・58
　2．有痛性運動器疾患に適応となる神経ブロック ・・・・・・・・・・・・・・・・・・61
　3．神経ブロックと理学療法の併用療法 ・・・・・・・・・・・・・・・・・・・・・・・・63

第6章　有痛性運動器疾患の
　　　　　ペインクリニック診療のエビデンス ・・・・・・・・・・・保岡　正治・・・67

第7章　有痛性運動器疾患の診療指針 ・・・・・・・・・・・・・・・・保岡　正治・・・73
　1．ペインクリニックの診療指針 ・・・・・・・・・・・・・・・・・・・・・・・・・・・・73
　2．日本ペインクリニック学会治療指針作成委員会の治療指針 ・・・・・・・・・・75
　3．ペインクリニック診療にリハビリテーション治療を加えた診療指針 ・・・・・77

第8章　慢性疼痛のリハビリテーション概論 ・・・・・・・・・・・保岡　正治・・・86

III 疾患各論 ・・・・・・・・・・・・・・・・・・・・・・・・・・・・・・・・・・・・89

第1章　有痛性運動器疾患の理学療法を加えた
診療ガイドライン ・・・・・・・・・・・・・・・・・保岡　正治・・・91
1. 頸上肢痛疾患 ・・・・・・・・・・・・・・・・・・・・・・・・・・・・・・・・・・・・・91
2. 腰下肢痛疾患 ・・・・・・・・・・・・・・・・・・・・・・・・・・・・・・・・・・・・117

第2章　慢性疼痛のペインクリニックとリハビリテーション併用療法 ・・・・152
1. 慢性疼痛のペインクリニック診療 ・・・・・・・・・・・・・・・保岡　正治・・・152
2. 慢性疼痛の神経ブロックと
リハビリテーション併用療法 ・・・・・・・・・・・・・・田邉　豊，宮崎　東洋・・・153

第3章　悪性腫瘍(癌)のリハビリテーション ・・・・・・・・・・・辻　哲也・・・160
1. 悪性腫瘍（癌）治療におけるリハビリテーションの現状 ・・・・・・・・・・・160
2. 悪性腫瘍（癌）のリハビリテーションの基本的な理解 ・・・・・・・・・・・161
3. 癌のリハビリテーションの実際 ・・・・・・・・・・・・・・・・・・・・・・・・164
4. 主な障害別のリハビリテーションの概要 ・・・・・・・・・・・・・・・・・・165
5. おわりに ・・・・・・・・・・・・・・・・・・・・・・・・・・・・・・・・・・・・・・169

IV ペインクリニックにおけるリハビリテーションの現状と展望 ・・・・171
第1章　ペインクリニックにおける現状 ・・・・・・・・・・・・・保岡　正治・・・173
第2章　医療政策・保健行政とのかかわり ・・・・・・・・・・・・保岡　正治・・・177
第3章　リハビリテーションからの提言 ・・・・・・・・・・・・・出江　紳一・・・180
1. 痛みのリハビリテーションと医療コミュニケーション ・・・・・・・・・・・180
2. 痛みのリハビリテーションとコーチング ・・・・・・・・・・・・・・・・・・181
3. まとめ ・・・・・・・・・・・・・・・・・・・・・・・・・・・・・・・・・・・・・・184
第4章　ペインクリニックにおける将来の展望 ・・・・・・・・・・保岡　正治・・・185

おわりに ・・・191

関連資料 ・・・193

索引 ・・・205

I

ペインクリニックにおける
リハビリテーションの意義

痛みの治療を専門として発展してきたペインクリニックが，その特性を評価され，社会において必須な診療科として広く受け入れられるためには，神経ブロック手技のスキルの向上を図る努力と並行して，医学の進歩と変動する社会通念に則った診療体系を成就することが求められる．

　今日，臨床領域における対策として，緩和ケア，精神・心理療法，東洋医学，リハビリテーション分野での活動が展開されており，各分野におけるいっそうの知識拡充と治療技術の導入が必要となっている．

　ペインクリニックでは，有痛性運動器疾患を治療対象とする機会が多く，治療の柱となる神経ブロック療法は特に急性痛に優れた効果を発揮してきた．しかしながら，同疾患を診療するには，運動器疾患の特性である運動機能障害や日常生活動作（activities of daily living：ADL）障害の理解が必要であり，さらに，難治性の慢性疼痛に対する運動療法の効果が唱えられている状況を考慮すると，運動器系の異常を主な治療対象とするリハビリテーション医学の知識は不可欠である．

　リハビリテーション医学がかかわる活動分野は，脳神経外科，内科，整形外科，精神科をはじめほぼ全診療科にわたり，また，基礎から臨床，疫学，予防医学，介護・身障・福祉政策，保健，行政とのかかわりなど，活動の幅は広大で多様である．

　障害対策を命題とするリハビリテーション医療の理念を傾聴することにより，ペインクリニックにおいて，痛みを抱える患者を医学的処置で対処するに留まらず，痛みという障害を持つ個人として全人的に対応することの重要性が認識される．さらに，共通の評価法と標準化した治療法を定めてエビデンス実証につながる研究デザインを設定し，その結果，整理・蓄積されたデータベースを科学的に分析するシステムを構築する必要性に気づく．リハビリテーション医療発展の歴史は，ペインクリニック診療体制を充実させるうえで整備すべき課題を数多く示唆している．

　近年，ペインクリニックでは，有痛性運動器疾患への神経ブロックの適応と症例数が増えるとともに，画像診断法を駆使した高度な手技が開発されてきた．整形外科，脳神経外科と共通する治療手技が積極的に行われるようになっている．硬膜外神経ブロックと星状神経節ブロックを二大手技とした時代から，バリアンスを考慮したテーラーメイド医療が重視され，患者個々の病状に応じた治療法が細かく選択されるようになってきた．あるいは難治性疼痛の病態解明と治療技術が進歩してきたことは，患者とペインクリニック医の両者にとって福音である．

　こうした神経ブロック手技の発展を背景として，ペインクリニック関連の成書には，その適応に関する記述は充実されてきたが，治療法として理学療法の必要性は指摘されているものの，詳細な実施マニュアルの記載はほとんどみられない．

　理学療法のひとつである物理療法は，すでに神経ブロック療法と併用あるいは単独で，鍼治療，経皮的電気的神経刺激（transcutaneous electrical nerve stimulation：TENS），

レーザー治療，近赤外線治療，低周波治療などが用いられている．他方，運動療法については，実際のペインクリニック診療の場で，積極的，具体的に併用されることは少ない．例えば，疾患別，病態別，病期別の適応となる運動療法の種類や，時間配分，回数と量，神経ブロックとの組み合わせ方法などについての定説がない．すなわち，時間経過を考慮した普遍的な運動療法のマニュアルは完成されていない．神経ブロックは静的な療法であり，ペインクリニック医が動的な手法に馴染んでいなかったこと，設備・リハビリテーション機器の整備，リハビリテーションスタッフの配置の問題，専門性の違いなどが制約になったと思われる．

この状況は，必然的にクリニカルパス作成の議論に通じる．クリニカルパスを話題とする場合，疼痛の再発を繰り返す疾患や慢性疼痛への対応で経験するように，narrativeな要素が多い痛みの治療環境では規格的なパスの作成自体が困難であり，EBMを主流のアプローチとする治療の意義自体が問われるかもしれない．

しかしながら，全ての診療科でエビデンスが問われ，診療ガイドライン，クリニカルパスが設定されていく中で，ペインクリニックが学問体系として発展するためには，エビデンスに基づく診療内容の検証は避けられない．特に，運動器疾患を対象とする場合には，神経ブロック療法が他の治療法よりも優れた運動機能改善をもたらすか否かは，同列の基準で検証されるべきである．この点でも，さまざまな運動療法について多くのエビデンスを実証してきたリハビリテーション診療はノウハウを提供してくれる．ペインクリニック診療にリハビリテーション診療を導入する意義を以下に整理した．

①ペインクリニックの治療対象として有痛性運動器疾患が多い．
②リハビリテーション医療は診療体系が確立しており，診療手順や活動の方向性について参考にすべき内容が多い．
③エビデンスに基づいた診療指針作成手順の参考になる．
④両科に神経系に関する研究レベルの接点がある．
⑤両科とも慢性疼痛へのアプローチに難渋している．
⑥慢性疼痛・急性疼痛ともに，両科の知識を総括した集学的治療が必要である．

リハビリテーション医学が扱う脳卒中患者などの中枢神経因性疼痛については，難治性特殊例として脳神経外科を含め興味が持たれているが，脳卒中による体幹機能異常や，あるいは末梢性の痛みにより二次的な脊柱のアラインメントに起因する痛みについては，本来，リハビリテーション医学が得意とする分野であり，中枢神経因性疼痛を重要な研究課題のひとつとしているペインクリニックにとって学ぶところが多い．その他，ペインクリニック診療で絶対数の多い非疼痛性疾患への運動療法なども広く話題とすべきであるがまだまだ手つかずの状況である．

疼痛や痙性が機能訓練への弊害が問題となるリハビリテーション現場では，神経ブロック療法は魅力的に映るであろう．神経ブロックが適応となる病態と手技に関する知識が必

要との認識が高まってきている．

　それでも，リハビリテーション関連誌で説明されている神経ブロックの特性や効用についての記述をみると，ペインクリニック医が認識している内容とは感覚的に少なからず乖離がある．極論になるが，神経ブロックの解釈として，リハビリテーションではフェノールなどの神経破壊薬を用いた長期の非可逆的治療を思い浮かべ，ペインクリニックでは，局所麻薬を用いた可逆的な治療を前提としている．A型ボツリヌス毒素を用いた運動筋ブロックが境界領域といえよう．

　リハビリテーション医学では神経ブロック使用の目的として，疼痛緩和とともに随意筋運動制御が重要な意義を占めるが，後者を目的とした神経ブロックの効用については，ペインクリニック医よりもリハビリテーション医のほうが豊富な経験を持っている．一方，疼痛緩和に対する神経ブロックの効用に対する認識においては，急性痛と慢性痛の分類，局所麻酔薬と神経破壊剤使用における適応の判断などについて，その効果と限界を多数経験してきたペインクリニック医が，より詳細な手技の選択と効果判定を行っていると思われる．

　集学的治療が進められるなかで，ペインクリニック医学とリハビリテーション医学関係者が直接議論し，両者が得意とする療法の利点と欠点，あるいは展望と治療限界を互いに説明し理解することは，チーム治療における最大の収穫になるであろう．

（保岡　正治）

II

基礎編

第1章 痛みの定義と分類

痛みに対するペインクリニックとリハビリテーションの関係を探るにあたり，痛みの定義と分類につき整理する．

1 痛みの定義

痛みとは，組織の実質的あるいは潜在的な傷害に関連する，またはこのような傷害と関連した言語を用いて述べられる不快な感覚・情動的体験である．（国際疼痛学会用語委員会IASP[1]）

「An unpleasant sensory and emotional experience associated with actual potential tissue damage or described in term of such damage」

【 文 献 】
1) Mersky H (ed.). Classification of chronic pain: Description of chronic pain syndromes and definition of pain terms. Pain 1986; 3 (Suppl).

（保岡　正治）

2 痛みの分類

痛みの分類はさまざまあるが，Bonicaによる代表的な分類[1]を紹介する．まず痛みを急性痛と慢性痛に分け，さらに慢性痛を，末梢性，末梢・中枢，中枢，心因・環境性機序に分類している．痛みの分類は，疼痛機序に関するメカニズムが解明されるに伴い，病態分類に関心が高まっている．

痛みの病態分類は，侵害受容性疼痛と病態生理学的疼痛に大別される．前者は物理的刺激や組織損傷など，生体にとって有害な刺激を警告として認知する生理的な痛みであり，後者は神経因性疼痛（neuropathic pain）を中心とした，神経系の損傷や機能異常に起因する痛みである．さまざまな分類法があり，表1にまとめた．

臨床では便宜上，時間的経過から急性痛と慢性痛とに分類する場合が多いが，疼痛治療関連科で用いる"急性痛"と"慢性痛"の概念は，時間的要素だけでなく病態自体が異なるとされ，基礎・臨床医学ともに活発な議論が行われている[2]．また，痛みにはなんらかの程度で心因要素がかかわるが，その特性から心因性疼痛を独立させて対応する意見がある．この場合，精神科的アプローチが検討される[3]．

真下[4,5]は，病態による疼痛分類につき，両者の中間に重合して遷延性炎症性疼痛が位置するとして，表2のごとく報告している．今日，臨床で行われている痛みへの系統的治

表1　痛みの分類

時間経過	：急性・慢性．あるいは，急性・慢性・癌性
生理学的	：体性痛・内臓痛・神経痛・心因性疼痛
	あるいは，末梢性・中枢性・心因性
病　態	：侵害受容性・病態生理異常性
	（さらに亜分類として，正常・炎症性・神経因性）
伝達系の部位	：侵害受容性・神経因性・心因性
	あるいは，入力系・処理・出力系メカニズム
発現様態	：自発痛・運動痛・圧痛
痛みの程度（閾値）	：強・弱

表2　病態による疼痛分類

	急性疼痛	慢性疼痛
		（一般に難治性）
原　因：	侵害受容体刺激	伝達・制御機構（疼痛システム）の異常
	（正常反応疼痛　　炎症性疼痛　　神経因性疼痛）	
疾　患：	1．機能的疾患性疼痛 　　筋骨格系 　　内臓系 　　神経系 　　血管系	1．神経因性疼痛 　　求心路遮断性疼痛 　　CRPS（交感神経関与有/無） 　　三叉神経痛 　　糖尿病性ニューロパチー 　　PHN　など
	2．癌性疼痛の一部	2．機能的疾患性疼痛 　　急性疼痛の遷延化 　　易再発性
		3．心因性疼痛 　　うつ，精神分裂病
		4．癌性疼痛

（真下　節．慢性疼痛の治療．日本医事新報 2002；4075：19-25．より引用，一部改変[5]）

療が分かりやすく分類されている．

　急性痛は，通常の痛み治療法で解決される痛みであり，生理的に説明可能な期間内に終焉し，侵害受容性疼痛にほぼ一致する．慢性痛は神経因性疼痛と同義的に用いられるが，組織損傷の治癒後にも3-6ヵ月以上継続する難治性の痛みであり，器質的所見だけでは原因を十分に説明できない．炎症の遷延化，心理・環境的因子が大きく関与している．痛みを伝達する系と抑制する系を合わせて疼痛システムと称するが，慢性痛は疼痛システムの異常と説明されている[2]．

　ただし，定義に基づくと，再発を繰り返し慢性に経過する有痛性運動器疾患，関節リウマチなどは原因が明らかであり，時間的には慢性であっても慢性痛には分類されないことになる．臨床の場では，慢性痛，疼痛を伴う慢性疾患，習慣性再発性疼痛疾患の区分が不十分なことが多くさらに整理が必要である．

　慢性痛にも，心理要素が強く器質的な原因の解明を困難にしている場合と，本来心理要素が主な痛みの原因と考えられる場合があり，病像の把握が困難である．近年の分子生理学的研究から，急性痛と慢性痛の病態について多くの知見が得られてきている．

【 文 献 】

1) Bonica JJ. The management of pain. (Vol.I. IIed.) Philadelphia・London: Lea & Febiger; 1990. 159-89.
2) 柴田政彦．吉矢生人，ほか編．痛みの診療．東京：克誠堂出版；2000. 3-5.
3) 土井永史編．心因性疼痛の診断と治療．東京：真興交易；2003.
4) 真下　節．臨床からみたCRPSの病態．日本ペインクリニック学会第36回大会シンポジウム　—Complex regional pain syndrome—2002. 宮崎市. 180.
5) 真下　節．慢性疼痛の治療．日本医事新報 2002；4075：19-25.

（保岡　正治）

慢性疼痛の発生機序 3

　Bonica（1990）によれば慢性疼痛は「ある疾患が通常治癒するのに要する期間を超えて持続する痛み」と定義されている．発生した痛み（急性疼痛）がいつから慢性疼痛に移行するかについてはさまざまな説があるが，Bonicaは痛みの持続時間が1ヵ月以上続くものとし，国際疼痛学会（IASP）は3ヵ月としている．6ヵ月以上とする説（Crue, 1975）もある．

　慢性疼痛もその発生機序によって，侵害受容性疼痛，神経因性疼痛，および心因疼痛に分類される．

[1] 侵害受容性疼痛 (図1)[1]

　組織損傷によって発生する痛みである．組織が損傷されると発痛物質であるブラジキニンが産生され，それが神経膜上のブラジキニン受容体に結合するとGタンパクを介した反応が起こり，ナトリウムチャネルが開いて活動電位が発生する．一方，組織損傷によってホスフォリパーゼA_2が活性化され，細胞膜を構成するアラキドン酸が細胞膜リン脂質から遊離する．アラキドン酸はさらにシクロオキシゲナーゼの作用によりプロスタグランジンとなり，ブラジキニンの作用を増強する．アラキドン酸は一方でまたリポキシゲナーゼによってロイコトリエンとなり，この物質もブラジキニンの作用を増強するように働く．これら一連の反応をアラキドン酸カスケードという．

　このように発生した慢性疼痛はいわば急性疼痛が長期間続いているものと解釈される．

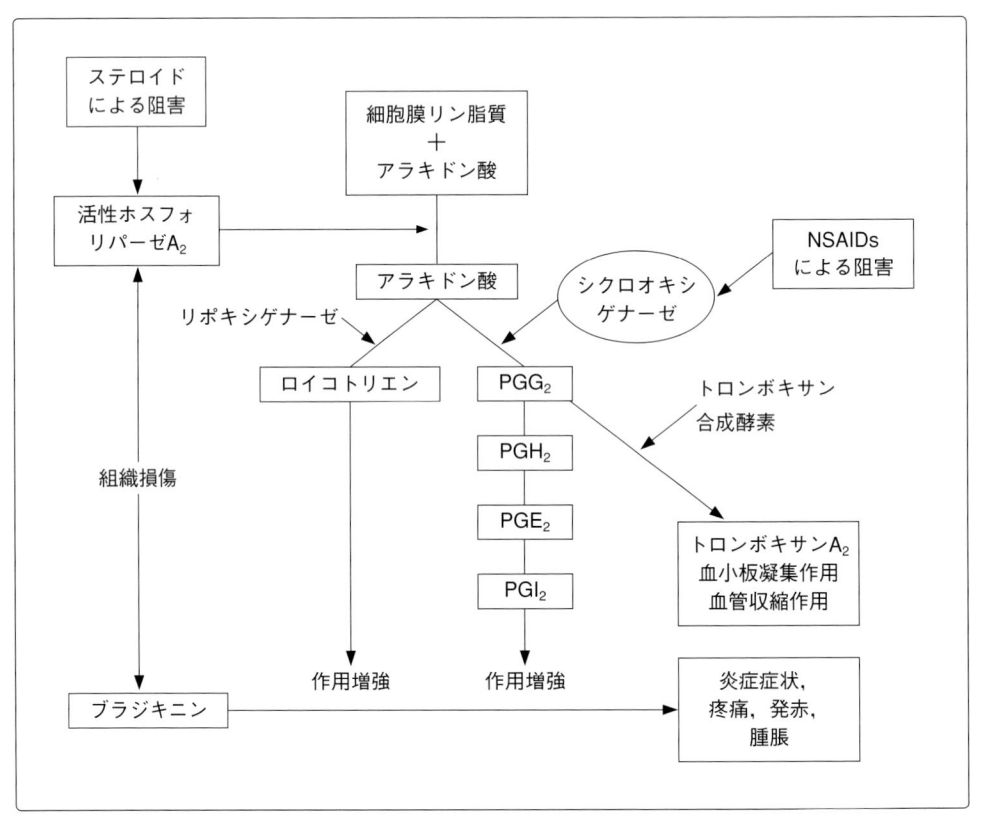

図1　炎症におけるアラキドン酸カスケード
組織損傷が持続的に起こる場合にはこの反応が慢性疼痛の発生原因となる．

(小川節郎．薬物と投与法の適応と選択．ペインクリニック 2000；21（別冊）：5-14．より引用[2])

[2] 神経因性疼痛（図2）[3,4]

神経組織が損傷を受け，その機能が変化することにより発生する痛みである．

組織が損傷されると毛細血管内に接着因子が発現し，毛細血管内を走行していた白血球が血管壁内側に張り付く．血管内に張り付いた白血球は血管壁から遊離するが，単球は血管外でマクロファージに変形し，ブラジキニンの存在下にインターロイキンを産生する．このインターロイキンは神経線維周囲の線維芽細胞やシュワン細胞を刺激し，それらの細胞から神経成長因子を産生させる．この神経成長因子は軸索移動によって神経細胞に到達し，これを刺激してナトリウムチャネルやαアドレナリン受容体をつくり，これらはまた軸索移動によって損傷部位に運ばれその部に発現する．このように状態になった神経線維は刺激の伝達機能のほかに，活動電位の発生機能を持つことになり，いわゆる異所性の神経発火の原因となる．また，循環しているカテコラミンや交感神経末端から放出されたカテコラミンが，このαアドレナリン受容体に結合すると，Gタンパクを介した反応により

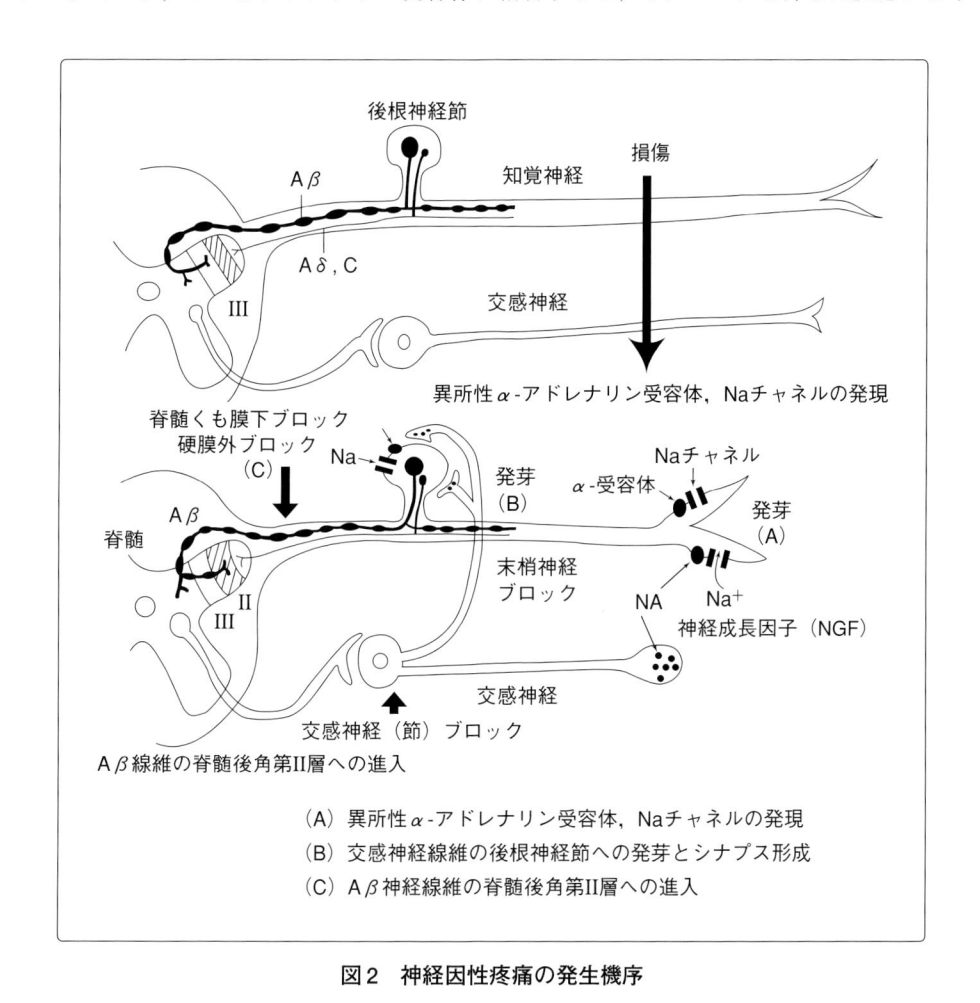

(A) 異所性α-アドレナリン受容体，Naチャネルの発現
(B) 交感神経線維の後根神経節への発芽とシナプス形成
(C) Aβ神経線維の脊髄後角第II層への進入

図2　神経因性疼痛の発生機序

（小川節郎．慢性疼痛と交感神経活動．ペインクリニック 2002；23：831-8．より引用[4]）

異所性ナトリウムチャネルが開いて活動電位が発生するようになる．

末梢神経組織が損傷されると神経線維同士の絶縁状態が破綻し，神経線維間で電気的な短絡（ephaps）が起こることも原因と考えられてきたが，このような電気的短絡よりも，カテコラミンを介した化学的短絡（chemical cross-talk）のほうが主な原因とされている．

末梢神経線維が損傷を受けると，交感神経線維が発芽し，当該の後根神経節に枝を伸ばしてそれらを囲み，異所性αアドレナリン受容体を介した信号の授受を行うようになる．この場合には交感神経の自発発射が知覚神経に活動電位を発生させることになり，侵害刺激がないにもかかわらず痛みが発生することになる．

また，末梢神経損傷は脊髄後角における大口径有髄線維のrexed II層への進入を起こし，非侵害刺激が脊髄において侵害受容ニューロンへ直接伝達されるようになってしまう．

侵害刺激が繰り返しあるいは長期間続くことにより，一次ニューロンから放出される興奮性アミノ酸であるグルタミン酸の作用により，脊髄二次ニューロンが感作され，痛みの増強，記憶が起こることも神経因性疼痛の発赤の原因となる．

このほか，神経因性疼痛の機序には，神経腫の発生，末梢や中枢における神経組織の神経伝達物質に対する反応性の変化，下行性抑制性神経系機能異常などが考えられている．

これらの機序による慢性疼痛疾患には帯状疱疹後神経痛（postherpetic neuralgia：PHN），複合性局所疼痛症候群（complex regional pain syndrome：CRPS），脊髄損傷後疼痛，術後瘢痕疼痛症候群，視床痛などがある．

[3] 心因性疼痛[5]

組織損傷や神経損傷がないにもかかわらず訴えられる痛みであり，心理・社会的問題により発生するものとされている．しかし，侵害受容性疼痛や神経因性疼痛に合併することも十分考えられる．

[4] 慢性疼痛と脳機能・脳血流量[6]

最近，機能的磁気共鳴画像法（functional MR）や磁気共鳴分光法（MRspectroscopy），単一光子放出型コンピュータ断層撮影（single photon emission computed tomography：SPECT）などを用いた慢性疼痛患者における機能的脳画像診断法が行われ，慢性疼痛患者では視床，帯状回，尾状核の神経機能や，血流量のアンバランスが存在することが明らかになった．このアンバランスが慢性疼痛の原因なのか結果なのかは議論のあるところであるが，今後，慢性疼痛発生機序解明に有力な手段となるであろう．

【 文 献 】

1) 横田敏勝．炎症による痛みの生化学的基礎．臨床医のための痛みのメカニズム．東京：南江堂；1990, 46-66.

2) 小川節郎. 薬物と投与法の適応と選択. ペインクリニック 2000;21（別冊）:5-14.
3) 小川節郎. 臨床からみた痛みの末梢機序. 日本麻酔・薬理学会誌 2001;13:18-22.
4) 小川節郎. 慢性疼痛と交感神経活動. ペインクリニック 2002;23:831-8.
5) 細井昌子, ほか. いわゆる慢性疼痛の心身医療. 痛みと臨床 2003;3:369-74.
6) 二橋尚志, ほか. 機能的画像診断の今. ペインクリニック 2005;26:9-14.

〔小川　節郎〕

第2章 痛みのリハビリテーション療法

1 痛みの治療と理学療法の関係

　まず，痛みとリハビリテーション医療の相互関係について考察する．リハビリテーション医療では，痛みは運動の阻害因子となり，円滑な機能訓練を進めるに際して痛み対策が必要となる．一方，痛みの治療にリハビリテーションが必要であることに異論はない．痛み自体を目的にした治療法として，さまざまな物理療法と運動療法が提唱されているが，現時点ではエビデンスを実証していく段階にある[1]．

　第40回日本リハビリテーション医学会学術集会（2003年5月）で，札幌医科大学麻酔科並木による「疼痛のコントロール」と題した教育講演[2]が行われている．リハビリテーション医学にとっても疼痛コントロールは大きな課題であることが伺える．実際，PEDro（Centre for Evidence-based Physiotherapyが作成したリハビリテーション関連のランダム化比較試験（randomized controlled trial：RCT），系統的レビュー（systematic review：SR）のデータベースであり，2002年には，RCT2,990件，SR475件が登録されている．）分類のひとつに「問題点」の項目があるが，疼痛は，RCT，SRともに30％以上で第1位であり，扱いの難しさを示唆している[3]．

　第1章で述べたように，ペインクリニックでは，主に局所麻酔薬を用いた神経ブロックを治療手段として日常使用しているが，リハビリテーション医学における神経ブロックという用語への通念は，神経破壊薬を用いて筋痙縮に伴う痙性斜頸やディストニアのコントロールに使用する手技とのイメージが強い[4]．今後，両診療科が協力して痛みに対峙するにあたり，前もってそれぞれが頻用する手技について，その意味や役割について認識の調整を行う必要がある．すでに，慢性疼痛の集学的治療では，関連診療科がそれぞれの経験を基に踏み込んだ意見交換が行われており，調整の手がかりを見出す場になるであろう．

　痛みの治療と理学療法の関係は，表裏一体をなし互いに影響し合っており，整理すると，以下に要約される．

　　①痛みの治療法のひとつに理学療法がある
　　②円滑な訓練を阻害する因子に痛みがある
　　③心理的要素が影響する
　　④難治性慢性疼痛に認知行動療法が用いられる

対応が適切に行われなければ，いわゆる痛みの悪循環を形成する（**図1**）．

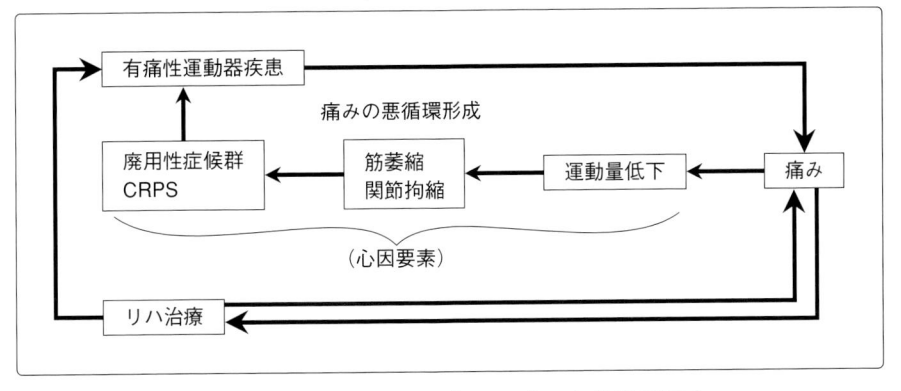

図1　疾患・痛み・リハビリテーション治療の関係

リハビリテーションの痛みへの対応

楊[5]の総説から引用したリハビリテーションの痛みへの対応手順を以下に示す．日常行われている基本的な手順であるが，リハビリテーション理念に基づき，疾病治療から生活復帰までを視野に入れた広範囲な対応が策定されている．

　①痛みを持つ患者を，全人格的に捉える
　②まず原因治療を行う
　③炎症疾患は一定期間安静
　④物理療法の適用（③④は，いわゆるPRICE：固定，安静，冷却，圧迫，挙上）
　⑤機能障害には運動療法
　⑥不安定性に伴う疼痛には装具
　⑦薬物療法・神経ブロックの併用
　⑧手術適応の考慮
　⑨他科（脳外科，整形外科，精神心理学科等）の治療法検討
　⑩ソーシャルワーカーの介入

リハビリテーション領域では，物理療法に関する治療手技，機器，装具の特性についての専門書や専門誌が数多く発行されているので参考にされたい．痛みを急性痛と慢性痛に分けた場合の対応する療法を**表1**に示す．

以上を総括して，リハビリテーション科における有痛性運動器疾患に対する保存的療法について，腰椎椎間板ヘルニア例で診療指針を紹介する．治療プログラムの基本は**図2**に表される[6]．

リハビリテーション医学では，急性痛疾患については，さまざまな疾患に対するパスが提唱されている．外科的処置のパスに留まらず，保存的治療が主になる骨粗鬆症に起因する圧迫骨折，関節リウマチなどついて，病期ごとのパスが詳細に報告されている．

他方，慢性難治性疼痛に対しては，因子と時間変動要素が多く一定した内容の治療パス作成は容易ではない．認知行動療法，心理療法，疼痛教室での教育，ケースワーカーの関与など，集学的治療法を探ることになる[7]．

表1 痛みの種類と対応するリハビリテーション療法

痛みの分類	:	急性疼痛	慢性疼痛
リハビリテーション治療	:	1．物理療法 2．運動療法 　　筋力増強 　　関節可動域改善 　　協調性保持等	1．物理療法 2．運動療法 3．認知行動療法 　　心理学的治療
リハビリテーションの目的	:	一次的な臓器の機能回復と治癒・固定	ADL改善・心理的障害の対策 二次的な臓器機能低下予防・回復

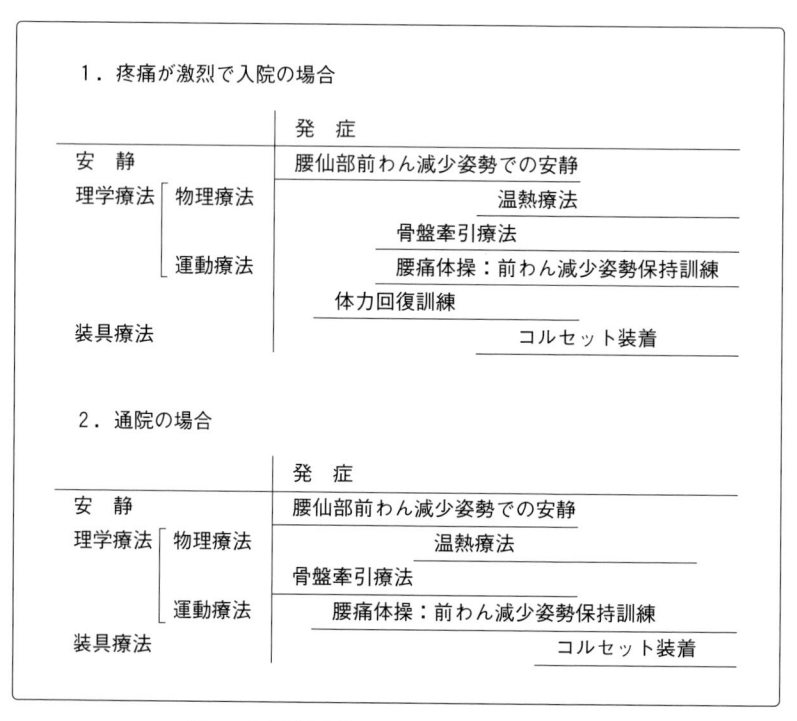

```
1．疼痛が激烈で入院の場合
                    発　症
 安　静      腰仙部前わん減少姿勢での安静
 理学療法 ┌物理療法         温熱療法
         │            骨盤牽引療法
         └運動療法     腰痛体操：前わん減少姿勢保持訓練
                 体力回復訓練
 装具療法                     コルセット装着

2．通院の場合
                    発　症
 安　静      腰仙部前わん減少姿勢での安静
 理学療法 ┌物理療法         温熱療法
         │         骨盤牽引療法
         └運動療法     腰痛体操：前わん減少姿勢保持訓練
 装具療法                     コルセット装着
```

図2 腰椎椎間板ヘルニア治療プログラム

(服部一郎，ほか．リハビリテーション技術全書．（第2版）東京：医学書院；1984．より引用，一部改変[6])

有痛性運動器疾患のリハビリテーション実施時の注意点

有痛性運動器疾患に対するリハビリテーション治療計画に際しての注意点を述べる．
①リハビリテーションの適応について確認する
　　がん末期，重度心不全など，全身状態が不良であり運動療法が治療適応にならない場合がある．（ただし，近年，悪性腫瘍に対する積極的なリハビリテーション介入が始まっている：疾患各論第3章）また，痴呆が進行した患者では，リハビリテーション意欲の欠如や意義の理解が不可能な場合がある．
②治療開始前に機能評価を行う
　　評価はリハビリテーション医療における治療計画の基本である．痛みにより修飾される場合があることを念頭に入れておく．
③適応となるリハビリテーションの選択
　　医学的リハビリテーションは，一般的に理学療法と作業療法に区分される．理学療法は物理療法と運動療法に大分され，治療は両者を組み合わせて用いる．末梢性筋力低下，関節障害，中枢神経障害の関与，さらに，それぞれが合併した障害などを勘案する．
④負荷量
　　適切な負荷量設定は重要であり，負荷量を誤れば逆効果や効果不十分となる．翌日に痛みが悪化しない量と訓練の種類の設定に留意する．
⑤治療時間帯の調整
　　集学的治療法が普及するにつれ，職種・スタッフ間の連携がますます重要となる．共通の認識がないと目標が定まらない．後述するが，神経ブロック施行時間との組み合わせには原則がある．また，患者の生活時間との調整，他の治療との併用，影響を調整する必要がある．訓練前の排泄に留意する．
⑥弊害
　　過剰訓練や物療機器，装具による傷害など，不適切なリハビリテーションによる疼痛悪化が起こりうる．あるいは，生体防御機構としての痛みの扱いに注意が必要である．
⑦メディカルチェック
　　健康状態のチェックは必須である．直前の発熱，高血圧などの対応をマニュアル化しておく．日本体力医学会が出している運動処方の指針を紹介する[8]．また，降圧剤やインスリン使用などの服薬・注射内容を確認しておく．ペースメーカー患者への通電療法は禁忌である．あらかじめチェック表を作成しておくのが望ましい．

⑧包括的治療計画

リハビリテーション医学以外の分野から，知識・技術協力を得る必要がある．今後，エビデンスに基づいた治療法の選択，経済性や時間を考慮したデータの集積が必要になる．再評価すなわちモニタリングが重視される．単なる計画でなく，誰が，何を，何時までに，を決めたクリニカルパス作成が必要となる．すなわち，治療開始時から予測されるゴールを設定し，患者の生活における応用動作としての手段的日常生活動作（instrumental activities of daily living：IADL）回復を目指す．

以上は原則であり，適応，運動量，時間帯に関する意見は，環境や患者因子で異なる．例えば，適応に関しては，腰痛症や肩関節周囲炎，膝関節症では，二次拘縮予防の意味から，多少痛みがあっても自動運動を指導することも多い．

経験の浅いリハビリテーションスタッフは，画一的に一生懸命訓練を進める傾向にある．患者のモチベーションを引き出して訓練を進める技術を習得しておかないと，特に高齢の患者は受動的な治療を望むため，機能訓練室で理学療法士（PT）による徒手の順番待ちの風景をよく見かける．介護保険制度改定では，介護予防として高齢者のパワーリハビリテーションの重要性が唱えられているが，機器を整備しても，患者教育の一環として自ら動く必要性を認識させなければ効果は少ない．

森[9]は，リハビリテーション治療で問題となる疼痛疾患・病態について，以下のように分類している．

①痛みそのものが治療対象であり，積極的な適応にならない場合：癌性疼痛など
②原疾患に難治性の慢性疼痛が合併している場合：RSD，視床痛など
③訓練時の疼痛が強く，積極的な運動が困難な場合：関節リウマチなど
④疼痛が全身状態に及ぼす影響が大きい場合：心肺不全，精神障害など
⑤リハビリテーション自体が疼痛を発生させる場合：過剰訓練，誤った指導や装具など医原病を生むおそれがある

特に，不必要な治療や誤った治療により，医療事故をはじめ，治療依存に陥る新たな患者の発生防止を心がける必要があると警告している．

【 文 献 】

1) 内山　靖．EBMと理学療法．特集「EBP in Physical Therapy」．理学療法ジャーナル 2001；35：311-13．
2) 並木昭義．疼痛のコントロール．第40回日本リハビリテーション医学会学術集会教育講演 2003．札幌市．S134．
3) 里宇明元．4.リハビリテーション医学研究の動向．日本リハビリテーション医学会リハビリテーション医学白書委員会．リハビリテーション医学白書．東京：医学書院；2003．49-57．
4) 近藤建男．特集「神経ブロック—リハへの臨床応用」．オーバービュー．臨床リハ 2003；

12：1051-55.
5) 楊　鴻生．痛みに対するリハビリテーションの基本指針．ペインクリニック　1998；19：989-97.
6) 服部一郎，ほか．リハビリテーション技術全書．（第2版）東京：医学書院；1984.
7) 佐藤英俊，ほか．メイヨークリニックをモデルにした慢性疼痛に対する集学的治療の実践と課題．ペインクリニック　2003；24：1344-51.
8) American College of Sports Medicine. Guideline for Exercise Testing and Prescription. III ed. Philadelphia: Lea & Febiger; 1986. 9-30. 日本体力医学会体力科学編集委員会．運動処方の指針．東京：南江堂；1989.
9) 森　義明．疼痛に対するリハビリテーションの役割．ペインクリニック　1996；17：194-201.

（保岡　正治）

第3章 運動療法の基礎知識

1 医学的リハビリテーション

　教科書的な説明となるが，基礎知識として知っておくべきことを記述した．詳細は，「リハビリテーション技術全書」[1]，「現代リハビリテーション医学」[2]などのリハビリテーション専門書を参考にされたい．一般的なリハビリテーションの分類を図1に示す．

　医学的リハビリテーションは，作業療法と理学療法および装具療法に大別される．その他，言語療法，心理療法は特殊な療法として分類される．痛みの治療法としては理学療法が主体である．

　理学療法は，主に物理療法と運動療法に分類される．また治療手技の特殊性から，水治療法を区別して分類する場合がある．

　物理療法と運動療法は，ともに自動他動的に，物理的エネルギーを用いて機能回復を目指す手技と定義される．物理療法は受動的であり，運動療法は患者の発意に基づく能動的，訓練的療法としてのニュアンスが強い．

　運動療法は，患者が治療に参加する意識が求められるために，治療効果も大きく意欲に左右される．物理療法との対比だけでなく，他の受動的治療法である神経ブロックや薬物処方と基本的に異なる特性を有する．本来，物理療法室と機能訓練室は分離させたほうが良いとする意見がある．

　両者は，それぞれの特性を生かしながら用いられるものであり，優劣について比較され

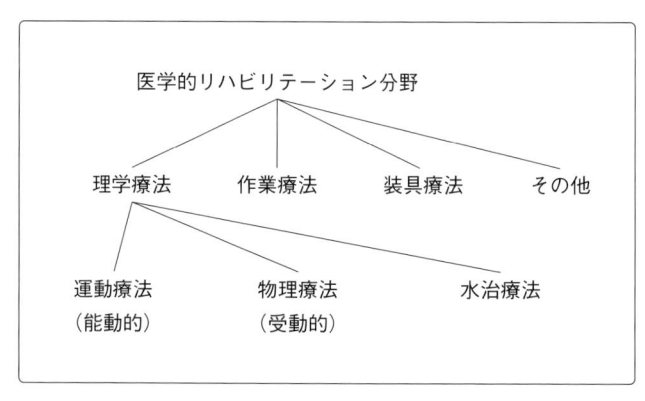

図1　リハビリテーションの分類

るものではないが，臨床の場で，リハビリテーション，物理療法，理学療法などの言葉が曖昧に使用されていることが多く混乱を招いている．低周波機器を数多く利用することがリハビリテーションであると誤解しているのは，患者だけでなく医療スタッフにも多い．用語はきちんと区分して用いるよう留意すべきである．

物理療法の目的は，物理的エネルギーを駆使して罹患部位の血流改善を目指し，その結果，疼痛緩和，筋スパスムの緩解を得ようとするものである．受動的要素が大きい．効果判定に対する科学的な評価が少ないことがエビデンスの視点から議論となっているが，操作が簡単で非侵襲的であることが最大の利点である．

物理療法については多くの著書があり専門書を参考にされたい．ここでは，米本ら[3]が調査した，リハビリテーション専門医に対する物理療法処方アンケート結果を紹介しておく．調査によると，機器は，ホットパック，低周波治療器，牽引療法機器，パラフィン浴，マイクロ波の順で使用されていた．対象疾患と使用機器に関する集計では，電流治療器は末梢神経麻痺をはじめ変形性腰椎症と肩関節疾患に，電磁波治療器は肩関節など関節疾患に，ホットパック治療器は全疾患に，牽引療法機器は頸部脊椎症に多用されていた．

ホットパック主体の温熱療法を重視するリハビリテーション科と異なり，ペインクリニック領域では，神経ブロック療法と併用して，鍼治療，電気刺激療法である経皮的電気的神経刺激（transcutaneous electrical nerve stimulation：TENS），silver spike point electrotherapy（SSP），レーザーなどが多用される傾向がある．なお，このような非侵襲性の手技が神経ブロックの代替法となるか検索されている．

運動療法の目的と分類

運動療法は，一次的に障害を被った病変部位の機能回復に用い，あるいは二次的に発生する廃用性機能障害を予測して，予防的あるいは現状維持的に行なわれる．その目的は，以下に集約される[1]．

①筋力増強と保持
②関節可動域拡大と保持
③筋の協調性改善
④その他，持久力の増大など

これらの訓練は，互いに同時に他の訓練と合わせて実施されることが多い．総合的に，バランスよい訓練法の組み合わせにより，最良の鎮痛効果が期待できる．

また，運動の方法には，他動，自動介助，自動，自動抵抗運動の4種類があり，筋力や拘縮の状況により選択して用いられる（図2）．原則，他動運動は，自力では筋収縮を起

こせない麻痺筋の関節可動域訓練を，自動介助運動は，不全麻痺の介助による関節可動域拡大と筋力増強を，自動運動は，可動域訓練と徒手筋力テスト（manual muscle test：MMT）が3以上の筋力増強に，自動抵抗運動は，同じく4以上のもので主に筋力増強が目的となる場合が対象である．運動の施術中は，新たな痛みの発生を予防し，既存の痛みを悪化させない工夫がいる．日常，ペインクリニックで扱う疾患では，MMTが3以上の症例が大半であり，患者自身の筋力や器具を用いた自動運動が行われる．

　筋力増強訓練は，障害により低下した筋を強化する場合と，残存する筋を強化させ機能を補う場合の2つの目的に分かれる．実際には，協調性やバランスを考慮して同時に行われるが，例えば，脳卒中で健側の動きを規制して患側のみを動かす訓練法などさまざまな手法があり，中枢性神経障害の運動療法は多様である．また，筋生理学上，収縮の種類により，等尺性，等張性，等速度性収縮訓練に分類されるが，互いに組み合わせて効率よく用いる．

　関節可動域訓練は，自動介助運動を基礎に愛護的に行う．筋力増強訓練と関節可動域拡大訓練も，実際の訓練では同時に行う場合や，後者が一部前者を兼ねることがある．

　その他，運動療法として，ストレッチ，モビリゼーションなどがある．

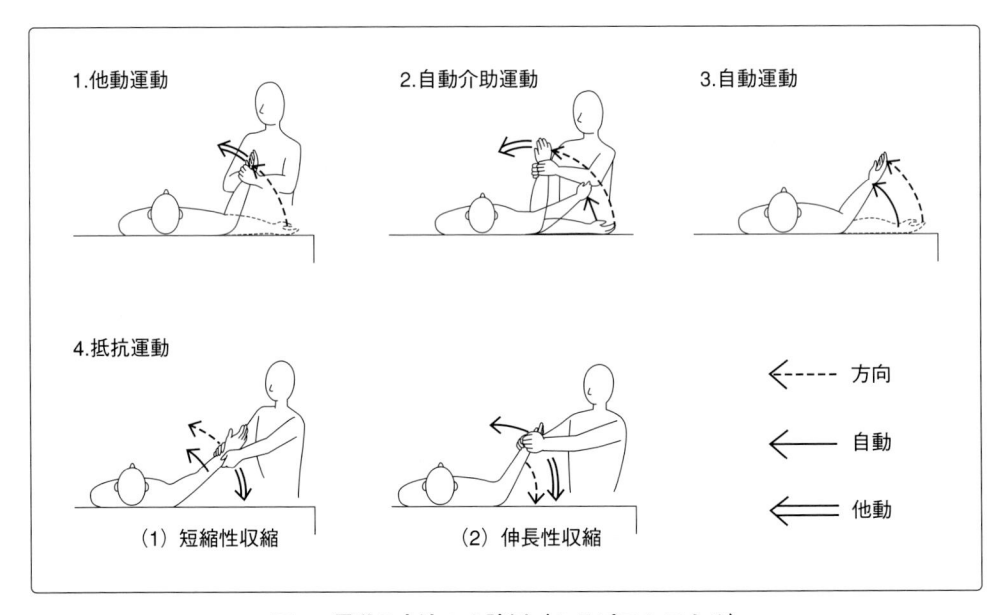

図2　運動の方法：上肢例（セラピストによる）

3 運動量

運動処方では，頻度（Frequency），強度（Intensity），持続時間（Time），種類（Type）などを定める必要がある．正しい運動処方は難しく，過剰負荷と訓練とは紙一重で効果が逆になる．運動法と運動量は，生活習慣病に対する運動療法でも重要なポイントになっている．さらに，患者の意欲と協力しだいで，効果が大きく異なることは医師誰もが経験するところであるが，データを集積して効果のエビデンスを示し，治療のパス化の可能性に繋げるために是非必要な作業である．

伊佐地[4]は，健常者のデータを基準とした体力判定を，障害者にも同様に，また一律に当てはめることへの疑義を述べている．障害者の体力については，○○障害者の体力，という捉え方が妥当ではないかとする意見である．基準とバリアンスへの対応を考慮した考えであり，EBM・ガイドラインを主流とする医療への注意でもある．研究データが解析され，新しい知見と概念の基に，固体別に的確な運動処方を提示することが診療の常識になりつつあり，リハビリテーションの集団対象から個別化の流れとも一致している．

ここでは，一般的な運動量の決め方につき述べる．まず，障害度を把握するために機能評価を行い，最大運動能を計り，以後の運動量と内容を決める．一定期間の後，再評価を行い，運動量の増量と内容のレベルアップを検討するが，性急なアップはむしろ負担となる場合が多い．原則，翌日に疲労や機能の悪化を起こさない程度の運動量を処方する．当然，治療の最終目的により異なるが，瞬発力や最大筋力だけでなく耐久力の回復に配慮する．心肺機能訓練では，VO_2の50-75％の負荷量が持久力改善に最適といわれている[5]．性別・年齢・職種を考慮する．運動器疾患に対する訓練時の運動量も，最大運動能の6-7割を目標にして設定する．患者には，細かく運動時間や目標数値を提示しておく．

治療のゴール設定は，一律にはいかないが，障害が完全に回復しないと判定されれば，少なくとも生活レベルを維持遂行できる運動能力を目指す必要がある．ただし，一時の評価や運動時だけのデータから能力全てを判断することはできない．以下，安全で効率よく訓練を実施するための運動量と運動法のポイントをいくつか挙げた．

　①運動量は，時間と強さの積で表されるが，対象別にもっとも効率のよい量を設定する．
　②運動の前後にメディカルチェックが必要である．安全ためのプロトコールを決めておく．
　③運動とリラックスで一組とする．
　④準備体操と整理体操を入れる．
　⑤運動療法は，理学療法士（PT）に指示するだけでなく，定期的に医師自ら経過を

確認する．
⑥回復をあせらない．患者の特性に合わす．
⑦集団と個別のリハビリテーションを適宜組み合わす．
⑧遊びの要素を組み入れる．
⑨継続性を考慮する．
⑩定期的に評価・負荷試験を行い，客観的な回復の判定を行う．
⑪スタッフが共通の治療に対する認識を持つ．
⑫患者と家族に訓練目的と意義を説明し承諾を得ておく．
⑬訓練の状況を，写真・ビデオなど画像を残すと経過観察に便利である．
⑭リハビリテーション室内で可能な運動でなく，患者個々の日常生活場における運動量と内容を勘案した運動方法を設定する．

4　障害と評価

[1] 障　害

　障害はリハビリテーションの治療対象であり，評価はリハビリテーション診療手順の中核であるので，少し詳しく記述する．障害は大きく身体障害と精神障害に分けられるが，身体障害について話をすすめる．

　身体障害は，肢体障害をはじめ，視覚，聴覚などの感覚系，嚥下障害や心疾患など内臓障害があり，障害認定のもとに公的施策がなされている．最近では，老化に伴う障害に対して介護保険制度が制定され，要介護認定が両者をあわせた介護に要する時間（手間）で判定されていることは周知のところである．

　障害を理解するには，世界保健機構 (World Health Organization：WHO) による国際疾病分類 (International Classification of Disease：ICD)，国際障害分類 (International Classification of Impairments, Disabilities and Handicaps：ICIDH)，国際生活機能分類 (International Classification of Functioning, Disability and Health：ICF) の推移を知っておく必要がある[6]．

　近代医学の進歩にあって，WHOは疾病発症を分類し治療医学を確立する目的でICDを作成した．しかしながら，ICDが意図する急性疾患に対応した分類に属さない後遺症や慢性疾患の増多とともに，障害という概念が不可欠となり，1980年にICIDHが制定され，今日のリハビリテーション医学の治療モデルとなっている．さらに，ICIDHは，心身機能の負の部分を重視した内容であるとして，2001年5月に，WHOは新たに国際障害分類

改訂版であるICFを採択し，障害に対する取り組みを進めている．

ICFは，ICIDHにおける障害の三層構造の対応に加え，生活機能を重視したプラス思考の概念であり，改定版ではあるが全く新しい視点で提唱された概念である．今後，福祉領域での対応にも広く利用されるといわれている（**図3**）[7]．本邦では，リハビリテーション（総合）実施計画書の書き方について，上田敏を委員長とする検討委員会が設置され，新しいICFの概念の利用法が検討されている．

上田[8]は，わが国における医療・福祉・介護におけるICFとリハビリテーション医学の課題につき講演し，リハビリテーションの新しい概念と診療報酬並びに介護報酬とのかかわりにつき言及している．すなわち，ICFの概念は，従来，リハビリテーションにおける心身機能障害の改善を中心とした考えから，"活動"と"参加"を含めた生活機能の向上を目的とした内容に進展した結果と説明している．そして，制度的にも介護療養型医療施設で行なわれる包括的な日常生活動作（activities of daily living：ADL）訓練に対して，早々に，行政が介護報酬を設定した画期的な出来事であると述べている．

さらに，ADLと応用動作としての手段的日常生活動作（instrumental activities of daily living：IADL）を取り上げ，能力として「できるADL」の評価から，実行状況をふまえた「しているADL」を重視している点を強調している．すなわち，訓練室等で行なっている機能訓練でなく，日常および退院後の生活で実用となる活動への看護師等による"働きかけ"が点数評価されたことを意味する．

もちろんWHOのICIDHによる三層構造概念が，リハビリテーションの物理医学の分野において，今後も重要な役割を果たすことに変わりはない．したがって，本著では，

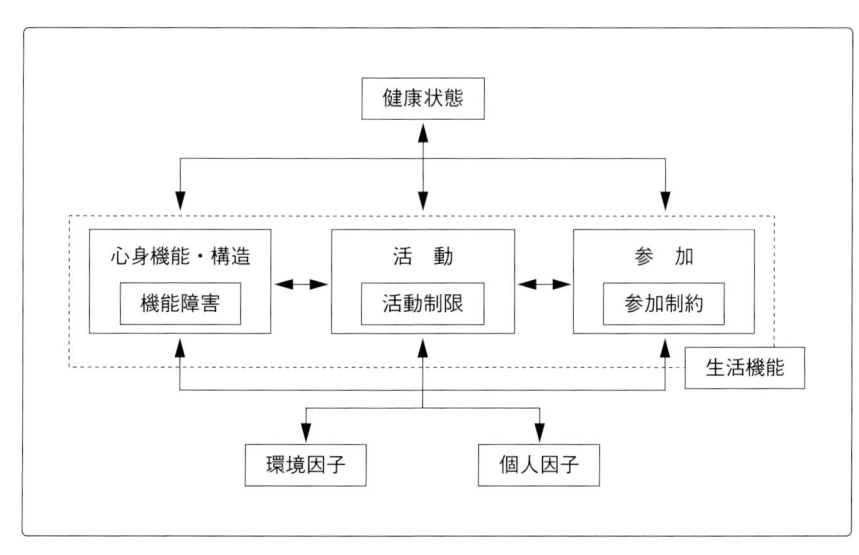

図3 国際生活機能分類（ICF）モデル（WHO．2001）

（大川弥生．リハビリテーションとは「生活機能」の向上をめざすもの．日本医事新報 2004；4184：43．より引用[7]）

ICIDHに基づいた物理医学で扱う障害について話をすすめる.
　障害は,リハビリテーション医学ではWHOの国際障害分類案に基づき3レベル（三相）に分類される.本邦では,それぞれの障害レベルに応じて①Impairment：機能・形態障害,②Disability：能力障害,③Handicap：社会的不利と訳され用いられている[1].

　　①Impairment：機能・形態障害は,疾患がもたらす直接的な障害である.どのような原因により,どの筋がどの程度の異常に陥ったかが問題となる.例えば,頸椎損傷により発生した上腕神経麻痺などと表現される.

　　②Disability：能力障害（能力低下）は,①の結果どのようなADLが侵されるかが問題となる.例えば,ドアの開閉が困難,箸が持てないなど能力レベルの障害が表される.近年,コミュニケーションなど生活環境への適応を考慮したIADL障害を含めて対応されている.

　　③Handicap：社会的不利は,総合的にどのような社会生活での不利を被るかが問題となる.具体的には,交通機関や公共施設の利用が制限されるなどが挙げられる.

　3レベルの障害の分析結果は,患者個々のQOLを高める手段を探る資料となる.すなわち種々の障害に対して適応となる評価を行い,障害の程度や内容を計測することにより,患者ごとに最適と判断される治療・介護・福祉サービスを選択し実施する.

　痛みの治療にあたって,その原因を探ることは,ICDの分類に対応して検索を行うことであり,痛みによる心身機能の低下を評価する方法として,ICIDHを用いた分析が可能である.さらに,ICFの理解をもって,慢性疼痛患者の社会的活動や具体的な生活機能の向上を解明する糸口が示唆される.

　痛みは運動機能を始めとする多臓器の機能障害を起こし,ADL障害をもたらす.日常のペインクリニック診療ではBonicaが指摘するように,「慢性痛はそのものが疾病である」ことを体験する[9].あるいは,リハビリテーション領域で,慢性疼痛のリハビリテーション理念として痛みそのものを障害として捉える考えがある[10].精神・心療内科では,心因性疼痛へのアプローチが体系化されている[11].痛みの治療にはさまざまな職種,診療科がかかわるが,往々にして背景となる学問体系の常識が異なり,コミュニケーション不足が効率的な治療への弊害となっている[12].例えば,ICFを共通言語とすることにより,より成果のある集学的治療法が期待されるのではないか.

　治療対象が第一義的に痛みであるペインクリニック診療では,神経ブロック手技の開発と適応に力が注がれてきた.その結果今日では,CTなどの画像検査手法を用いて,難度の高い神経ブロックを安全かつ的確に施行できるようになったこと,手術が第一選択であった疾患の中にむしろ神経ブロックの有用性が高い事例もみられるようになったこと,さらに概念として,診断としての神経ブロックと治療としての神経ブロックの分化が唱えられていること,基礎的な疼痛システムの解明とともに,より適切な神経ブロック法が選択されるようになったことなど数えれば暇がない.

このような技術面の進歩とともに，患者のQOLを重視する治療内容の確立という医療の根幹にかかわる問題が浮上してきた．患者を，痛みという障害を持つ個人として対応することがいっそう重視される時代が到来したのであり，全人格的な対応を求められる緩和ケアや慢性疼痛患者，心因性要素が大きい患者への治療はその最たる現場といえよう．

　ペインクリニック医は，痛みそのものを解消する手法の開発を第一目標として日々研鑽してきたが，同時に，痛みにより生じる障害にも目を向けて，障害としての痛みをもつ患者への対応を，急性・慢性の時期，機能，ADL障害，心理要素の関与等で整理し，安全性や経済性を視野に入れた治療法を選択していく仕事が新たに問われている．また，当然，完治しない痛みがあり，その対応に難渋する．リハビリテーション医療における障害の残存と同様な問題であるが，リハビリテーションでは，障害への代償法についてすでにさまざまな対応が科学的に行われている．

　佐古[13]は，立位姿勢制御に関する原著で，「リハビリテーション医学においては障害に対して中枢神経系が選択しうる制御の手段を運動学的に理解することにより，それらを機能的に構築していくためにもっとも有効であると考えられるリハビリテーション治療の方法を確立していくことが重要である」と，障害への治療ステップを明快に述べている．

　ペインクリニックにおける疼痛治療の技術として，上記の表現で，障害を痛みに，運動を知覚神経系に，機能的構築を疼痛システムの改善に置き換えて表現することができる．すなわち，ペインクリニックにおいては，「痛みに対して，中枢神経および末梢の知覚神経系が選択しうる制御の機序を疼痛管理医学的に理解することにより，痛みそのものを軽減させる技術を開発し，さらに痛みにより二次的に引き起こされる機能障害に対処できる治療法を確立することが重要である」．

[2] 評　価

　評価の基本的な概念につき解説する．評価の概念に関する定義として，米本[14]は，社会生活を送る一個人に関する心身，環境などの情報を収集・分析し，その人の全体像を把握する過程としている．

　物理医学からみた評価は，3レベルの障害について客観的，数量的に分析判定する手段である．身体各部を計測し，機能を計測して，その結果に意味づけをする過程と定義される．測定は，ある規則に基づいて採用された尺度で行われる．尺度は，特に，妥当性，信頼性が求められる[15]．

　評価は，原則として，回数・距離・力・時間・各要素の集合の計測からなりたっており，身体にあっては，周径・角度・筋力・姿勢・歩行・動作・仕事などの評価も，この5つの要素を組み合わせて測定していることになる．

　評価を表す言葉には，assessmentとevaluationがある．後者は，いわゆるその時点で

の数理的な計測値や経時変化をさすが，前者のassessmentは，疾病や障害の全体像の把握，介入の方向性，帰結予測，治療計画作成上での資料としての役割がある．

　実際には，評価を使用する際して，あるひとつの評価法が全ての目的を網羅することは不可能であり，個々の評価の意義を知り適切な評価法を選択し，実用性のある評価法を作成することが重要である．そのためには，各種障害の内容と，それに対応する評価法との組み合わせ，および評価の目的を明確にしておく必要がある．

　①機能障害の評価には，目的とする運動・感覚・言語・摂食嚥下・排尿障害などの各種障害に対して，臓器特異性のある評価法を選択する．例えば，運動機能障害には，以下述べるMMT，関節可動域テスト（range of motion test：ROM-T），脳卒中の片麻痺の回復過程を分類するBrunnstrom stageなどの評価法が使用される．

　意識障害の評価法として，麻酔・救急科ではJapan Coma Scale（JCS）が馴染み深い．JCSは意識レベルを直列に評価する方法であるが，同様に意識障害に多用されるグラスゴー昏睡尺度（Glasgow Coma Scale：GCS）は，開眼，発語，運動の3種の反応を総合した評価法であり，予後予測の分析にも使用される特性がある[14]．

　②ADLの評価には，機能的自立度評価法（Functional Independence Measure：FIM），Barthel Indexが多用されている．

　③QOLの評価には，生活満足度，健康感，社会・環境因子が大きく関与してくる．生活満足度尺度，MOS Short-Form 36-Item Health Survey（SF-36）などが国際的に使われている[16]．

　機能障害評価の代表例として，運動機能障害の評価について述べる．末梢性運動障害は，日常生活動作テスト（activities of daily living test：ADL-T），ROM-T，MMTの3種類のテストで判定されることが多い．その他，疼痛，痙性，失認，失行などの要素が加味される．

　脳卒中をはじめ，パーキンソン病などの神経内科的疾患などの中枢神経性運動障害については，総合的な運動機能としての協調性や巧緻性が問題となるため，必然的に末梢機能評価では判定出来ず，共同運動下に行うさまざまな手法が提示されている．すなわち，末梢性麻痺は量的に回復過程を追うことができるが，中枢性麻痺は質的な変化を掌握する必要がある．粗大運動機能テスト（manual function test：MFT）が基本となるテストであるが，Brunnstromの片麻痺機能テストが世界で広く使用されている．

　こうした評価結果は，集積結果の分析から単に一時期の状態を提示するだけでなく，疾病からの帰結予測にも用いられる．帰結予測は，膨大な治療結果のデータベースを必要とするが，ある時点の評価から予後を推測することが可能となる．従来のペインクリニック診療ではあまり考慮されていなかったが，治療のパス化につながる重要なテーマである．リハビリテーション領域では，例えば，脳卒中発生後の各時期における予後予測が行われている．治療パスの作成を目指す急性痛には不可欠な課題であり，慢性痛では，長期化す

るADL障害回復のための対策のうえで重要な指標となる．

脳卒中各時期のリハビリテーション手技目的の違いについて言及した鈴木[17]の報告を参考事例として紹介する．すなわち，急性期におけるBarthel Index（BI）でみた予後は，軽症では，3，4週間以内に自立レベルの80点以上に回復し，重症では8週間でも30点以下に留まる．現在，発症後1-2週でのADL回復予測は50％以下であり，発症後1，2ヵ月のADLを80％以上の精度で予測する方法を開発する必要がある．PET，fMRI結果では予測が不十分である．一方，慢性期では，在宅脳卒中患者のBIは，退院2年後から急速に低下し維持リハビリテーションが重要であると解説している．

なお，評価は計測であり，診断を目的として使用される各種検査とは意義が異なることに注意しておく．

①日常生活動作テスト（activities of daily living test：ADL-T）

ADLは個人が独立した日常生活を遂行するために必要な基本動作群である．テストは能力障害を判定する．例えば，排泄，食事，更衣などの難易度を測る．

評価の意義が検証されるにつれ，ADLを「できるADL」と，実際に行っている「しているADL」に分類し，あるいは，応用動作としての手段的ADL（instrumental activities of daily living：IADL）の概念を用いて実際の日常生活での動きをみることが提唱されてきた．正門[18]は，さまざまな評価法が提唱される中で，コミュニケーションや社会的認知などを含めたFIMは，PT・作業療法士（OT）ともに共通尺度として利用できる利点から，リハビリテーション関連学会を中心に国際的に統一言語とし使用される方向にあると述べている．

②関節可動域テスト（range of motion test：ROM-T）

当テストの目的は，関節可動域制限の程度を測定することにある．MMTとともに，機能・形態障害を調べる．自動および他動的な可動域の角度測定をもって行う．記録には，自動か他動測定かを明記しておく．痛みが強い時はおのずと自動的可動域測定に制約されるが，痛みの許容範囲で測定した他動的可動域との比較により制限因子を明らかにできる．角度計，メジャー，物差しは，最小限の備品である．

関連資料として，日本整形外科学会身体障害委員会・日本リハビリテーション医学会評価基準委員会が提示した「関節可動域表示ならびに測定法（1974年制定，1995年改定）」を巻末に付した（**関連資料1**）[19]．本邦では普遍的な計測法であり，身体障害者診断書作成にも使用されている．

③徒手筋力テスト（manual muscle test：MMT）

MMTは，特別な器具を要せず，客観的に筋力を測定できる利点がある．一般に，Lovettが提唱しDanielsらが改善した，筋力を0-5段階に分けて評価する抗重力検査法が施行されている[20]（**図4**）．例えば，MMT5は「最大抵抗を与えてもなお完全に運動が可能」，MMT3は「抵抗が無い状態で重力に抗してなら完全に運動が可

能」，MMT4は「5と3の中間の筋力」，の状態と表現される．MMTは主に，末梢性弛緩性麻痺の測定に用いられ，神経障害の部位や程度を知ることができる．また，筋力発生に関連する骨や関節の機能異常も観察できる．正確な体位で測定しないと，

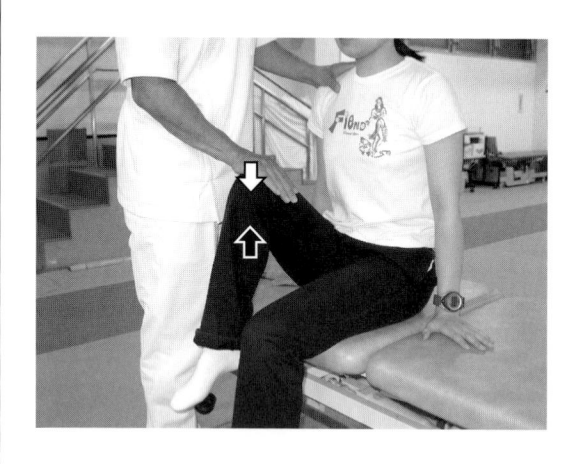

1．関節の屈曲
被検者は坐位で，股関節をできるだけ屈曲させるように指示する．検者は手を患者の膝の上におき抵抗を加える．
〔主動作筋は大腰筋（$L_{2,3}$）と腸骨筋（$L_{2,3}$）〕

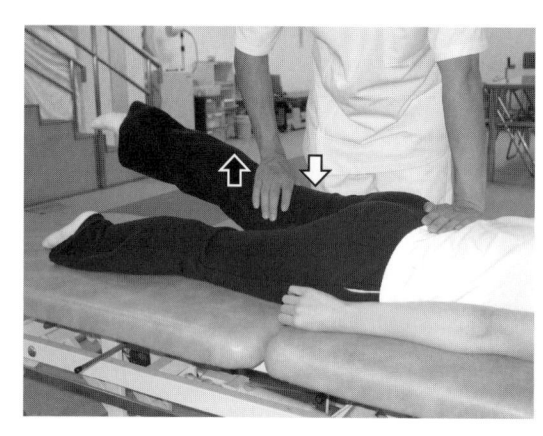

2．股関節の伸展
被検者はうつ伏せとなる．検者は患者の骨盤と大腿後部を押さえる．患者に股関節を後上方へ伸展するよう指示する．
〔主動作筋は大殿筋（L_5, $S_{1,2}$）〕

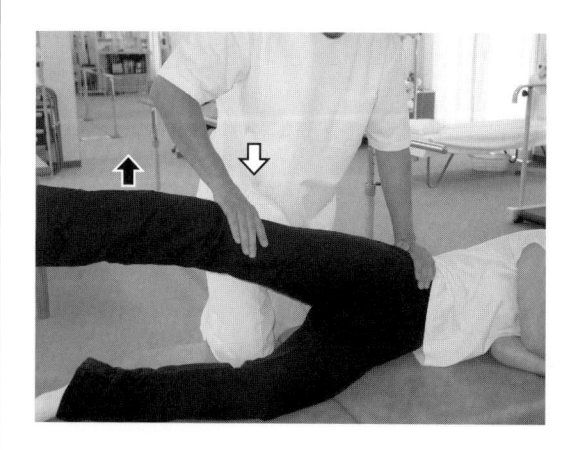

3．股関節の外転
被検者は側臥位をとる．次いで，上方の股関節を外転させる．検者は患者の骨盤と大腿外側を支える．
〔主動作筋は中殿筋（$L_{4,5}$, S_1）〕

抗重力検査にならないので注意を要する．当院で使用している評価表を巻末に例示した（**関連資料2**）．

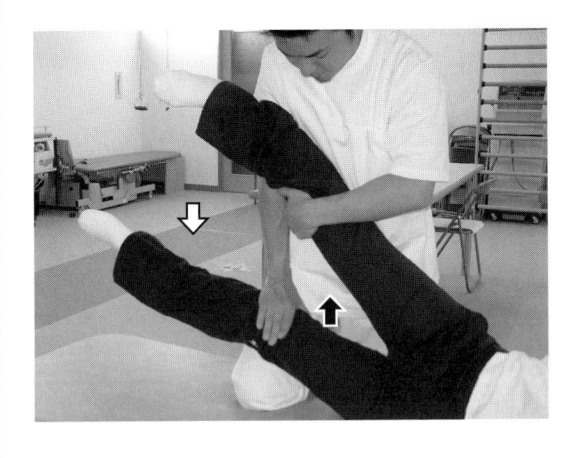

4．股関節の内転
被検者は検査側の下肢を下にして側臥位となる．まず上方の下肢を持ち上げ，次いで下方の下肢を内転させて上方下肢にひきつけるようにする．検者は，下方の下肢に抵抗を加える．
〔主動作筋は大腿筋膜張筋（$L_{4,5}$, S_1）〕

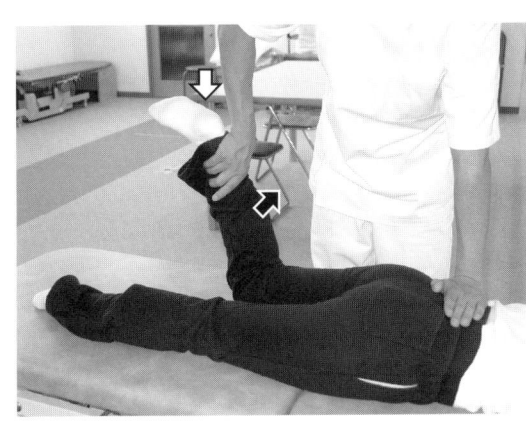

5．膝関節の屈曲
被検者はうつ伏せとなり，膝を屈曲させる．検者は足関節部で抵抗を加える．
〔主動作筋は大腿二頭筋（$S_{1,2,3}$）〕

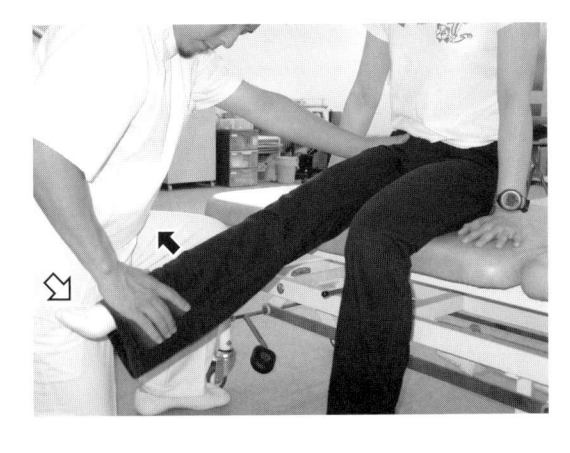

6．膝関節の伸展
被検者は坐位で両下肢を垂れる．検側下肢を伸展させる．
検者は足関節部に抵抗を加える．
〔主動作筋は大腿四頭筋（$L_{2,3,4}$）〕

第3章　運動療法の基礎知識

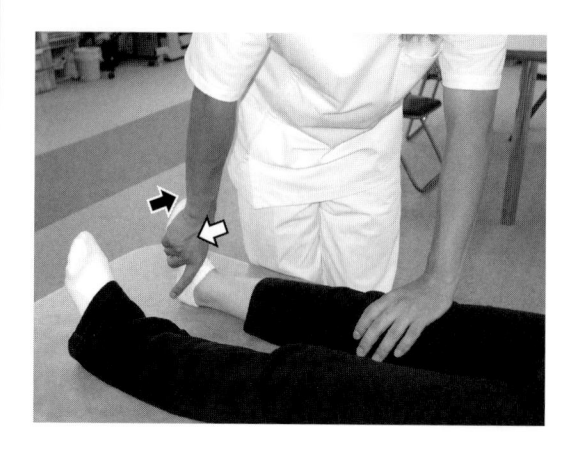

7．足関節の背屈
被検者は足関節を背屈させ，検者は抵抗を加える．
〔主動作筋は前脛骨筋（$L_{4,5}$，S_1）〕

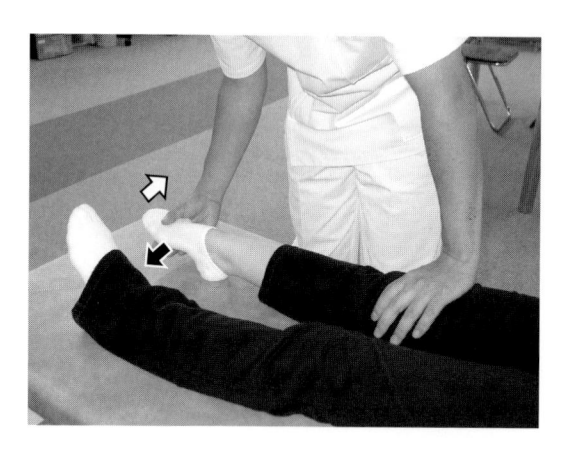

8．足関節の底屈
被検者は足関節を底屈．
検者は抵抗を加える．
または，被検者自身つま先立ちする．
〔主動作筋は前脛骨筋（$L_{4,5}$，S_1）〕

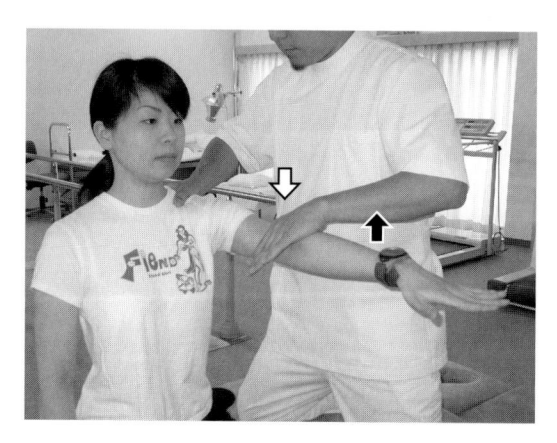

9．肩関節の屈曲
被検者は坐位で手の甲を上にしたまま，上肢を90°までまっすぐに前方挙上させる．
検者は肘関節部で抵抗を加える．
〔主動作筋は三角筋（$C_{5,6}$）と烏口腕筋（$C_{6,7}$）〕

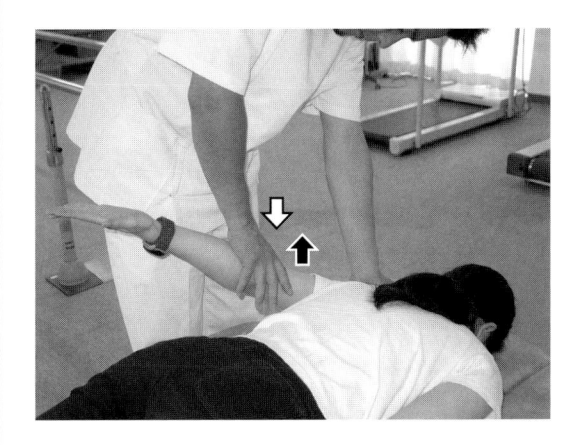

10. 肩関節の伸展
被検者はうつ伏せとなる．手の甲を下にしたまま，まっすぐに上肢を後方挙上させる．
検者は，肘関節部で抵抗を加える．
〔主動作筋は広背筋（$C_{6,7,8}$）大円筋（$C_{5,6}$）〕

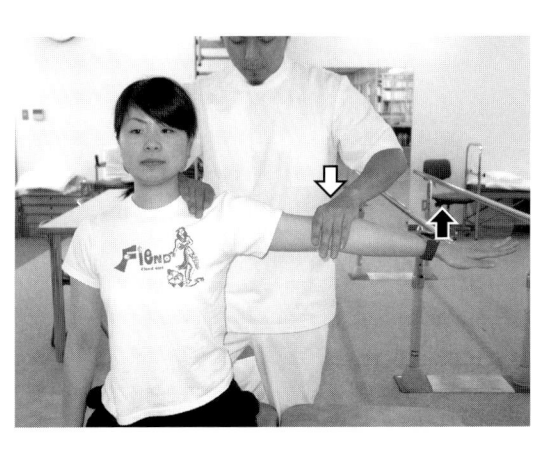

11. 肩関節の外転
被検者は坐位で手の甲を上にしたまま，上肢を90°までまっすぐ側方挙上させる．
検者は，肘関節で抵抗を加える．
〔主動作筋は三角筋（$C_{5,6}$）棘上筋（C_5）〕

図中　⬆；被検者運動方向
　　　⇧；検者抵抗方向

図4　徒手筋力検査法概要

ROM-TとMMTの測定は，少し習熟性を求められる．厳密に言えば，MMTが，4＋か4－かの判定を必要とする場合もあるが，一般的には，日常診療で手軽に機能異常を検定できる簡便で貴重な手技である．手馴れると同時に測定することにより，患者の負担を減少できる．

　ペインクリニック医にとっては，神経障害部位診断や電気整理学的検査，痛みの評価などには慣れているが，運動機能評価は馴染みが少ないと思われる．しかしながら，運動器疾患を診療するには必ず必要となる手技であるので，ぜひとも自分で評価を試みることを奨める．

　これらの評価結果を医療チームが検討し，過去に集積された経験に照らして，患者の回復限界を予測する（目標設定）．次いで治療計画をたて（治療プログラム作成），訓練を開始する．定期的に回復程度のチェックを行い（再評価），症状の固定や社会復帰の可能性と生活活動レベルの方針を決定する（転機設定）．こうした一連の手順が，リハビリテーション医学の基本構成である（**表1**）[1]．

　当院で行っている有痛性運動器疾患に対するリハビリテーション診療も，原則この手順で実施しているが，実際に使用している指示箋・関連書式を紹介する（**表2**）．

表1　リハビリテーション診療手順

1．問　診
2．理学所見・検査
3．評価（各障害レベルの所見）
4．目標設定
5．帰結予測
6．治療プログラム作成
7．治療の実施
8．再評価
9．転機設定・社会復帰

（服部一郎ほか．リハビリテーション技術全書，（第2版）東京：医学書院；1984．より引用[1]）

表2　指示箋・関連書式

1．理学療法指示箋（外来・入院用）（**図5**）
2．理学療法診療記録（問診表）（**図6**）
3．各種評価
　1）ADL-T，ROM-T，MMT
　2）Brunnstromステージ分類
　3）改定長谷川式簡易知能評価スケール（必要時）
4．リハビリテーション実施計画書（初回）（**図7**）
　（計画は3ヵ月ごとに見直す）
5．リハビリテーション実施記録（**図8**）
6．患者用リハビリテーション指導書（腰痛体操・大腿四頭筋訓練など）
7．カンファレンス報告書（リハビリテーション部）（**図9**）
8．退院時リハビリテーション指導報告書（**図10**）
9．退院前訪問指導記録
10．退院時リハビリテーションサマリー（**図11**）

氏　名	男・女	年齢		印	
病　名					
実施日	年　月　日	1　入院（　　号室） 2　外来			

1　運動療法（集団）
2　運動療法（個別）
3　消炎，鎮痛
4　摂食機能療法
5　その他（　　　　　　　　）

方法
1　腰痛体操　　　4　オーバーヘッドプーリー
2　四頭筋訓練　　5　AKA
3　関節可動域訓練　6　その他

部位
1　肩（右・左・両）
2　膝（右・左・両）
3　腰
4　その他（　　　　　　　　）

治療方針（注意事項）

医療法人あさがお会　保岡クリニック論田病院

図5　理学療法指示箋

氏 名		男・女	明治 大正 昭和 平成	年　月　日生
傷病名	腰部脊柱管狭窄症，変膝症，慢性気管支炎		職業	
傷病	年　月　日	入院	年　月　日	P.T開始	年　月　日

主訴
両殿部痛

現病歴
3/20　朝，両殿部痛あり．坐位保持困難，
　　　起き上がり，食事困難にて全面介助．
　　　排泄は おむつ着用．

3/22　ストレッチャーにて当院受診。硬膜外
　　　施行にて短時間は坐位可能と
　　　なる．

3/22　当院入院の運びとなる．

既往歴・家族歴
右股関節 ope　H15.6.
高血圧　　　　H16.8

備考

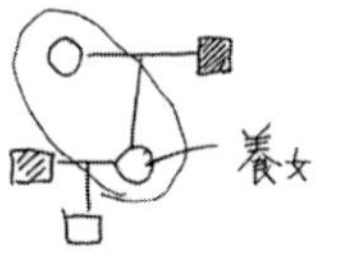

key person ＝ 養女．

医療法人あさがお会　保岡クリニック論田病院

図6　理学療法診療記録

説明者					
患者氏名:	女	生年月日	年齢: 才	評価計画実施日:	
担当医:	担当PT:		合併症、コントロール状態(高血圧、心疾患、DM等)		
原因疾患: 左片麻痺・左大腿骨頚部骨折			DM(ｸﾘｼﾞｸﾛﾝ1T7ﾞ ｺﾝﾄﾛｰﾙ良)		

評価項目・内容(コロン(:)の後に具体的内容を記入。)

心身機能・構造

身体機能状態:
- 左股関節痛:歩行・移乗時疼痛増強
- Br. Stage:上肢Ⅲ　下肢Ⅳ
- 傾眠傾向減少し、平行棒内立位も自主的に行う。
- 車椅子への移乗も介助を要する。

失行・失認:
発話障害: ☑構音障害　□失語症;種類
摂食機能障害:
排泄機能障害:
褥瘡:
起立性低血圧:

基本動作

	手放し	つかまり	不可
立位保持(装具:		☑一部介助	
平行棒内歩行(装具:	□独立	☑一部介助	□不可及び非実施
歩行(装具:	□独立	☑一部介助	□不可及び非実施

活動

ADL等	自立度					日常生活(病棟)実行状況:「している"活動"」	訓練時能力:「できる"活動"」				
	自立	監視	一部介助	全介助	非実施	備考	独立	監視	一部介助	全介助	非実施	備考
外出												
病棟トイレへの歩行			☑						☑			
屋外への車椅子駆動				☑						☑		
移乗動作		☑						☑				
座位保持	☑						☑					
起き上がり		☑						☑				
排尿(昼)			☑						☑			
排尿(夜)			☑						☑			
食事		☑						☑				
整容			☑						☑			
更衣			☑						☑			
装具・靴の脱着			☑						☑			
入浴				☑						☑		

コミュニケーション	難聴・構音障害あるが可能	難聴・構音障害あるが可能

活動度　日中臥床:□無 ☑有(時間帯; 日中の殆ど 理由 持久力低下)
　　　　日中座位:□椅子 ☑車椅子 □ベッド上 □ギャッジアップ

参加

職業(職種・業種・仕事内容):
社会参加(内容・頻度等、発症前状況を含む)

リハビリテーションの基本方針及び目標
　関節可動域の維持・改善
　歩行能力維持　介助量軽減

理学療法計画
　①四肢関節可動域訓練
　②ストレッチング
　③起立訓練
　④右下肢重錘訓練
　⑤

本人の希望

家族の希望

本人・家族への説明　年　月　日　　本人サイン　　　　　家族サイン

図7　リハビリテーション実施計画書

月日	経　過　及　記　録
	＜Evaluation＞
	・コミュニケーション可
	・車イスにて来室.
	・pain — 両膝, 腰部, 劇部
	・ROM — 下肢制限⊕
	・MMT — 概ね3レベル
	・ADL — 移乗は全介助, 食事.整容は介助あり, 排泄
	はおむつ. 入浴は特浴
	・＜Problem＞
	#1. 腰下肢のpain
	#2. 介助量↑
	#3. ADL↓
	＜Goal＞
	疼痛軽減　　下肢筋力↑
	ADL↑
	＜Program＞
	① 膝AKA
	② 両下肢リラクセーション
H17	③ 坐位 ex.
3/28	本日より 理学療法Ⅱの個別にて 運動療法開始.
	P1 ——— 3do
	体力, 持久力↓しており. 長時間坐位はせむいと訴え.
3/29	P1 ——— 3do
3/30	P1 ——— 3do
3/31	P1 ——— 3do
	運動量↑のため AM,PMと 2回/1日行う.

図8　リハビリテーション実施記録

```
                                                    平成   年   月   日
患者氏名:              様 （男・女）

傷病名: 両側下腿壊死, 第2～4指壊死, 胸部殿部潰瘍

┌─────────────────────────────────────────────┐
│ 現在の状況                                    │
│  入浴日(水,土)以外は 車イスにて川来室。(13:40～14:30の間) │
│  それ以外は ベッドサイドにて 訓練している。          │
│  四肢ROM制限⊕, 四肢筋力低下⊕のため ADL↓。(整容は比較的頻回にしている) │
│  長時間の坐位は 腰痛訴えあり, 以前と変わらず。       │
│  移乗は全介助, 排泄はおむつ, 入浴は特浴, 食事は自立。  │
├─────────────────────────────────────────────┤
│ 問題点                                        │
│  #1. 腰痛                                     │
│  #2. 坐位保持能力低下                          │
│  #3. 上肢機能低下                             │
│  #4. ADL制限                                  │
├─────────────────────────────────────────────┤
│ 目標                                          │
│   安定した 療養生活を送る。                    │
├─────────────────────────────────────────────┤
│ リハビリテーション内容                          │
│  ① 四肢 ROM ex.                               │
│  ② 四肢自動/介助運動 ex.                       │
│  ③ 坐位 ex.                                   │
│  ④ 腰部 リラクセーション                       │
├─────────────────────────────────────────────┤
│ 今後の方向性                                  │
│   腰痛緩和                                    │
│   坐位時間の 延長                             │
└─────────────────────────────────────────────┘

担当理学療法士:
```

図9　カンファレンス報告書

氏名： 　　　　　　　様	
年　月　日　〈患者／家族／その他（　　　）〉に対し下記を指導いたしました。	

◎指導内容

自主訓練内容	家屋改造
家族への介助方法	生活上の注意 「腰痛でお悩みの方へ」のパンフレットを渡し、生活上の注意について説明した。
福祉サービス	その他

◎今後の方針

外来リハ継続：有り・無	退院予定日

以上、ご報告いたします。　　年　月　日　担当：

◎主治医のコメント

よいす。
お体をお大いにはすたに、お気をつけり。

　　　　　　　　　　　年　月　日　医師：

図10　退院時リハビリテーション指導報告書

		記入日：平成　　年　　月　　日		

氏名　　　　　　　　様		生年月日：　　　年　　月　　日
診断名： 左変形性膝関節症、Canal stenosis HT	合併症：	
入院期間：平成　年　月　日　～　平成　年　月　日		
理学療法期間：平成　年　月　日　～　平成　年　月　日		

PT開始時の状況
・コミュニケーション可
・pain－左膝、熱感あり。動作時pain↑
・下肢周径－膝周囲1.0～1.5cm腫れあり
・MMT－下肢筋力4－レベル
・ROM－左膝屈曲120度
・ADL－移乗整容食事入浴は自立。移動は車椅子。

PT開始時主要問題点
＃1. 膝の痛み
＃2. 下肢の腫れ
＃3. 下肢ROM制限

治療方針

疼痛軽減

下肢筋力向上、維持

退院時の状況
・独歩可
・pain－左膝pain軽減
・ROM－生活に支障をきたす制限なし
・MMT－下肢筋力4－～4＋レベル
・ADL－自立

退院時の理学療法内容
①四頭筋訓練
②歩行訓練

コメント
退院後通所リハ利用予定(週2回)

担当理学療法士：

図11　退院時リハビリテーションサマリー

5 設備と用具

　以上に述べたリハビリテーション療法を行うには，本格的なリハビリテーション施設とリハビリテーションスタッフを構えることが理想であるが，小規模訓練室や治療室の一角に運動コーナーを設けるだけで，ペインクリニックが扱う範囲の有痛性運動器疾患に対する運動療法が可能となる．ひいては日常診療のレベルをより充実させることができる．単なる物療室とは異なることがポイントである．

　以下，有痛性運動器疾患全体に応用する設備と器具について解説する[21]．法的な基準として「診療報酬点数表」に，リハビリテーション料：理学療法（Ⅰ）−（Ⅳ）が設定されている．リハビリテーション施設基準を満たす要項が，理学療法士（PT）数，施設の広さ，器具・機器，リハビリテーション記録の保管，により規定されているので参照されたい[22]．

　本項では，整備が容易な小規模訓練室の紹介を意図したので，理学療法（Ⅱ）と（Ⅲ）それぞれに必要な器具・機器について説明する（表3）．理学療法（Ⅲ）の機器については，ペインクリニックで手軽に揃えることができると思われる．

　なお，診療報酬設定の背景には，集団リハビリテーションから個別リハビリテーションへ，あるいは発症期間別に，急性期リハビリテーション・回復期リハビリテーション・維持リハビリテーションの機能分化の意図が伺える．さらに，社会的に超高齢化が進む中で，厚労省は平成18年度介護保険制度改正の中で介護予防を推進しているが，そのひとつに

表3　理学療法に必要な器具・機器

A：理学療法（Ⅱ）
「当該療法を行うために必要な専用の器械・器具」
各種測定用器具（角度計，握力計等），血圧計，平行棒，傾斜台，姿勢矯正用鏡，各種車椅子，各種歩行補助具，各種装具（長・短下肢装具等），家事用設備，和室，各種日常生活動作用設備
「必要に応じて備えられているのが望ましいもの」
訓練マットとその付属品，治療台，肋木，バーベル又は亜鈴，ホットパック及びその加湿装置，パラフィン浴，高周波治療器，過流浴，赤外線，電気刺激治療器
B：理学療法（Ⅲ）
「当該療法を行うために必要な専用の器械・器具」
各種測定用器具（角度計，握力計等），血圧計，平行棒，姿勢矯正用鏡，各種歩行補助具
「必要に応じて備えられているのが望ましいもの」
訓練マットとその付属品

パワーリハビリテーションが掲げられており，今後ともリハビリテーションの動向に無関心ではいられない．

表3を参考にしてペインクリニック診療に有用である運動療法の設備・器具を図12に示した．

実際の使用方法例として，腰下肢痛にはトレドミル負荷試験と訓練，マット上で腰痛体操の指導，平行棒では手すりを持った筋力増強訓練ができる．その他，膝関節痛には治療台で大腿四頭筋訓練の指導を行う．階段も実用的である．エルゴメーターは，下肢筋力増強や膝関節の可動域改善，さらに交互運動が可能である．肩関節周囲炎による二次拘縮を伴う患者には，肩甲上神経ブロック直後に，オーバーヘッドネットに取りつけた滑車とロープを用いた自動介助運動が可能である．段階的な外転を目的に肋木を活用できる．

すなわち，患者に訓練を指示し実際に運動内容を確認することで，家庭や職場での指導教育が実践できるだけでなく，同時に治療効果の観察が可能となる．ペインクリニックで扱う有痛性運動器疾患の大半は，これだけの設備・器具で，量的質的に十分対処できる．

スペース・人員の確保，購入費用，保険請求対策などの制約があれば，リハビリテーション機能を持つ医療機関と提携する手段もある．いずれにせよ，患者は静的な治療だけでなく動的な治療にも関心を持つことになり，より効果的な治療法になる．

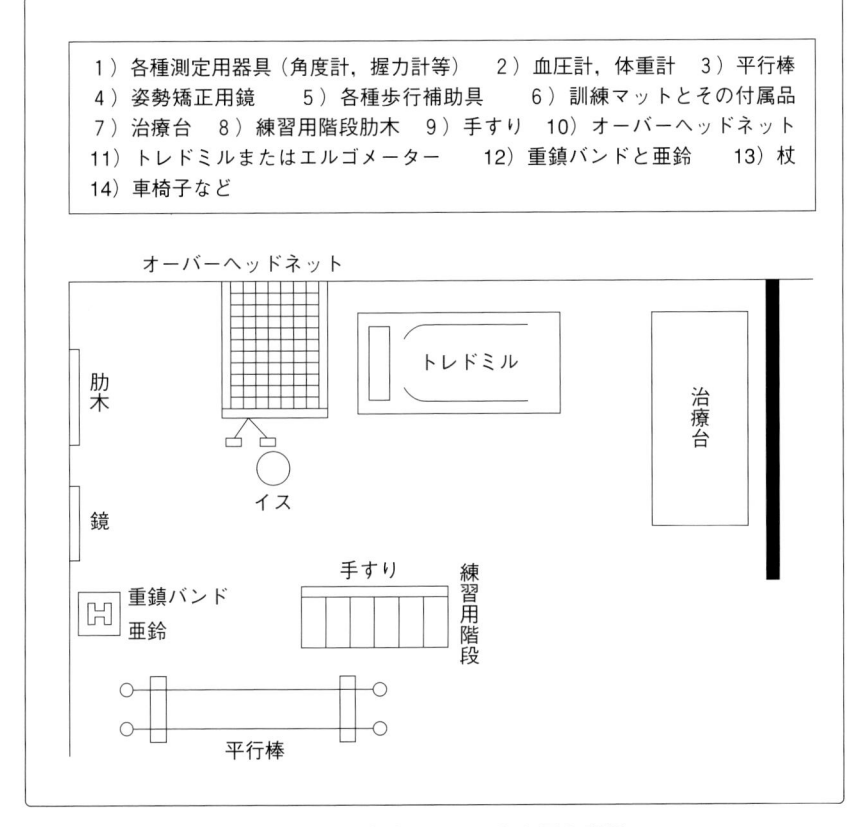

```
1）各種測定用器具（角度計，握力計等）  2）血圧計，体重計  3）平行棒
4）姿勢矯正用鏡  5）各種歩行補助具  6）訓練マットとその付属品
7）治療台  8）練習用階段肋木  9）手すり  10）オーバーヘッドネット
11）トレドミルまたはエルゴメーター  12）重鎮バンドと亜鈴  13）杖
14）車椅子など
```

図12　運動療法コーナーと必要な器具

【 文　献 】

1) 服部一郎, ほか. リハビリテーション技術全書. (第2版) 東京：医学書院；1984.
2) 木村彰男ほか, 編. 現代リハビリテーション医学. 東京：金原出版；1990.
3) 米本恭三, ほか. 物理療法処方に関するアンケート調査報告. Jpn J Rehabil Med 1998；35：138-9.
4) 伊佐地隆. 障害者の運動と体力. 綜合リハ 2003；31：711-19.
5) 進藤宗洋. 2運動療法の基礎知識. 荒川規矩男編. 運動療法の実際. 東京：南江堂；1991. 13-36.
6) 千野直一. 1.リハビリテーション医学の現状と歩み. 日本リハビリテーション医学会リハビリテーション医学白書委員会. リハビリテーション医学白書. 東京：医学書院；2003. 2-9.
7) 大川弥生. リハビリテーションとは「生活機能」の向上をめざすもの. 日本医事新報 2004；4184：43.
8) 上田　敏. 国際生活機能分類（ICF）とリハビリテーション医学の課題. リハ医学 2003；40：737-43.
9) Bonica JJ. The management of pain. Vol.1.IIed. Philadelphia・London: Lea & Febiger; 1990. 159-89.
10) 本田哲三. 慢性疼痛に対するリハビリ・チームアプローチ. ペインクリニック 1996；17：202-8.
11) 土井永史編. 心因性疼痛の診断と治療. 東京：真興交易；2003.
12) 有田英子. 特集「慢性疼痛とリハビリテーション」によせて. ペインクリニック 2004；25：867.
13) 佐古めぐみ. 阻血による片側下肢の神経遮断が立位姿勢制御に与える影響. リハ医学 2003；40：537-44.
14) 米本恭三. I-2リハビリテーションにおける評価とは. リハビリテーションにおける評価. 臨床リハ. (Ver.2. 別冊) 東京：医歯薬出版；2002. 13-16.
15) 佐直信彦. II運動障害の評価. 岩谷　力, ほか編. 運動障害のリハビリテーション. 東京：南光堂；2002. 21-33.
16) 高橋龍太郎. I-4QOLの評価. 米本恭三編. リハビリテーションにおける評価. 臨床リハ. (Ver.2. 別冊) 東京：医歯薬出版；2002. 30-6.
17) 鈴木堅二. 脳卒中リハビリテーションの展望. 日本医事新報；2003：4121：17-23.
18) 正門由久. ADL, IADLの評価. 米本恭三編. リハビリテーションにおける評価. 臨床リハ. (Ver.2. 別冊) 東京：医歯薬出版；2002. 17.
19) 日本整形外科学会身体障害委員会. 日本リハビリテーション医学会評価基準委員会. 関節可動域表示ならびに測定法. 日整会誌 1995；69：240-50.
20) Daniels L, Worhingham C. 津山　直一, ほか訳. 徒手筋力検査法（改定5版）Muscle testing. 東京：協同医書出版社；1996.
21) 保岡正治. 腰下肢痛のリハビリテーション療法. ペインクリニック 2005；26：172-81.
22) 社会保険研究所. 医科診療報酬点数表（平成16年4月版）. 第7部　リハビリテーション 2004. 330-41, 1059-60.

（保岡　正治）

第4章 有痛性運動器疾患の評価法と治療効果判定基準の検討

　評価法と治療効果判定基準を検討する．両者は，特に神経学的異常あるいは機能障害が明らかな病態において，治療経過，治療法の選択，効果，帰結を判定するうえで重要である．いわゆる肩こりや腰痛症等では，異常所見が検出されない場合が多い．ともに，治療計画作成の重要な指標となる．

1 評価法

[1] 痛みの評価法

　ペインクリニックでは，評価と言えば「痛みの評価」が一般的に行われる．原則的に，痛みの部位や程度などを患者からの表現や反応で判定する自覚的評価である．臨床では視覚的評価スケール（visual analogue scale：VAS）がよく用いられている[1]．以下，各種分類による痛みの評価法を示した．

　①痛みの経過：急性・慢性，持続，時間帯など
　②痛みの程度：VAS，NRS，MPQ，BPI，画像（PET，fMRI）
　③痛みの部位：Pain drawing
　④痛みの閾値：DCT，ROM，MMT，誘発テスト，負荷テスト
　⑤痛みの行動：日記分析
　⑥痛みの自律神経関与：血管・発汗運動機能評価，能力障害・効果判定，SEP，サーモグラフィー
　⑦痛みの心理的要素：MMPI，CMI，SDS，Y-G，HAD尺度，DSM-IV

痛みの評価法を有痛性運動器疾患に適用するとなると，痛みの特性である主観的・narrative要素の解釈，定量が困難，精度・信頼性や妥当性が低いこと，認知障害・小児・意識障害患者では理解度による影響を受けやすい，帰結予測が困難などの制約が出てくる．

　その他，松本[2]は，急性痛に用いられている痛みの評価法を，そのまま慢性疼痛などの痛みに使用することは誤った情報を得ることになると指摘している．

　ペインクリニック診療におけるパラダイムの変遷や，QOLを考慮した客観的な治療効

果の判定基準を探る作業は今も大きな課題として残っている．

[2] リハビリテーション医療における評価法

　リハビリテーション医学では，各障害レベルに応じて多数の評価法が提唱されている．これらの評価法はより客観的であり，施設間の共通言語や国際的な標準尺度としても利用される特性と，帰結予測を正確にするデータベース作成にも活用できる利点を有している．評価は目的に応じてさまざまな方法が提唱されているが，莫大なデータベースの分析結果に基づき有意性を検証された評価法は，測定時点の病態を把握するだけでなく，疾病の治療期間を明らかにし，さらに一定期間後の状態を予見できるツールとなる．

　緩和ケアでは，帰結予測は限られた生命予後のなかで，最良のQOLの手立てを探るうえで必須である．しかしながら，従来の一般的なペインクリニック診療では組織的に対応されてこなかった題材であり，治療のゴールをどこに設定するかの問題とあわせて，診療体系確立のために統計手段を必要とする重要な項目である．

　機能評価法については，リハビリテーション医学分野では既に多くの手法が提唱されている．それでもなお，優れた評価法の導入を模索する姿勢が伺える．日本リハビリテーション医学会委員である園田ら[3]は，総説「脳卒中の機能評価」の中で，「脳卒中急性期からのリハビリテーションの必要性がいわれるが，機能予後が良くなるとする明確なデータが不十分である．リハビリテーション効果を実証することが困難な理由のひとつに，機能評価が十分に行われていないことが考えられる．より客観的な機能評価を行い，よりよい治療法を選択する必要がある．」と述べている．

　日本リハビリテーション医学会　評価・用語委員会は，1998-2000年までの3年間に，世界のリハビリテーション医学関連雑誌で用いられた評価法の使用動向調査を行っている[4]．施設間の治療内容や評価法の標準化，データベース化の取り組みを目的に，リハビリテーション関連誌383論文につき，1,122レコード分の調査が行われた．例えば，脳卒中に関しては，機能およびADL障害別に頻用される評価法は，それぞれ，stroke impairment assessment set（SIAS）とBrunnstrom Stage，および機能的自立評価法（functional independence measure：FIM）とBarthel Indexであったと報告[5]している（**表1-a，b**）．SIAS[3]は本邦で開発され，初発の大脳半球脳血管障害患者の包括的かつ簡便な評価法として知られている．

　FIMはBarthel Indexの評価項目に，コミュニケーションと社会認知を加えた18項目（126点満点）からなる評価法であり，リハビリテーションスタッフ間で共通する評価尺度として近年国際的に広く普及している．FIMに関しては，データベースとして管理する事務局があり，年間で20万症例の登録があるといわれる．特に，介助量に高い相関が指摘されている[5]．今後，リハビリテーション医療では，新たな評価方法を開発するより

表1-a　機能的自立度評価法（FIM）の評価尺度，評価項目および評価内容

レベル	自　立		部分介助	
	7　完全自立 （時間，安全性含めて） 6　修正自立 （補装具などを使用）	介助者なし	5　監視または準備 4　最小介助 （患者自身で75％以上） 3　中等度介助 （50％以上） 完全介助 2　最大介助 （25％以上） 1　全介助 （25％未満）	介助者あり

評価項目		内　容（要点のみ抜粋）
セルフケア		
	食　事	咀嚼，嚥下を含めた食事動作
	整　容	口腔ケア，整髪，手洗い，洗顔など
	入　浴	風呂，シャワーなどで首から下（背中以外）を洗う
	更衣（上半身）	腰より上の更衣および義肢装具の装着
	更衣（下半身）	腰より下の更衣および義肢装具の装着
	トイレ動作	衣服の着脱，排泄後の清潔，生理用具の使用
排泄管理		
	排　尿	排尿コントロール，器具や薬剤の使用を含む
	排　便	排便コントロール，器具や薬剤の使用を含む
移　乗		
	ベッド，椅子，車椅子	それぞれの間の移乗，起立動作を含む
	トイレ	便器へ（から）の移乗
	風呂，シャワー	風呂桶，シャワー室へ（から）の移乗
移　動		
	歩行，車椅子	屋内での歩行，または車椅子移動
	階　段	12から14段の階段昇降
コミュニケーション		
	理　解	聴覚または視覚によるコミュニケーションの理解
	表　出	言語的または非言語的表現
社会的認知		
	社会的交流	他患，スタッフなどとの交流，社会的状況への順応
	問題解決	日常生活上での問題解決．適切な決断能力
	記　憶	日常生活に必要な情報の記憶

（正門由久．リハビリテーションにおける評価．米本恭三編．臨床リハ．（Ver.2．別冊）東京：医歯薬出版；2002．17-29．より引用[5]）

表1-b　機能的自立度評価法（FIM）採点の実際（移乗：ベッド・椅子・車椅子を例として）

FIM移乗：ベッド・椅子・車椅子	具体例
7点	・歩行者では，ベッドの起き上がり，横になること，ベッドからの立ち上がり，椅子への乗り降り，これら一連の動作の逆も含め自立しており，安全に行う． など
6点	・ベッド柵，トランスファーボード，リフト，特殊な椅子や腰掛け，道具，杖のような補助具を使用しているがすべて自分で行う． ・車椅子を手すり代わりに使用して移乗が自立している． など
5点	・トランスファーボードを置いてもらう，ブレーキをかけてもらうなどの準備をしてもらう必要がある． など
4点	・腰紐，腰ベルトを安全のために触ってもらっている． ・バランスを崩さないように手を添えてもらう程度の介助を必要とする． など
3点	・軽く引き上げてもらい移乗する． ・ピボットの際に支えてもらう． など
2点	・介助者1人でかなり引き上げてもらい移乗する． ・体を持ち上げてもらいながら回してもらう必要がある など．
1点	・介助者が2人必要で，または1人の介助でとても大変な介助をしてもらい移乗する． ・リフターに乗せてもらい，移乗する． など

（第5回FIM講習会，1995. 11. 11. 慶応義塾大学医学部リハビリテーション科資料より）
定義：ベッド，椅子，車椅子の間での移乗のすべての段階を含む．
　　　また歩行が移動の主要な手段である場合は起立動作を含む．

も，国際的に多用されているこれらの評価法を用いて，いっそうの臨床と研究データの標準化を行う方針である．

ちなみに，疼痛関連疾患別で検索すると，腰痛・疼痛疾患ではマッギル疼痛質問表（McGill pain questionnaire：MPQ）が1位という結果であった．そもそも，関節可動域テスト（range of motion test：ROM-T），血液検査とともに，VASは不特定な評価として調査から除外されており，ペインクリニックにとっても運動器疾患を診療対象とする以上，痛みの評価と平行して運動機能障害・日常生活動作（activities of daily living：ADL）障害判定法の導入を迫られている．

ペインクリニックで用いる評価法に関しては，妥当性，信頼性をはじめ，簡便性，実際性，有用性などから判断して普遍的となる方法を探る必要がある．

リハビリテーション医療で使用される代表的な評価法は，疾患・病態に応じて既に多数報告されている．総括した図書として，評価の詳細な説明と臨床で実用性の高い評価および図表を多用した「リハビリテーションにおける評価．臨床リハ（Ver.2．別冊）」[6]が出版され，各レベルの障害と対応する評価法および目的が表示されている．測定項目が多い評価は，それ自体，治療効果判定基準として利用される場合がある．著者も随所で引用しているので参考にされたい．

[3] 簡易評価法の検討

以上紹介した代表的な評価法は，中枢神経系や重度の運動機能障害を診療するリハビリテーション医学領域の疾患を対象としたものである．施設間の治療成績の比較やデータ集積には必須であるが，ペインクリニックが扱う疾患に対して日常臨床現場で用いるとすれば，最大の問題は，煩雑性と適用の妥当性にある．

ペインクリニック診療で多数を占める有痛性運動器疾患は，主に末梢性神経障害や四肢運動器障害の範疇にあるため，多項目チェックを要する事例や高次レベルの評価を必要とすることは少ないが，機能評価の把握のためには，最低徒手筋力テスト（manual muscle test：MMT）と関節可動域テスト（range of motion test：ROM-T）を行う必要がある．特に，明らかな機能障害がみられる新規患者の診療には省けない．

著者の施設では，有痛性運動器疾患患者の初回診察時には，理学療法士（PT）に機能評価を指示しているが，それでも毎回全患者を詳細に測定するのは手間であり，より簡便で普遍性のある方法を模索してきた．特に腰下肢痛疾患についていくつか簡易評価法を検討してきたのでいくつか紹介する．

i. トレドミル負荷法[7]

心疾患の検査に使用されるトレドミル負荷法に着目し，MMTとトレドミル負荷の相関をみるために，以下の要項で比較検討を行った．

腰下肢痛で当院に入院した15症例の患者（男9症例，女6症例，平均年齢57歳：腰部脊柱管狭窄症7症例，腰椎椎間板ヘルニア4症例，腰椎椎間関節症2症例，腰椎圧迫骨折1症例，帯状疱疹後下肢運動麻痺合併1症例）を対象に，毎週，トルドミル負荷を施行し，同時にMMTを測定した．

トレドミル負荷は，Bruce変法に従い3分毎に速度と傾斜を増やした．患者が，下肢痛や脱力感のため続行不可能となった時点で負荷を中止した．他方，MMTは，患側の股関節の屈曲，伸展，外転，内転，膝関節の屈曲，伸展，足関節の背屈，底屈の8項目を選び，各動作5点，計40点満点として算出した．図1に両者の相関を表した．相関は$r = 0.372$と低いが有意の結果が得られた[8]．

総じて，腰部脊柱管狭窄症で相関が高く，腰椎椎間板ヘルニアで低い傾向がみられた．またMMT評価で，合計点数の多少よりも障害部位の点数変化が，より正確に病態を示した．

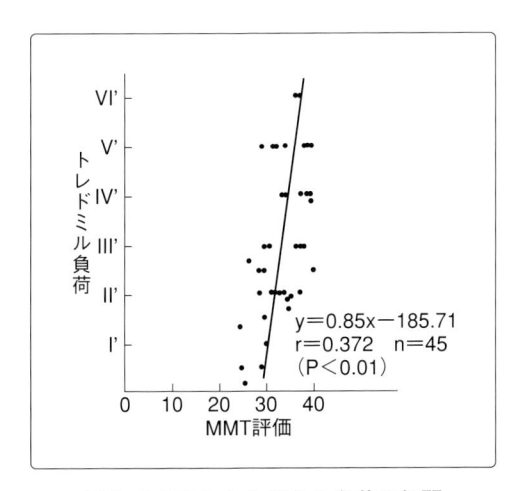

図1　MMTとトルドミル負荷の相関

（保岡正治，ほか．腰下肢痛患者の障害評価法としてのトレドミル運動負荷試験の応用．麻酔1991；40：367-71．より引用[8]）

図2は,同患者群のMMTおよびトレドミル負荷試験からみた運動機能回復経過である[8]. 初回評価と3週間後の再評価とでは,両者とも有意に改善がみられた.

MMTの利点は,ベッド上安静時からも検査が可能であることと麻痺筋の分布・程度を知る点にあるが,習熟性や疼痛に影響されやすい欠点がある.一方,トレドミル負荷法は歩行開始時からの検査になること,患者の判断で負荷を中止する制約がある.ただし,本来負荷試験であるために,運動許容量を定量的に測定できる利点がある.

ii. 10m最大歩行速度（10m歩行時間）

リハビリテーション医学では,「10m最大歩行速度」が,生体力学的要因の障害度測定をはじめさまざまな指標に使用されている.例えば,脳卒中患者における麻痺側の筋力とバランスとに高い相関があることことが知られている[9].

使用事例として,佐直ら[10]は在宅脳卒中患者生活活動予測に用いている.その結果,$20 m \cdot min^{-1}$以上で家事・趣味が,$40 m \cdot min^{-1}$以上で屋外活動が,$60 m \cdot min^{-1}$以上で要介護者の世話が可能であると報告している.ただし,性別,年齢,家庭内地位などにより決定される活動での使用は,妥当性が低いことに留意しておく必要がある.

その他の事例として,黒柳ら[11]は,転倒予防教室に通う高齢者150名を対象に,転倒者と非転倒者に分けて健脚度を比較した結果を報告している.高齢者の転倒骨折が,寝たきりの大きな要因となることはよく知られているために転倒予防は重要である.速度の代わりに歩行時間で表現しているが,10m全力歩行について,転倒経験者では6.80 ± 2.40秒,非転倒者は5.89 ± 1.17秒と,前者で有意に（$P < 0.05$）歩行速度が低下していた.

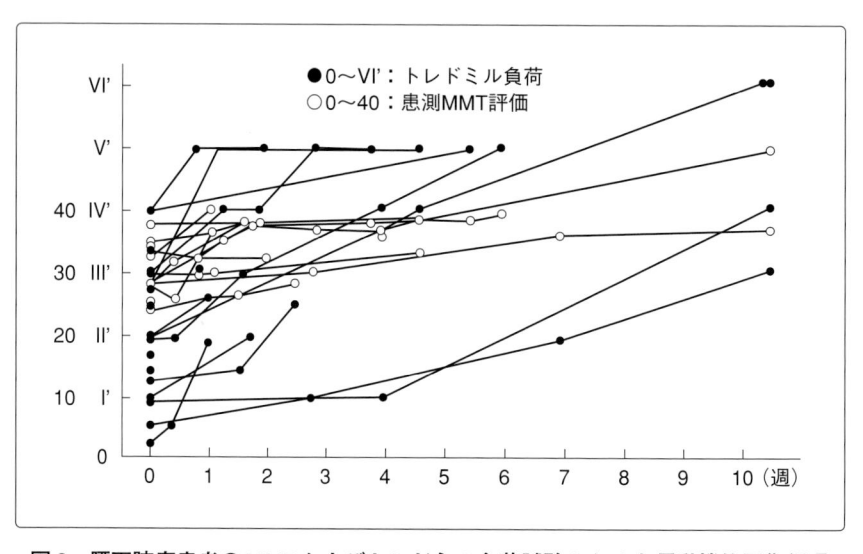

図2　腰下肢痛患者のMMTおよびトレドミル負荷試験からみた運動機能回復経過

（保岡正治,ほか.腰下肢痛患者の障害評価法としてのトレドミル運動負荷試験の応用.麻酔 1991；40：367-71.より引用[8]）

この「10m最大歩行速度」が，股・膝関節障害を除外した腰下肢痛疾患の評価法として使用できるかどうかを検討した．なお，速度の変わりに全力で歩行した「10m歩行時間」で測定した．被験者には，スタートラインの約1m前から助走をつけて全力で歩行し，ゴールを数m通り抜けるよう指示している．

図3は，2002年度に当院に腰下肢痛で入院した14名の患者の「10m歩行時間」経過を示したものである[12]．全例，数回以上硬膜外神経ブロックを行っている．患者の平均入院日数は34日（7-64日）であり，入院時平均6.37秒（±1.67SD）から，平均4.93秒（±0.96SD）の全力歩行可能となった時点で退院した．入院時と2週間での数値を比較すると，後者は77.6%（$P < 0.001$）に有意に低下していた．

しかしながら，2003年度に腰下肢痛で当院を受診した103名（延べ検定数n = 152）の患者を対象としたMMTと「10m歩行時間」との関連性について検討したところ（統計処理には，Speamanの順位相関係数検定を用いた），両者間の回帰直線は，MMT = 40.139 − 0.597 ×「10m歩行時間」であり，相関Rは同順位補正後のρ値で−0.348，危険率Pは，< 0.0001であった．この結果より両者の直線的な相関は弱いと考えられた（図4）．

すなわち，全力「10m歩行時間」を，腰下肢痛患者全体を対象とした機能評価法として標準化するには信頼度は低いと判断した．主な理由として，腰下肢痛疾患の中で，疼痛により歩行速度低下を来すが，①筋力の低下を伴わない病態と，②麻痺を合併するものとを区別しなかったためと考えられた．

今後，症例を増やし，治療内容・疾患・年齢・性別・病期などの変数を考慮して分析する必要がある．ただし，細分類化は評価の信頼度を高めるが，一方で，普遍性・簡便性を

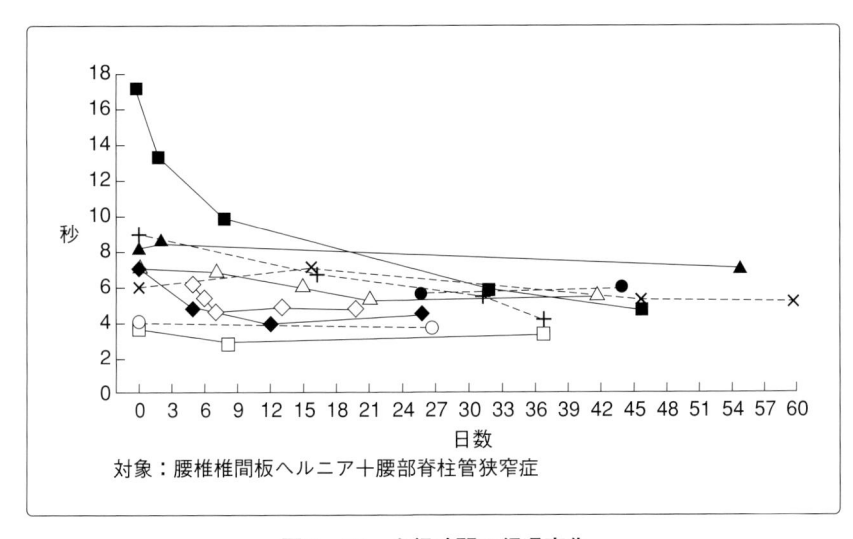

図3　10m歩行時間の経過変化

（保岡正治．有痛性運動器疾患に対する神経ブロック．臨床リハ2003；12(12)：1,068-74．p.1,074図2．より引用[12]）

損なうことになる．実用性のある機能評価法を探ることは臨床現場の課題のひとつである．
　また，下肢痛の代表疾患のひとつである膝関節障害の評価としても「10m最大歩行速度」が用いられる．腰下肢痛疾患全体としてみた場合，「10m全力歩行」が5秒以下であれば，普通の生活は可能であると考えられる[13]．ただし，10m歩行が5秒以内とは，ジョギングレベルの移動であるので当然の数値であり，持続性や負荷後の疼痛の有無を考慮するなんらかの判定要素が必要である．

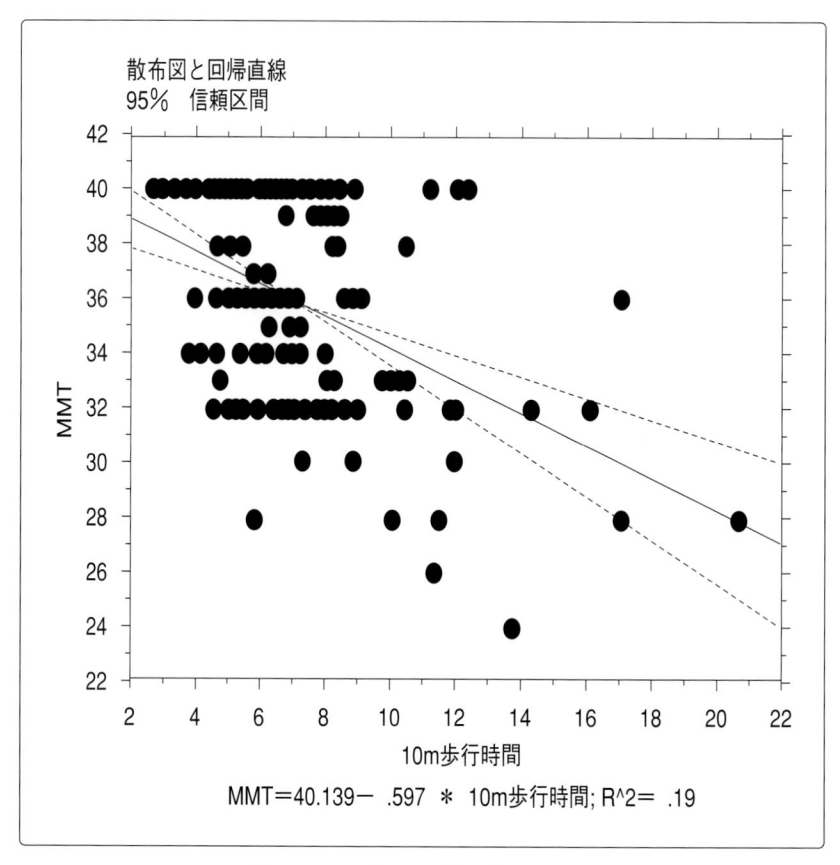

図4　MMTと10m歩行時間の関係

2 治療効果判定基準

　前述した評価結果の改善率から判定を行う方法があるが，最近のペインクリニック関連誌には，有痛性運動器疾患に対する治験や比較試験の結果報告は，運動器の特性を重視して，VASとともに日本整形外科学会治療成績判定基準：JOAスコアー（表2）[14]の使用が増えている．ペインクリニック診療においても，他の治療法による成績との比較が，あらゆる診療科に普遍性のある評価法で行うことが必要であると認識されるようになってきた．

　JOAスコアーは，本邦の標準化された判定基準であるが，高度神経筋損傷や術後など，障害度の高い病態に適応する判定法であり，身障認定や術法比較に用いられることが多い．軽度の機能障害や疼痛を起因として発生する事例には用い難い．

　本邦ではこのように，有痛性運動器疾患の治療効果判定基準は，日本整形外科学会会告で報告され広く使用されている．代表的な基準として，腰痛疾患，肩関節疾患，頸髄症，膝疾患，股関節機能治療成績判定基準などがある．詳細は，整形外科関連図書に添付資料として収載されているので参照されたい．

　最後に，Butler[15]による運動機能改善率から治癒判定（腰痛）を行う基準を紹介する．

①50mを23秒以内で歩ける（10mを5秒以内）．
②30cm真上にジャンプできる．
③20分間持続運動ができる．
④立ったり座ったりの作業を1時間以上できる．
⑤1km歩ける．
⑥サーキットトレーニングができる．

　6項目の運動能力から治癒基準を示す内容である．疼痛について考慮していないのが特徴である．この基準をクリアーすれば，ADLは容易であり就労は可能と判断される．また未達成項目については治療目標となる．各項目の点数化は行われていないが，具体的な数値が掲げられており，患者説明用に便利なため当院で常用している．ちなみに①「50mを23秒以内で歩ける」は，前述の「10m全力歩行」とほぼ同義である．

表2 JOAスコアー

腰痛疾患治療成績判定基準

No.		氏名		性別		施行日	年 月 日
病名						前回	年 月 日

I. 自覚症状 (9点)

A. 腰痛に関して
- a. 全く腰痛はない　3
- b. 時に軽い腰痛がある　2
- c. 常に腰痛があるかあるいは時にかなりの腰痛がある　1
- d. 常に激しい腰痛がある　0

B. 下肢痛およびシビレに関して
- a. 全く下肢痛, シビレがない　3
- b. 時に軽い下肢痛, シビレがある　2
- c. 常に下肢痛, シビレがあるかあるいは時にかなりの下肢痛, シビレがある　1
- d. 常に激しい下肢痛, シビレがある　0

C. 歩行能力について
- a. 全く正常に歩行が可能　3
- b. 500m以上歩行可能であるが疼痛, シビレ, 脱力を生じる　2
- c. 500m以上の歩行で疼痛, シビレ, 脱力を生じ, 歩けない　1
- d. 100m以上の歩行で疼痛, シビレ, 脱力を生じ, 歩けない　0

II. 他覚所見 (6点)

A. SLR（tight hamstringを含む）
- a. 正常　2
- b. 30°−70°　1
- c. 30°未満　0

B. 知覚
- a. 正常　2
- b. 軽度の知覚障害を有する　1
- c. 明白な知覚障害を認める　0

注1：軽度の知覚障害とは患者自身が認識しない程度のもの
注2：明白な知覚障害とは知覚のいずれかの完全脱出, あるいはこれに近いもので患者自身も明らかに認識しているものをいう

C. 筋力
- a. 正常　2
- b. 軽度の筋力低下　1
- c. 明らかな筋力低下　0

注1：被検筋を問わない
注2：軽度の筋力低下とは筋力4程度をさす
注3：明らかな筋力低下とは筋力3以下をさす
注4：他覚所見が両側に認められる時はより障害度の強い側で判定する

III. 日常生活動作 (14点)

	非常に困難	やや困難	容易
a. 寝がえり動作	0	1	2
b. 立ち上がり動作	0	1	2
c. 洗顔動作	0	1	2
d. 中腰姿勢または立位の持続	0	1	2
e. 長時間坐位（1時間位）	0	1	2
f. 重量物の挙上または保持	0	1	2
g. 歩行	0	1	2

IV. 膀胱機能 (−6点)
- a. 正常　0
- b. 軽度の排尿困難（頻尿, 排尿遅延, 残尿感）　−3
- c. 高度の排尿困難（失禁, 尿閉）　−6

注：尿路疾患による排尿障害を除外する

	I	II	III	IV	計
点数					
前回					

$$改善指数 = \frac{治療後点数 - 治療前点数}{治療後点数} = \boxed{}$$

（日本整形外科学会会告. 腰痛疾患治療成績判定基準. 日整会誌 1986；60：391-4. より引用[14]）

【 文 献 】

1) 特集「痛みの評価法」. ペインクリニック 1998；19：499-533.
2) 松本真希. 特集「痛みの評価法」によせて. ペインクリニック 1998；19：499.
3) 園田 茂, ほか. 脳卒中の機能評価. 脳神経 1999；51(3)：201-6.
4) 日本リハビリテーション医学会評価・用語委員会. リハビリテーション関連雑誌における評価法使用動向調査—3—. リハ医学 2001；38：797-9.
5) 正門由久. リハビリテーションにおける評価. 米本恭三編. 臨床リハ. (Ver.2. 別冊) 東京：医歯薬出版；2002. 17-29.
6) リハビリテーションにおける評価. 米本恭三編. 臨床リハ (Ver.2. 別冊) 東京：医歯薬出版；2002.
7) Exercise testing and training of apparently healthy individuals. A hand book for physicians. The committee on exercise. AHA. 1972. 1972.
8) 保岡正治, ほか. 腰下肢痛患者の障害評価法としてのトレドミル運動負荷試験の応用. 麻酔 1991；40：367-71.
9) 中村隆一. 第6章リハビリテーションの過程. 入門リハビリテーション概論. (第4版) 東京：医歯薬出版；2002. 121.
10) 佐直信彦, ほか. 在宅脳卒中患者の生活活動と歩行機能の関連. リハ医学 1991；28：541-7.
11) 黒柳律雄, ほか. 骨粗鬆症発症予防と骨折予防Ⅸ転倒骨折の予防. 日本臨床 2002；60：597-604.
12) 保岡正治. 有痛性運動器疾患に対する神経ブロック. 臨床リハ 2003；12：1,068-74.
13) 杉岡洋一, ほか. 健脚度の評価. 変形性膝関節症の運動・生活ガイド（第2版）東京：日本医事新報社；2004. 64.
14) 日本整形外科学会会告. 腰痛疾患治療成績判定基準. 日整会誌 1986；60：391-4.
15) Butler D. 第26回日本ペインクリニック学会総会. 教育講演. 1992. 旭川市.

（保岡　正治）

第5章 神経ブロックの役割と課題

　神経ブロック療法のほとんどは，有痛性運動器疾患に向けられているといっても過言ではない．そのために適応，手技の標準化，難度の高い手技の開発，安全性を目的とした議論が活発に行われてきた．成果として，今日，画像を用いた手技の確立をはじめ，経皮的髄核摘出術，エピドラスコピー，硬膜外脊髄電気刺激療法，高周波熱凝固法などの外科的手技が，基幹病院において普遍的に実施されるようになっている．

　先端技術の話題はさておき，本項では平素多用される神経ブロック療法について，教科書的な神経ブロックの意義と有痛性運動器疾患への適応の再確認を行い，ついで，理学療法との併用治療を行う場合の問題・治療効果を上げるための具体的な工夫・注意点などを検討した．

1 神経ブロックの作用と意義

　一般的に，有痛性運動器疾患に対する対症療法は，普遍的な二大療法として，非ステロイド性抗炎症薬（nonsteroidal anti-inflammatory drugs：NSAIDs）を代表とする薬物療法と理学療法（物理療法と運動療法）があり，そして神経ブロックが第3の療法として加わる．

　ペインクリニック医は，神経ブロックの位置づけについて，薬物療法と手術の間を埋める，あるいは周術期に対応する手技と認識している．しかし他科医は，多種ある痛み治療法のひとつとして捉えている印象がある．神経ブロックの効能と限界については，日々実際にブロックを行っているペインクリニック医が一番精通しているわけであり，他科との連携を通じていっそうの啓発が必要である．

　この点に関して問題となるのは，各専門領域における知識や常識の調整であるが，調整が必要となる理由として二点指摘する．

　まず，痛みに対する各診療科の考え方の調整である．ペインクリニックでは，心身活動低下の基になる痛みを軽減させる治療法を検討するが，他方，痛みの生体防御機能を重視する立場からは，神経ブロックを含め強力な除痛下の運動器に対する運動負荷は非生理的であり，シャルコー関節のように臓器障害を進行させる危険があるとする意見がある[1]．この議論も長期予後からの判定とエビデンスが問われる内容である．

二点目は，神経ブロック手技の習得法にある．ペインクリニックに関する医書は，初心者あるいは他科医に対して神経ブロックの意義と価値を説明するにあたり，必ず巻頭に危険性と合併症対策の重要性を記して話を進めている．重大な合併症を経験し，救急対応の必要性を認知しているペインクリニック医にとっては当然の記載であるが，本来，外科系の書物で紹介される手技は，適切な指導者と施設で研修を受けた者にしか理解できない性質がある．神経ブロック手技も同様である．詳細な手技の解説を試みるほど，読者対象として蘇生術をマスターした医師かペインクリニック専従者に絞らざるをえなくなる．神経ブロックの有効性と普遍化を説く一方で，容易に手技を試みることに対して警告する状況には，啓蒙と制約のジレンマを覚えざるをえない．

　神経ブロックと適応疾患の関係について，当初は神経ブロックの適応となる疾患や病態が検索されてきた．現在では逆の視点から，どの疾患に対してどの神経ブロックが適応となるかをEBMに基づいて検証する議論が盛んである．ペインクリニック自体で神経ブロックに対する考え方が変遷している．

　神経ブロックの作用と意義について，改めてペインクリニック診療科で常識となっている事柄を整理した（**表1**）．

表1　神経ブロックの特性

1. 神経ブロックの作用と意義については，疼痛伝導路の一過性の痛覚遮断を目的とするだけでなく，交感および運動神経遮断作用による血流改善や筋攣縮防止により，局所の阻血状態を解消し，発痛物質を除去し，よって痛みの悪循環を断ち，総合結果として治癒そのものへ導くと説明されている[2]．
2. 神経ブロック療法は，薬物療法と手術療法との中間に位置づけられている．
3. 局所麻酔薬を用いて神経と支配組織の回復を期待する場合と，神経破壊薬を用いて永久的に神経破壊を目的とする場合とのまったく逆の使用方法がある．
4. 知覚神経や運動神経を遮断する体性神経ブロックと交感神経ブロックがある．
5. 神経や神経節に直接薬剤を注入する場合と，目的とする神経組織や神経叢を内包する空間に注入（コンパートメントブロック）[3]する場合，近辺への注入による浸潤効果を期待する場合がある．
6. 診断的ブロック（責任部位や原因診断のためのテストブロックと，造影剤を用いた画像による神経の走行検索や椎間板造影などの2つの意味がある）と治療的ブロックがある．
7. 診断的ブロック（テストブロック）自体で，治療効果が得られる場合も多い．
8. 全身への影響を最小限とし，限局部位の治療が可能である．
9. 持続注入法により，可逆的に神経ブロック効果の延長を図れる．
10. 局所麻酔薬の濃度を変えることにより，分離神経ブロックが可能である．
11. 疼痛性疾患以外にも多く用いられる．
12. 痛みの慢性化予防として，先行鎮痛の考えがある．（予防的ブロック）
13. 急性痛には効果を発揮するが，慢性痛は難治性で，神経ブロック療法での効果に限界があり，心理・薬物・運動療法等の併用や包括的治療を必要とする．

表1に記した神経ブロックの特性から，疼痛治療に対する作用と意義そして適応が説明されているが，いくつか質問が浮かぶ．例えば，治療機序について，①で説明されている効果の中でどれが一番重要なのか．交感神経ブロックによる血流改善が最大の作用なのか，局所麻酔薬自体に優れた抗炎症作用があるのか，結局は総合効果で判断するのかはっきりしていない．

　神経ブロックの作用に関しては，生理学的，分子生物学的あるいは免疫学的レベルでの研究は多く報告されているが，病理組織学的知見は少ない．臨床の現状では，組織の治癒状態を経時的にフォローすることは非現実的であり，証明は動物実験などの基礎研究に委ねなくてはならない制限がある．しかしながら，硬膜外神経ブロックの神経根周囲の炎症改善効果は鎮痛薬に勝るとか，炎症組織の治癒速度が他の保存療法に比して有意に速いという証明を病理組織所見から実証する必要がある．

　近年，腰下肢痛に対するエピドラスコピーを使った治療報告が増えている[4]．硬膜外腔の癒着に起因すると考えられる病態に対して，癒着剥離操作により鎮痛効果を目的とした新しい治療法であるが，形態学的所見の改善と治療効果の相関を探る糸口になる可能性がある．

　ペインクリニックは，器質的変化より機能的変化を重視してきた学問であり，また，他の療法が成しえない多くの疼痛治療に対して劇的な効果を示すことを経験してきている．急性の腰椎椎間関節症患者が，関節ブロック直後から喜々として歩いて帰る姿は感動的である．一方，NSAIDsや物理療法は，より非侵襲的で，比較的安全に効果を得られる特性がある．同一病態にある疾患に対し，神経ブロック療法が総合判定で優位にあると証明する検討を詰める作業が必要である．

　有痛性運動器疾患にしても，大半の症例は，物理療法や薬剤・シップなどで対応できるであろうし，トリガーポイント注射で十分満足得る事例も多い．軽症例は別としても，機能障害を起こしている中等から重度の病態に対する治療法の選択順位，あるいは併用法について試案的なマニュアルは示されているが，医学的に実証されたガイドラインは検討中である．

　まず神経ブロック療法を優先し，併用法として薬物療法や理学療法を付加するのか，あるいは，まず薬物療法から開始し難治例にのみ神経ブロックを用いるのが妥当なのか．最初から三者併用療法の選択がベストなのか．治療のスタンスを何処に置くべきかは，患者の年齢，理解度，時間・金銭・距離的要素などが大きく影響し，結局は医師個人の経験と裁量で決まっているのが現況であろう．

有痛性運動器疾患に適応となる神経ブロック

　有痛性運動器疾患への適応について，神経ブロック手技を整理する．神経ブロックは，解剖学的部位別に，脳，脊髄，末梢神経ブロックに分けられる．有痛性運動器疾患に対して適応となる脊髄神経ブロックは，硬膜外神経ブロックが代表であり，高位により，頸部，胸部，腰部，仙骨に分けられる．末梢神経ブロックは，後頭，浅・深部頸部神経叢，肩甲上，肋間，腕，坐骨，外側大腿皮，各神経ブロックと大腰筋・筋溝ブロックの使用頻度が高い．さらに，広義に，椎間関節ブロック，トリガーポイント注射を範疇にいれる場合がある．

　また，作用機序から，体性と交感神経ブロックに分けられるが，脊髄神経以下の神経ブロックは，交感，知覚，運動神経を同時にブロックする．交感神経を選択的にブロックするためには，星状神経節，胸・腰部交感神経ブロックを用いる[5]．

　実際の手技選択をいくつか提示する．①疼痛伝導路遮断により当座の痛みを軽減すると同時に，障害部位の血流改善により治癒自体を期待して行う．例えば，急性期で強い坐骨神経痛が持続する椎間板ヘルニア症例に，持続硬膜外神経ブロックを使用する．（注：局所麻酔薬の効果がある時間内には，筋力増強訓練は施行されない．）あるいは，②円滑な訓練を行うために，痛みの軽減と周囲筋の痙縮防止を目的に前処置的に用いる．例えば，肩関節周囲炎に対して，可動域拡大訓練の前に肩甲上神経ブロックを行う．両者は単独でも行われるが，神経ブロックに続いて訓練を行うとより効果的である．①と②は，主に体性神経ブロックを目標としているが，同時に交感神経ブロックの要素も入る．また，③交感神経ブロックを主な目標として，例えば，外傷性頸部症候群や胸郭出口症候群に星状神経節ブロックが行われる．

　その他，慢性難治性の神経因性疼痛に対し，神経ブロックが治療手段のひとつとして用いられる．神経因性疼痛は，末梢神経性のCRPS，断端痛，中枢性の視床痛などがあるが，リハビリテーション科，ペインクリニック科ともに対応に難渋する病態である．現在，高い水準のエビデンスはないが，神経因性疼痛に効果があると考えられるのは，末梢神経ブロックと交感神経が関与する病態への交感神経ブロックとされる[6]．

　結論として，神経ブロックの適応は，患者個々の機能障害とQOL改善を最大目的とし，傷病名，症状，安全性，効能，費用，患者合意等の状況を総括して決定される．成書[3,7]を参考に，疾患別に使用される神経ブロックをまとめた（表2）．

　ところで，神経ブロック手技に関する解説書は多数発行されているが，神経ブロックに用いる局麻薬の量・濃度については，詳しくは説明されていないのが現状である．麻酔科領域では，目的とする手術に必要な除痛を得るための薬量は決まっているが，神経ブロッ

表2　原因疾患と適応となる神経ブロック

筋緊張性頭痛	：後頭神経ブロック，星状神経節ブロック，トリガーポイント注射，頸椎椎間関節ブロック
頸肩腕上肢痛	：浅・深部神経叢ブロック，星状神経節ブロック，トリガーポイント注射，頸部硬膜外神経ブロック，頸部神経根ブロック，腕神経叢ブロック，椎間板内ステロイド注入，頸椎椎間関節ブロック，C2脊髄神経節ブロック，椎間板内ステロイド注入，後枝内側枝ブロック，その他の末梢神経ブロック，静脈内局所麻酔法 （腕神経引き抜き損傷などの神経因性疼痛には，硬膜外脊髄刺激電極法，交感神経切除などの神経遮断法）
肩関節周囲炎	：肩甲上神経ブロック，腋窩神経ブロック，星状神経節ブロック，トリガーポイント注射，頸部硬膜外神経ブロック
胸・背部痛	：星状神経節ブロック，肋間神経ブロック，肩甲背神経ブロック，トリガーポイント注射，胸部硬膜外神経ブロック，胸部神経根ブロック，後枝内側枝ブロック ［複合性局所疼痛症候群（complex regional pain syndrome：CRPS）の交感神経依存タイプSMPなどには，胸部交感神経切除，硬膜外脊髄刺激電極法など］
腰下肢痛	：腰部・仙骨硬膜外神経ブロック，トリガーポイント注射，腰部神経根ブロック，大腰筋・筋溝ブロック，腰椎椎間関節ブロック，硬膜外洗浄，経仙骨神経ブロック，腰部交感神経節ブロック，椎間板注入，L2神経根ブロック，後枝内側枝ブロック，その他の末梢神経ブロック （胸・背部痛と同様に，いわゆるfailed back syndromeなどには，硬膜外脊髄刺激電極法が適応となる）
骨粗鬆症性圧迫骨折	：硬膜外神経ブロック，肋間神経ブロック，トリガーポイント注射，椎間関節ブロック
変形性股関節症	：腰部硬膜外神経ブロック，トリガーポイント注射，外側大腿皮神経ブロック，閉鎖神経ブロック
変形性膝関節症	：トリガーポイント注射，腰部・仙骨硬膜外神経ブロック
外傷・術後	：硬膜外神経ブロック，交感神経ブロック，神経根ブロック，末梢神経ブロック，トリガーポイント注射 （術直後の疼痛の軽減だけでなく，浮腫軽減に効果的である．また，遷延する疼痛のなかには神経因性疼痛に起因するものがある．先行鎮痛が効果的なものがある．）

クについては詳しい記述が少ない．

　例えば，関連図書には肩関節周囲炎に対して肩甲上神経ブロックが提示されるものの，病態に応じた局麻薬の濃度と量を規定した記述が見られない．大抵は，0.5％あるいは1％塩酸ブピバカイン5-8mlを使用するとの記載に終わり，体格・年齢により使用量が異なるとの付記がつく程度である．当然，大量・高濃度では除痛は得られるが，同時に発生する肩外転麻痺を副作用として考えるのか，あるいは運動療法につながる効果としてとらえるのか見解がない．同様に，腰部硬膜外神経ブロックに2％塩酸ブピバカイン3mlを用いるのはどうか，1％塩酸ブピバカイン6mlとでは治療効果にどのように有意差がでるのか，塩酸メピバカインはどうなのか，明確な説明がみられない．手技について非常に繊細な解説がある一方で，薬量・濃度には配慮が少ない．薬物を使用する際の「効能」にあたる重要な箇所であり，施設間の治療成績の比較検討には，共通基準として設定される必要がある指標である．今一度，使用目的と治療効果の定義を明確にしておく必要がある．

　麻酔科では，局所麻酔薬の作用と解剖生理学的要素との相関については豊富な知見がある．性別・年齢別・注入法により，必要な薬剤量と期待する麻酔効果についてはすでに整理されている．硬膜外麻酔を例に挙げると，「硬膜外腔と広がり」[8]などの報告にあるように，科学的なデータが既に解析されているので，同研究のデータを引用すれば，ペインクリニック診療で扱う局所麻酔薬についても，治療目的と適切な投与量・濃度・時間との対比を設定することができるであろう．

3　神経ブロックと理学療法の併用療法

　有痛性運動器疾患に対して，神経ブロックと理学療法の併用療法が必要であることを説明してきたが，エビデンスに基づいた両療法の組み合わせによる治療指針の検証は十分には行われていない．

　それぞれの手技の選択につき診療科の立場で考えが異なるため，本来，疾患と病期別に，適応となる神経ブロックの種類，回数，期間，局所麻酔薬の種類・濃度と必要な運動療法との組み合わせ，施行時間帯（経時的手段）を決定する議論まで至っていないのが現状である．さらに，定点で，疼痛および機能の評価を行い，その改善度から以後の治療方針の修正が必要となる．すなわち，急性痛疾患での治療指針あるいはクリニカルパスを作成する作業が必要となる．それでも近年，ペインクリニック誌において併用療法について報告されるようになってきたのでいくつか紹介する．

　肩関節周囲炎に対するリハビリテーション併用の治療経験では，西山[9]はその治療効果につき，神経ブロックと運動療法の時間設定の視点から検討している．理学療法士

(PT)・作業療法士（OT）とペインクリニック医師との治療時間の調整につき，現場の意見と患者の意見を取りあげた報告である．リハビリテーションから神経ブロックをするとゆっくり休める．先に神経ブロックをするとふらつく，など多くの場面設定での経験が語られている．

多職種が関わると，治療時間帯の調整も重要となってくる．松本ら[10]は，慢性疼痛と運動療法について，併用療法の効果と関係者の連携の重要性を述べている．さらに，田邉ら[11]は，担当者間の共通言語を介した論議が重要であると指摘している．その他，大学病院での連携について，柴田ら[12]は，理学療法と神経ブロックの時間関係について記述している．大学病院等組織が大きくなるほどスムースな連携が課題になると思われる．連携の重要性には異論のないところであるが，同時に，誰が治療方針の最終決定を下すかが新たな問題として生じる．集学的治療の効用を活かす際の最大の課題である．

当院における，神経ブロックと理学療法の基本的な組み合わせの概略を紹介する．外来患者では，住所，交通手段，付き添い，治療時間帯などにより手順を調整することが多い．

ただ当手順は，あくまで患者の利便性を主眼に定めたものであり，治療効果のエビデンスを前提としていない．

①頸肩腕上肢痛

神経根障害に起因する筋力低下合併例と，いわゆる頸肩腕症候群や筋緊張性頭痛の二群に分ける．前者は，まず訓練室で運動療法を行い→処置室で神経ブロックを行う．同時に経皮的電気的鍼刺激（transcutaneous electrical acupuncture point stimulation：TEAS）もしくはレーザー治療を行い経過観察している．後者には，初診時に肩こり体操を指導し，訓練室での運動療法は省くことが多く，処置室で適応となる神経ブロックやトリガーポイント注射を行う．同時にTEASなどの物理療法を加えている．

②腰下肢痛

頸肩腕上肢痛と同様に，神経根障害合併例と非合併例に分ける．坐骨神経痛の著明な例や筋力低下例では，訓練室で指針に沿った運動療法を行い→処置室で主に硬膜外神経ブロックを行う．いわゆる腰痛症は，初診時にPTが腰痛体操を指導し，以後は処置室のみの治療となる．あるいは，訓練室でAKAを行う．

外来患者では，原則，0.5％塩酸メピバカインを，入院患者には1％塩酸メピバカインあるいは長期作用性の0.5％塩酸ブピバカインを使用している．

③胸・背部痛

処置室でのブロックと物理療法を行う．高齢者の骨粗鬆症性椎体圧迫骨折に多いのが特徴であるが，治療法は神経根障害を合併した腰下肢痛対応に準じる．

④肩関節周囲炎

処置室で肩甲上神経ブロック，頸神経叢ブロック，トリガーポイント注射，TEAS

などの物理療法→続いて訓練室でAKA，ROM拡大等の運動療法を行う．

局所麻酔薬は，ROM訓練を併用する場合には，0.5％塩酸ブピバカインを用い，激痛で訓練が不可の時は，1％塩酸ブピバカインを使用している．目的により，薬剤を選択する配慮がいる．

⑤変形性膝関節症

処置室でトリガーポイント注射→訓練室で大腿四頭筋増強訓練，AKA．関節穿刺を行った場合は当日の訓練は中止する．

⑥外傷・術後

疼痛緩和，血流改善，可動域改善を目的に，適応となる神経ブロックと運動療法を設定している．併用方法は，①から⑤に準じる．

注：関節痛に対する神経ブロックと運動療法の手順は，運動後の疼痛緩和を希望する症例では逆の場合もある．また，局所麻酔薬の効果が消失する時期に疼痛の悪化を訴える事例があり，注意と前もっての説明が必要である．

神経ブロック後は，安静と経過観察，患者との会話を目的として，約10分間TEASを中心とした物理療法を行っている．手間ではあるが，神経ブロック後の安全性確認と患者に直接触れることによる信頼関係が生まれる重要な過程になる．

このように，神経ブロックと物理療法・運動療法の組み合わせ，治療期間，治療時間設定，リハビリテーションスタッフとの連携，患者の印象等に関する報告を集積・整理していくことにより，信頼性の高いガイドラインの作成が可能になるであろう．

日本ペインクリニック学会第37回大会のパネルディスカッション「＋α：リハビリテーション」において，神経ブロック療法と運動療法の併用法につき，両治療法の時間的配分の意見を募ったが，質疑応答での討論内容は，まず，それぞれの療法を採用するかどうか，あるいは治療法選択における優先順位の議論に終始した．ペインクリニック医は，神経ブロック手技の適否と適応を考え治療を組み立てるが，他の関連科では，まず，鎮痛薬・物理療法から治療を開始するのが常套であり，効果的な併用治療を討議する意図からは乖離した結果となった．

【 文 献 】

1) 椎野泰明．関節リウマチの運動療法．リハ医学 2004；41：455-9.
2) 鈴木　太．ペインクリニックの指針．（改定第2版）大阪市：永井書店；1984.
3) 塩谷正弘編．図説ペインクリニック．東京：真興交易；2000.
4) 特集「エピドロスコピーの臨床評価—疼痛疾患別治療効果—」．ペインクリニック 2004；25：7-53.
5) 宮崎東洋．B.神経ブロック概論．ペインクリニック—痛みの理解と治療—．東京：克誠堂出版；1997. 7-16.
6) 小川節郎．神経因性疼痛—神経ブロックの適応となる根拠はあるか—．ペインクリニック

2003；24：616-21.
7) 小川節郎編．整形外科疾患に対するペインクリニック．東京：真興交易；2003.
8) 斉藤洋司．「硬膜外腔と広がり」によせて．臨床麻酔 2005；25：25.
9) 西山美鈴．肩関節周囲炎に対するマニュプレーションと頸部神経根ブロックの併用の効果．ペインクリニック 1997；18：820-4.
10) 松本真希，ほか．神経ブロックを中心としたMPCの可能性．ペインクリニック 2001；22：629-34.
11) 田邉　豊，ほか．反射性交感神経性ジストロフィ（RSD）に対する運動療法の経験．ペインクリニック 1996；17：182-7.
12) 柴田政彦，ほか．大学病院におけるMultidisciplinary Pain Clinicの実践．ペインクリニック 2001；22：617-21.

〈保岡　正治〉

第6章 有痛性運動器疾患のペインクリニック診療のエビデンス

今日，エビデンスは医学界の大きなテーマである．日本ペインクリニック学会でも，第35回大会（2001年）において，星状神経節ブロック（SGB），硬膜外神経ブロックのエビデンスの討議が行われたところである．

ペインクリニック領域では，EBMが話題となってまだ目新しいが，あらゆる診療科の治療でEBMの議論は避けて通れない．システムにしてもメドラインレベルからCochrane data baseなど多くの情報ソースが利用できるようになっている．例えば，内科，循環器科では，高血圧症による臓器傷害予防のために，HOPE，PROGRESS，ALLHAT，SCOPEスタディなどによる対象規模が数千から何万人におよぶ大規模介入試験が行われており，また，米国高血圧症合同委員会（JNC）が，予防，発見，評価，治療に関するエビデンスに基づいた治療ガイドラインとして，2003年5月には第7次勧告（JNC7）[1]を行っている．本邦では，より厳密な血圧管理を明示した高血圧学会治療ガイドライン改訂版（JSH2004）が発表されている．

ペインクリニックの診療環境をみると，痛みの表現は主観的であり，あるいは急性の痛みは救急対応の要素があるために，現実的に臨床での比較試験が困難ではある．しかしながら，なんらかの手法でほかの治療法との比較検討は必要である．実際，「クリニカル・エビデンス日本語版 2002-2003」[2]には，神経ブロック効果のエビデンスに関する系統的調査そのものが見あたらず，早急に当分野の検証が必要である．注意点として，即時効果と長期予後の効果は同一レベルで比較できないので，効果判定の基準をきちんと決めておかないと議論そのものが成立しない．

エビデンスについては多数の著書があるが，本邦での第一人者である京都大学大学院総合診療部福井[3]によれば，エビデンスを論じるには，手順としての4つのステップとエビデンスの水準が同時に問題になるとしている．鎌江[4]の解説による適用結果の評価を加えた5つのステップを以下に示した．

　①患者の問題の定型化（問題の明確化）
　②エビデンスの探索（二次情報収集）
　③エビデンスの質の評価（情報の批判的吟味）
　④症例への適応（最適な情報の適用）
　⑤適用結果の評価（適切な選択であったかの評価）

普段実施している神経ブロックを行う際に，リスクと効果に関わる「説明と同意」を得るだけでなく，エビデンスに基づいた治療である「説明と証明」が必要な時代となったと

感じる．

　ところで，EBMの由来につき諸所意見があり調査したところ，福井次矢先生より明快なご説明を頂いた[5]．すなわち，「EBMという言葉は，一般的にDr. Guyattが初めて用いたといわれている（Evidence-based medicine. ACP J Club March/April; A-16 1991）が，より詳細には，彼の師であるカナダのマクマスター大学Dr. Sackettがすでに1977年に基本概念を発表している．Dr. GuyattはDr.の門下にあって，魅力的なEBMという言葉を始めて使用し，さらにその概念を医学会に広めた功績があり，今日，アクティブリーダーとして活躍している」と，語源にまつわるエビデンスを述べられている．

　ペインクリニック診療におけるエビデンスに関する議論として，昨今，ペインクリニック関連誌にさまざまな報告がみられるようになった．著者が調べた範囲でいくつか紹介する．

　神経ブロックの効果について，最初に本格的にエビデンス自体の話題を取り上げたのは仁井内ら[6]である．ペインクリニック誌に，「神経ブロックのEBMについて」と題する講座を載せ問題提起している．さらに森脇[7]が，続編として実際の手順と問題点を解説している．

　神経ブロック施行例・非施行例の治療効果の比較について，ランダム化比較試験（randomized controlled trial：RCT）レベルあるいはシステマティック・レビュー（systemic review：SR）に至る研究の必要性の検討，あるいは，その現実性と意義についての議論は，ペインクリニック診療自体の意義を求めて今後ますます盛んになると思われる．

　有痛性疾患ではないが，顔面神経麻痺に対する大量ステロイド療法とSGB効果の検証は，エビデンスをテーマとして対象患者数・論文ともに多く，現在，ペインクリックで治療のエビデンスにかかる高レベルの実利的な議論を展開している．診療科，施設ごとの方針，ステロイド薬などの併用薬剤の整理が必要であるが，実証の方法論についての経験が少ないペインクリニック科にとって，非常に興味ある議論が展開されており経過が注目される[8]．

　有痛性運動器疾患に対する神経ブロック療法のエビデンスについて考察する．日本ペインクリニック学会第35回大会シンポジウムにおいて，豊川[9]は，腰痛治療の促進と題して硬膜外神経ブロックの腰下肢痛への有効性について述べている．1999年度には，総数で11,827件の硬膜外ブロックを施行し効果をみているとしているが，腰痛治療に対する硬膜外ブロックが臨床的に高いエビデンスを認めた論文は少ないために，今後，RCT研究の必要性を説いている．

　また，菊池[10]は，急性腰痛についてのRCTでは，マニプレーションと薬物療法が効果あり，手術療法と保存療法では4年では有意差がないとの文献検索結果も紹介している．短期的には，神経ブロックの疼痛緩和効果を実感しているペインクリニック医にとって非

常にインパクトのある内容であった．薬物の直接効果を判定するのか，あるいは治癒をもって効果とするのか，改めて治療のゴールの設定を明確にする必要性が示されたわけである．

ある治療法が即効性を持ち，効くか効かないのかの二者選択論に馴染んできた麻酔科医・ペインクリニック医にとって，臨床医の立場で，疾病のロングスパンの経過やアウトカムを念頭に入れた治療計画をたてることの重要性が提示されている．

村川ら[11]は，ペインクリニック誌に「神経因性疼痛―神経ブロックに対する期待度―」と題して，効果判定，治療目標，多面的アプローチの必要性，診断的ブロックと治療的ブロックの分化につき言及している．

運動器疾患に関して，かなりの症例数を集めた症例報告も出てきた．橋爪ら[12]は，変形性膝関節症に対するペインクリニックの有効性と限界につき，ヒアルロン酸製剤，膝パンピング，知覚神経枝高周波熱凝固法の治療を比較検討し，JOAスコアー（日本整形外科学会治療成績判定基準）を治癒判定法に用いて報告している．山上[13]は，神経根ブロックを併用した経皮的腰部椎間板摘出術455症例の検討を報告している．効果判定には，JOAスコアーを使用している．

侵襲が少ないと期待され急速に普及してきた経皮的髄核摘出術（percutaneous nucleotomy：PN）は，術直後の効果が注目されると伴に，同時に適応を厳選する重要性が指摘されるようになった．しかしながら長期予後からみた効果に慎重な意見も多く，評価は数年後のデータ集積結果待ちである．本邦でPNの先駆者である持田[14]は，「椎間板ヘルニアの診断のおとしあな」と題する講演で，PN，レーザー治療法の問題点につき，椎間板の変性の速度が大で自然変性に逆らうリスクありとの意見を述べている．

井上ら[15]は，165症例の腰下肢痛について，平均9日間の持続硬膜外神経ブロックの成績と予後につき検討している．痛みと歩行障害に70-80％有効であった．また，高田ら[16]の，下肢痛を主訴とした腰部脊椎疾患患者44症例に対して硬膜外神経ブロックとステロイド治療後の成績につき，1ヵ月以上継続した鎮痛効果をみたとする報告がある．西山[17]は，難治性の腰下肢痛39症例に対する集中的根ブロックの効果を観察し，QOL，JOAスコアーでの判定で手術適応の半数に症状の改善をみている．同じく神経因性疼痛（neuropathic pain）患者38症例に対して集中的神経根ブロックを行い[18]，pain relief score（PRS）・QOLともに改善を見ている．

さらに比較対照研究として，宝亀ら[19]は，腰椎椎間板ヘルニア12症例と非ヘルニア15症例に対する硬膜外洗浄効果・神経ブロックの比較結果を報告している．ヘルニア群で，JOAスコアー，PRSともに有意の改善をみており，ヘルニアにおける根症状は，炎症性の関与が高いと指摘している．

日本ペインクリニック学会は，2003年10月に「ペインクリニック治療指針」を作成し学会誌に発表した．以降の検討委員会における改定作業にあたっては，神経ブロック治療

のRCTについて検索している．まず，腰部脊柱管狭窄症を対象として，現時点では，硬膜外神経ブロック・仙骨神経ブロック，神経根ブロック，トリガーポイント注射に1-2のRCTを見つけたが，他のブロック法のRCTは認めていないと報告している．学会としてもRCTにより有効性を判断する方向性が示されたといえる[20]．

整形外科領域でも，保存的療法として神経根ブロックが多用されているが，田口[21]は，腰部脊柱管狭窄症に対する神経根ブロックの治療効果について，JOAスコアーが18点以上（29点満点）で，効果が24時間以上続くものは保存的に対処できると報告している．

日本ペインクリニック学会第38回大会（2004年）では，機能障害を重視したJOAスコアー以外に，QOL・日常生活動作（activities of daily living：ADL）評価を目的として，Roland-Morris Disability score（RMDscore），SF-36を試用した報告[22]が出されている．

以上，いくつか紹介したが，評価法として，VASよりも，整形外科・リハビリテーション分野で使用されているJOAスコアーが多用される傾向がある．特に，2003年後半からのペインクリニック関連誌に掲載された有痛性運動器疾患に対する治療報告をみると，治療効果判定にはほとんどJOAスコアーが用いられるようになっている．本著には全てを紹介できなかったが，2004年以降のペインクリニック誌には，いっそうエビデンスと機能評価判定法に留意した報告が増加している．

なお，JOAスコアーは広く使用されているが，自覚症状と他覚症状，ADL，膀胱機能の総合点（29点満点）であり，それぞれ内容の異なる測定値の合計で表されている．特に膀胱機能ではマイナス要素が加味される．総合数値が必ずしも運動能と相関しているわけではない．使用に際しては適応を考慮し，妥当性，信頼性の検討がどのように行われたか確認しておく必要がある．さらに，先述したように，JOAスコアーは，術後，あるいは高度機能障害例に適用される評価であり，外来を訪れる大半の軽度機能障害患者を対象とする場合には，より妥当な評価法を使用するのが現実的である．

このような症例報告の積み重ねが，神経ブロック療法のエビデンス実証への門戸を開くことになるであろう．現実には，自然治癒率の高さ，医療費，医療機関までの移動の手間，治療に要する時間，患者自身の判断による治療の中断，穿刺に対する不安等，純医学事由以外の要素が大きく影響しているために容易ではない．

また，疾患や病期毎にそれぞれの神経ブロックの有効性や適応を検証していく仕事は，EBMから非常に重要な過程であるが，ペインクリニック領域でエビデンスを論じるには，以下の二つの命題が存在している．

　①まず，ペインクリニック関係者・関連施設が共通のテーマと研究デザインを設置し（例えば，対象，ブロック回数，単か持続か，薬量，種類，ステロイド使用の有無，他の併用治療の吟味），さらに，神経ブロック施行例・非施行例の治療効果の比較について，RCTレベルあるいはシステマティック・レビューに至る研究の必要性の検討を行うなど，堅実にデータを集めていく必要がある．

さらに，EBMでは情報収集に関心が集まりやすいが，本来スタートラインである患者が抱える問題の詳細な観察と診療上の疑問，そしてアウトカムとなる運用が適切に行われているかのモニタリングが重要である．

②同時に，そもそも痛み治療は，narrative based medicineとしての要素があり，臨床での比較は馴染まないとする意見も強い．EBMが患者利益のための概念であるならば，EBMとNBMとの整合性をどこに求めるか判断する必要がある．換言すると，治療を決定するにあたっては，現代医学でITを応用する医療の情報科学と，EBMから得られる知識とをうまく連携させ，意思決定につなげるシステムの開発を示唆する．

久保田[23]は，新しい診療概念として，テーラーメイド医療につき解説している．いろいろな意見があるが，原則テーラーメイド医療の対側は標準的医療であり，これはEBM基づくガイドラインとして作成が進められているところである．すなわち，テーラーメイド医療は個別化医療と表現されることになるが，概念的には上記の内容と同一の課題をテーマとしていると考えられる．医師の診療における裁量に関する議論は，常に表現を変えながらも不変である．

【 文　献 】

1) The Seventh Report of the Joint National Commitee on Prevention, Detection, Evaluation, and Treatment of High Blood Pressure. (The JNC 7 Report). JAMA 2003; 289: 2560-72.
2) 日本クリニカル・エビデンス編集委員会監修．クリニカル・エビデンス日本語版 2002-2003．東京：日経BP社；2002．2002-3．
3) 福井次矢．Evidence-based Medicine．―その基本的概念と実際―．ペインクリニック 1998；19：429-36．
4) 鎌江伊三夫．臨床疫学・生物統計学とIT．日医雑誌 2003；130：451-7．
5) 福井次矢．先生の私信．
6) 仁井内浩，ほか．神経ブロックのEBMについて．ペインクリニック 2002；23：519-24．
7) 森脇克行．EBMとペインクリニック．ペインクリニック 2004；25：803-11．
8) 森　研也．発症3週目の新鮮ベル麻痺の治療成績．日本ペインクリニック学会誌 2001；第35回大会号：1-27．
9) 豊川秀樹．腰痛治療の促進．日本ペインクリニック学会誌 2001；第35回大会号：189．
10) 菊池臣一．腰痛．東京：医学書院；2003．
11) 村川和重，ほか．神経因性疼痛―神経ブロックに対する期待度―．ペインクリニック 2003；24：622-30．
12) 橋爪桂司，ほか．変形性膝関節症に対するペインクリニックの有効性と限界．ペインクリニック 2003；24：673-80．
13) 山上裕章，ほか．神経根ブロックと併用した経皮的腰部椎間板摘出術455例の検討．日本ペインクリニック学会誌 2002；9：62-8．
14) 持田譲二．椎間板ヘルニアの診断のおとしあな．三共薬品講演会．2002．9．13．徳島市．

15) 井上 彰, ほか. 当院における腰痛症に対する持続硬膜外神経ブロックの成績と予後. 日本ペインクリニック学会誌 2002；第36回大会号：233.
16) 高田正史, ほか. 腰部脊椎疾患における硬膜外神経ブロック治療後の成績. 日本ペインクリニック学会誌 2002；第36回大会号：233.
17) 西山美鈴. 腰下肢痛に対する集中的神経根ブロックの効果. ペインクリニック 2003；24：825-8.
18) 西山美鈴. Neuropthic pain に対する集中的根ブロックの効果. ペインクリニック 2003；24：1507-10.
19) 宝亀彩子, ほか. 腰椎椎間板ヘルニア症例と非ヘルニア症例に対する硬膜外洗浄・神経根ブロックの有用性の比較. ペインクリニック 2003；24：381-5.
20) 日本ペインクリニック学会. 平成16年度年報会員名簿. 2004. 48-56.
21) 田口敏彦. 腰部脊柱管狭窄症への神経根ブロックの適応. 日本医事新報 2004；4,156：89.
22) 加藤敦子, ほか. ペインクリニックにおける腰下肢痛に対する評価方法の検討. 日本ペインクリニック学会誌 2004；第38回大会号：339.
23) 久保田哲朗. テーラーメイド医療. 日医雑誌 2003；130：1454-5.

（保岡　正治）

第7章 有痛性運動器疾患の診療指針

　ペインクリニックで扱う代表的な疾患のうち，特にリハビリテーション診療とかかわりが深い有痛性運動器疾患の急性期痛を対象とした治療指針を検討する．

　まず，今日ペインクリニックで普遍的に行われている治療法を提示し，ついで，日本ペインクリニック学会から報告されている治療指針を紹介する．最後に，従来のペインクリニック的診療方法である神経ブロック，薬物療法，理学療法を含めたペインクリニック診療チャートにリハビリテーション要素を加え，機能評価や予測される治療期間を表示したクリニカルパスの作成の可能性について検討した．

1 ペインクリニックの診療指針

　本邦のペインクリニックで行われている基本的な診療方法は，NTT東日本関東病院ペインクリニック科による「ペインクリニック診断・治療ガイド」[1]に総括されている．有痛性運動器疾患に対する診療の進め方については，事例として大瀬戸の執筆による腰下肢痛総論を基に，基本的な腰痛の診断と治療の進め方を紹介する（図1）．

　診断は，痛みの問診と理学・神経学的検査，単純X線・一般検査が基本となる．治療は，安静，神経ブロック，薬物療法を基本に，その他，装具と理学療法からなる．神経ブロックを主な治療法と位置づけるとともに，鑑別診断にも重要な手段として用いている点が特徴である．

　さらに，外来の治療内容と入院適応についても言及している．その他，腰下肢痛全体の疾患別神経ブロック法と治療期間が報告されている（図2）．

　ペインクリニック領域で，硬膜外神経ブロックによる治療経過を経時的に表したのは，兵頭[2]の報告が最初と思われるが，ペインスコアーを指標に治療経過を報告している．なお治療には，硬膜外神経ブロックとステロイドを併用している（図3）．

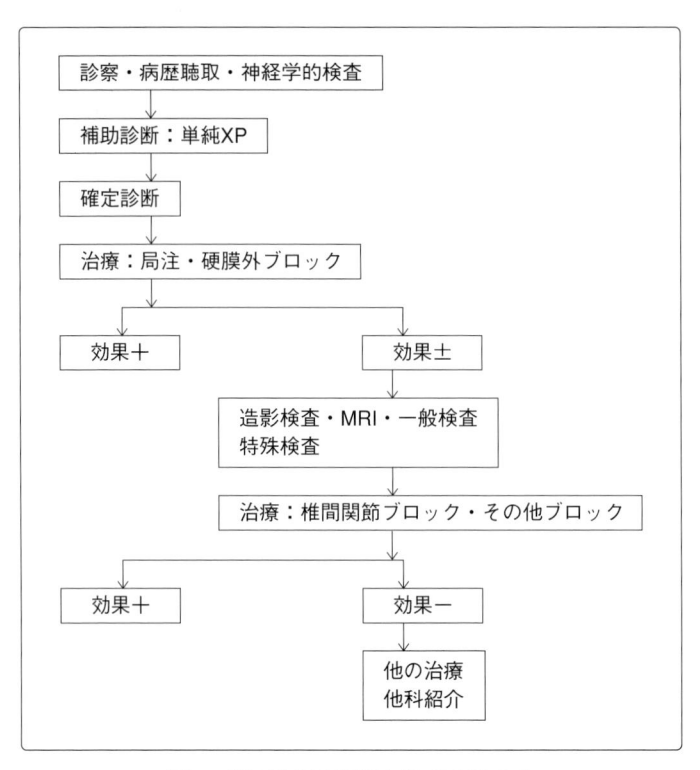

```
診察・病歴聴取・神経学的検査
        ↓
補助診断：単純XP
        ↓
確定診断
        ↓
治療：局注・硬膜外ブロック
    ↓         ↓
 効果＋     効果±
              ↓
         造影検査・MRI・一般検査
         特殊検査
              ↓
         治療：椎間関節ブロック・その他ブロック
          ↓         ↓
       効果＋      効果－
                    ↓
                他の治療
                他科紹介
```

図1　腰下肢痛の診断と治療の進め方

(湯田康正, ほか編. ペインクリニック診断・治療ガイド. 東京：日本医事新報社；1994. より引用, 一部改変[1])

診断名	件数	持続硬膜外(日)	硬膜外(回)	椎間関節(回)	神経根(回)	その他(回)	治療(－)(%)	平均治療期間(日)
椎間関節症	130	15	6	1.3	1.5	9	6.9	46
変形性背椎症	110	21	8	1.7	2.5	9	4.5	51
椎間板ヘルニア	69	12	5	1.0	1.6	4	5.7	39
背柱管狭窄症	41	21	9	1.0	2.0	4	14.6	47
骨粗鬆症	41	29	7	1.2	3.0	3	17.0	37
分離・すべり症	14	13	6	1.0		3	7.1	73
変性すべり症	13	6	5	1.0		4		25
筋・筋膜性腰椎	14	9	6	1.0		2	7.1	36
総数（平均）	432	(18)	(6)	(1.3)	(1.9)	(7)	(9.1)	44

図2　腰下肢痛の疾患別神経ブロック法と治療期間

(湯田康正, ほか編. ペインクリニック診断・治療ガイド. 東京：日本医事新報社；1994. より引用[1])

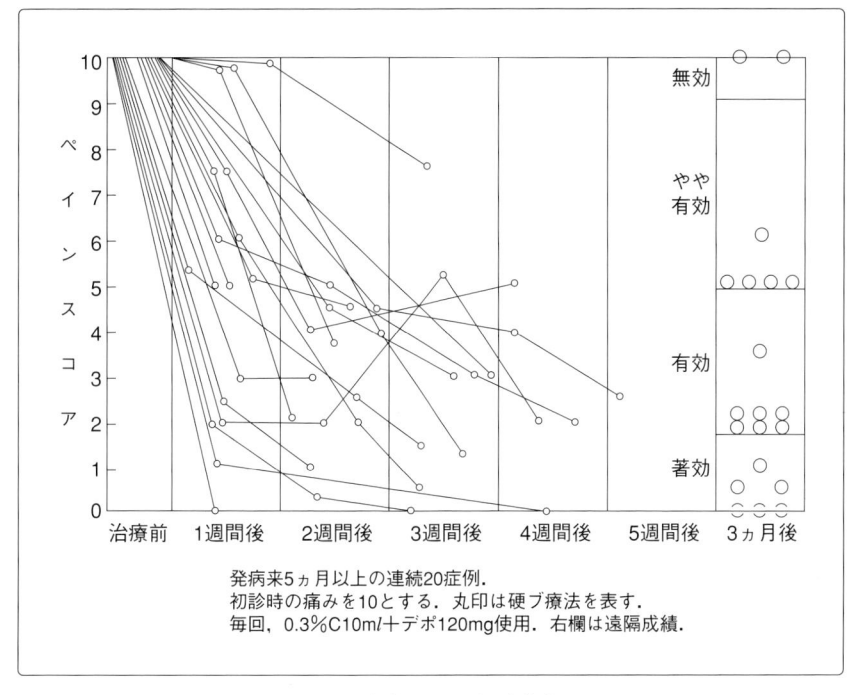

図3　治療による経時変化

(兵頭正義．腰痛に対する硬膜外ブロック療法および針灸療法．ペインクリニック 1986；7：291-301．より引用[2])

2 日本ペインクリニック学会治療指針作成委員会の治療指針

　診療ガイドラインについては，日本ペインクリニック学会がワーキンググループを構成し，ペインクリニックが診療対象としている疾患の治療指針が検討してきた．本来，診療報酬での適応について統一見解を示すことを目的としたものである．2000年から2003年に原案が掲示され，2003年10月に「ペインクリニック治療指針」として発刊された[3]．

　日本ペインクリニック学会第38回大会（2004年東京）では，委員会から指針作成までの経緯と趣旨説明がなされ，会場出席者との間で質疑応答が行われた．質問では，同一疾患の治療法につき，他科と異なるガイドラインが提唱された場合の調整，ガイドラインが法的な論拠となる"しばり"への懸念，共通する治療判定基準の設定の必要性などの意見が出された．一方，委員会側から，「腰部脊柱管狭窄症」について神経ブロックの適応をRCTで検証した新しい指針が提示され，EBMに基づく指針作成の方向性が示されたところである．

　多くの課題はあるが，「ペインクリニック治療指針」は，神経ブロック治療のエビデンス

を探る基盤となる貴重な資料であり，関与する会員の意見を集約し普遍的で学問的なガイドライン作成のために委員会が継続検討中である．narrative based medicine（NBM）とEBM要素の調整，現在の記載方式に至った経緯について，詳しくは日本ペインクリニック学会平成16年度年報に記載されている[4]．

指針の内容は，各疾患について，a．病態と神経ブロックの適応，b．神経ブロックの治療指針，c．注射療法，d．手術療法の説明で構成されている．詳細は学会誌を参照されたい．有痛性運動器疾患の治療指針は，主に，H．疾患，I．頸・肩・腕部の疾患・疼痛，J．下肢の疾患・疼痛で解説されている．事例として，H-7．腰椎椎間板ヘルニアに対する記載の概略を紹介する（**表1**）．

表1 ペインクリニック治療指針（抜粋）

H-7．腰椎椎間板ヘルニア（概略）

a．病態と神経ブロックの適応（略）

b．神経ブロック治療指針

　①腰部硬膜外ブロック：急性期は1回注入法で3-4回/週の頻度から次第に漸減し，症状が十分にコントロールされるまで行う．14日に1回程度，局麻薬にステロイドを添加すると鎮痛効果が良好となる．疼痛が強い場合には入院が望ましく．1-2ヵ月程度の目安で連続注入法を行う．（以下，略）

　②神経根ブロック：責任神経根の診断にも重要であり，局麻薬にステロイドを添加して行う．なお，神経根損傷の可能性があるので，10日から14日に1回の頻度で，3回までとする．

　③トリガーポイント注射：腰部傍脊柱筋に反射性の筋緊張部位や圧痛点がある場合に，2-3回/週の頻度で行う．

　④大腰筋筋溝ブロック：片側性の腰痛，鼠径部痛，大腿および膝部痛を呈する場合に，1回/週の頻度で3-4回ほど行う．

c．注射療法

　①椎間板内ステロイド注入（略）

d．手術療法

　①経皮的髄核摘出術（略）

（ペインクリニック治療指針作成委員会．ペインクリニック治療指針（平成15年10月25日発行）．日本ペインクリニック学会誌 2003；別冊．より引用[3]）

3 ペインクリニック診療にリハビリテーション治療を加えた診療指針

　ペインクリニック診療における有痛性運動器疾患に対する診療指針は，1，2で述べたように，神経ブロック療法を主としたアプローチがとられている．一方，リハビリテーション診療では，「基礎編第2章2．リハビリテーションの痛みへの対応」で示したような保存療法治療のプログラムが提示されている．

　著者は，有痛性運動器疾患の運動器としての特性を考慮し，ペインクリニック診療における痛みの診療法とともに，痛みにより引き起こされる運動機能障害へのリハビリテーション的対応を加えた診療指針を模索してきた．以下に，現在当院で行っている問診手順を記した．

　①診察前に，「痛みの質問表」に記載してもらう．
　②問診時には，最初に「生活で何が困りますか」と尋ねる．
　③次いで，「来院手段と介護者の有無」を尋ねる．
　④最後に，「痛みの質問表」を参照しながら，型どおりの「痛みに関する質問」を行う．

　痛みの問診方法や問診表は，従来用いられているものと大差ない．②③が，ADL障害を念頭に入れた質問である．こうした手順に至った経緯としては，患者からよく受ける質問や疑問点に対して曖昧な返事や指導でなく，具体的，医学的根拠に基づいた返答をする必要性を認識したこと，痛みが患者と家族両者の日常生活にとって大きな障壁になっていることを実感するようになってきたことがある．改めて，患者からよく受ける質問を**表2**

表2　患者からよく受ける質問

①どの程度悪いのですか
②治るまでにどのくらい日数がかかりますか
③何回神経ブロックが必要ですか
④毎回神経ブロックをするのですか
⑤次回は何時来ればよろしいか
⑥痛みが止まれば治ったのですか
⑦痛いときは歩いていけませんか
⑧マッサージや矯正治療を受けてもよろしいか
⑨運動してもよろしいか，休んだほうがよろしいか
⑩どのような運動をすればよろしいか

（保岡正治．腰下肢痛のリハビリテーション療法．ペインクリニック 2005；26：172-81．より引用[5]）

に整理した[5]．

　質問を整理すると，①疾患の重症度の説明，②治療期間，③治療費用概算，④治療の標準化，⑤適応となる神経ブロックの種類と回数の設定，⑥安全性，非侵襲性の確認，⑦リハビリテーション医療の知識と適切な理学療法の処方，⑧帰結予測の重要性，⑨再発予防指導，⑩患者教育などに要約される．

　すなわち，この分析の背景には，包括払い制度（Diagnosis Procedure Combination：DPC）における神経ブロックの位置づけ，エビデンスに基づく診療指針・クリニカルパスの作成の必要性，データベース蓄積による予後予測の必要性，診療内容の説明と同意，安全確保，患者QOL向上など，ペインクリニック診療だけでなく全ての診療科に共通した課題が存在する．

　質問の内容を分析すると，①-⑤は治療の標準化の問題である．クリニカルパスは，"いつまでに"という時間要素が入るため，主に急性痛が対象となる．一方，慢性痛や心因要素が強い場合には治癒期限を定められないことやnarrative要素が強いために，標準的治療ガイドライン作成自体が困難であり，治療のゴールを何処に設定するかの議論が主になる．

　⑥は，患者環境を総合的に判断して，最適な治療方法を選択する医師の裁量の問題である．⑦は，集学的治療の必要性を物語る．⑧の帰結予測は，全体の治療計画を作成するうえで非常に重要である．何時治癒するのか，予後はどうか，患者がもっとも知りたい内容であり，正確な追跡調査は診療のパス化を計るための必須事項である．最後に⑨⑩は，結局，発病予防と適切な指導がもっとも大切であることの結論に行きつく．

　上記の課題を念頭に入れて，一連の有痛性運動器疾患に対する診療計画を立てる意味は大きい．患者は，他の手段で軽減しない痛みを訴えてペインクリニックを受診するわけである．冒頭で述べたように，著者は，何処が痛むのですかと尋ねる前に，まず生活上の障害について尋ねるようにしているが，患者の能力障害を視野に入れた質問から実に豊富な情報を引き出せて治療のゴールがより明確になる．

　リハビリテーション診療の手順は，解決の糸口を示唆してくれる．基本手順はすでに「基礎編第3章4．障害と評価表1．」で紹介した．手順の中で，特に，腰下肢痛に対する共通した評価法の確立と，予後予測を行うための治療データを集積するシステム構築が，今後のペインクリニック領域で整備すべき課題と考える．

　すなわち，ペインクリニック診療にリハビリテーション療法を取り入れることとは，①理学療法をどのように行うかという治療手技に関する検討とともに，②定期的に，機能・日常生活動作（activities of daily living：ADL）障害の程度を客観的に評価して全体的な治療経過を把握し，さらに治療による予後を予測した診療計画を作成することにある．

　著者は，図4に示したリハビリテーション療法を加えた治療指針（診断・評価・治療・再評価・帰結の流れ）を作成して診療を行っている．治療指針は，運動療法を重視し，評

価は徒手筋力テスト（manual muscle test：MMT），関節可動域テスト（range of motion test：ROM-T），日常生活動作テスト（activities of daily living test：ADL-T）を基本とし，疾患に応じて項目を追加している．神経症状を伴わない，いわゆる筋・筋膜性腰痛の場合には，評価は省略して代わりに腰痛体操を指導している．

　運動の目的，方法，開始時期，運動量，の判断は，疾病の種類，病期，疼痛の程度などの諸条件を検討して，理学療法士（PT）を中心とする医療チームで議論し決定している．ついで，PTが詳細な運動プログラムを作成し訓練を実施している．さらに，適応となる神経ブロック法の選択とスタッフ訓練時間との調整を行なっている．細かなことであるが，入院患者の入浴や清拭管理は，ヘルパーが週間スケジュールで行っており，患者の便宜のために，治療説明，神経ブロック，リハビリテーション，食事，排泄などの1日の診療の流れをきちんと決めておかなくてはならない．痛みで移乗移動動作が困難な患者や持続硬膜外カテーテル留置患者への対応は，医師・看護師だけでなく，PT・介護・薬剤・栄養等部門の協力が無くては不可能である．

　再評価時には，PTだけでなくST，看護・介護スタッフ，薬剤師，栄養士など患者のADL全般に関わるスタッフが集まり，ケアカンファレンスを行い診療効果のチェックを行っている．

　当院は介護保険適用病床があり，介護保険法で定められたケアチェック，ケアプラン作成，モニタリング，再評価等の業務が必須であり，こうしたケアカンファレンスを通して，職種間のコミュニケーションの確立・調整をスムースに行うことができたこと，さらに，病院機能評価機構への受審を通して，診療組織体制の整備，部門間の調整，手順の明確化などにつき職員間で鋭意議論を行った経験が幸いとなっている．

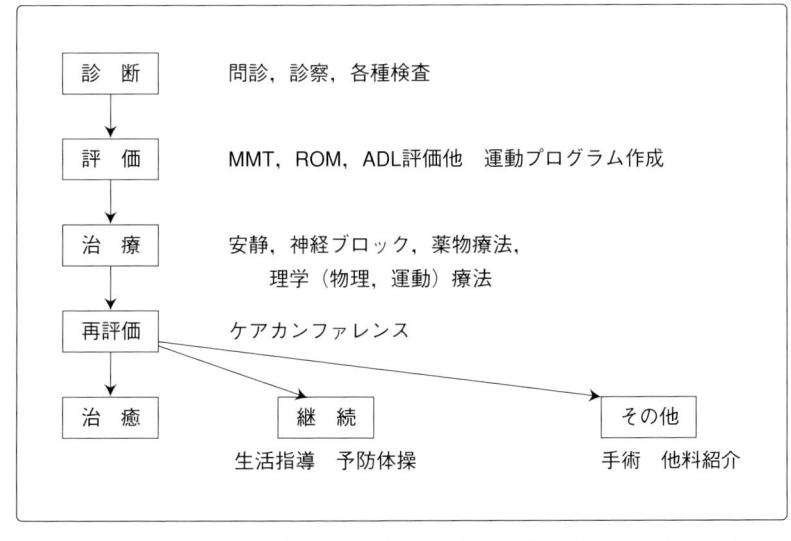

```
診　断  →  問診，診察，各種検査
評　価  →  MMT, ROM, ADL評価他　運動プログラム作成
治　療  →  安静，神経ブロック，薬物療法，
           理学（物理，運動）療法
再評価  →  ケアカンファレンス
治　癒     継　続              その他
           生活指導　予防体操  手術　他科紹介
```

図4　ペインクリニックにリハビリテーション診療を加えた治療指針

「基礎編第3章4.障害と評価表1.リハビリテーション診療手順」と「表2.指示箋・関連書式」を参考にして，有痛性運動機疾患の診療に際して必要となる手順・書式・計画書を表にまとめた（表3）．

実際の診療経過について，膝関節痛の症例で手順を説明する（表4）．

表3　有痛性運動器疾患の診療に際して必要な手順・書式・計画書（入院患者用）

1．診療手順
　　①問診
　　②理学所見・検査
　　③痛みの問診表
　　④評価（各障害レベル）
　　⑤目標設定
　　⑥帰結予測
　　⑦治療計画作成
　　⑧治療の実施
　　⑨再評価
　　⑩転帰設定
2．説明・同意書
3．治療パス
4．各種指示箋
5．各種評価
6．入院診療計画書（初回）：薬物・神経ブロック・理学療法
7．ケースカンファレンス
8．入院診療計画書（再評価）：薬物・神経ブロック・理学療法
9．診療記録
10．患者用指導書（腰痛体操・大腿四頭筋訓練，神経ブロック後の注意など）
11．退院時サマリー
12．退院療養計画書

表4 症 例

患　者：	55歳男性，テニスインストラクター
主　訴：	2年前より，テニス時の右膝前内側痛と関節腫脹あり．
ADL障害：	階段の昇降障害，コートで踏ん張りが利かない．
治療歴：	疼痛が強い時，安静，関節穿刺と非ステロイド性抗炎症薬（NSAIDs）服用，湿布を行う．症状は進行している．
現　症：	①装具無しで独歩来院．跛行あり，入室まで10秒要 ②膝蓋骨を外側から圧迫下の回旋により疼痛を誘発 ③McMurrayテストで，最大屈曲・外旋ストレスによる内側関節裂隙部の疼痛誘発 ④膝内下側部圧痛
診　断：	②より，膝蓋大腿関節部の軟骨障害疑い ③より，内側半月板損傷疑い ④より，鵞足部腱炎疑い
評　価：	PTが計測（周径）

			右	左	左右差
パテラ	上縁より 上	12cm	40.5cm	40.5cm	
		6cm	36.5cm	35.5cm	＋1.0
		3cm	35.5cm	33.5cm	＋2.0
	上縁		35.5cm	33.5cm	＋2.0
	中央		35.0cm	34.0cm	＋1.0
	下縁		33.0cm	32.5cm	＋0.5
	下縁より 下	3cm	31.0cm	30.0cm	＋1.0
		6cm	30.5cm	30.0cm	
(MMT)	股関節		5	5	
	膝関節		5	5	
(ROM-T)	股関節屈曲		125度	125度	
	膝関節屈曲		130度 p^+	155度	
(負荷)	トレドミル：II'OK				
	10m最大歩行：5"76				
(JOAスコアー)	判定				
(体重)	72kg				

傷病名・病状説明：	①診断名：診断名の告知 ②病　状：荷重関節である膝における，退行性変性を基盤とした過負荷による急性炎症期の状態と説明 ③評価結果：膝周囲の腫脹と水腫，膝関節の軽度ROM制限がみられるが，筋力の低下なく，今回の症状は，治療により約1週間で軽減する予想と説明 ④治療計画の説明：治療内容の説明，必要ならステロイド注射を考慮すると説明 ⑤（同意書：リスクの高い神経ブロックには必要）
治　療：	①関節穿刺およびヒアルロン酸ナトリウム関節内注射 ②鵞足部へのトリガー注射 ③膝にTEAS ④大腿四頭筋訓練指導，パンフレットを渡す（再度リハ棟でPT施行） ⑤処方：防已黄耆湯＋NSAIDs＋シップ処方
指　示：	①2日後再診を指示 ②3日間テニスの中止，大腿四頭筋訓練を行うよう指示 ③訓練用パンフレットを渡す
再　診：	再診時，疼痛はかなり改善し，膝周径，ROMも改善．短時間のテニス施行を指示．患者は仕事の継続希望あり，手術適応考慮して他院にMRI画像検査と整形外科診察を依頼する．
MRI所見：	①膝蓋上嚢滑液包炎疑い：膝蓋上嚢外側よりに液体貯留，外側側副靭帯下滑液包に液体の貯留 ②内側半月版損傷疑い：体部を中心にT1WI・T2WIで高信号
整形外科返事：	関節鏡適応だが，組織損傷考慮してヒアルロン酸注を数回施行し経過をみてはどうかとの意見．
経　過：	現在，当院外来でトリガー注射，ヒアルロン酸関節内注，再発予防の意味から大腿四頭筋訓練を続けるよう指示，薬物処方中．月1度評価している．症状は改善している．

図5は，患者説明用の有痛性運動器疾患全般の治療計画である．急性痛に対する治療のパス化を目指している．

診療の実績を積み，図6（①：神経ブロック単独図，②：理学療法単独，③：①＋②）のような治療経過が得られれば，神経ブロック療法とリハビリテーション療法の相乗効果

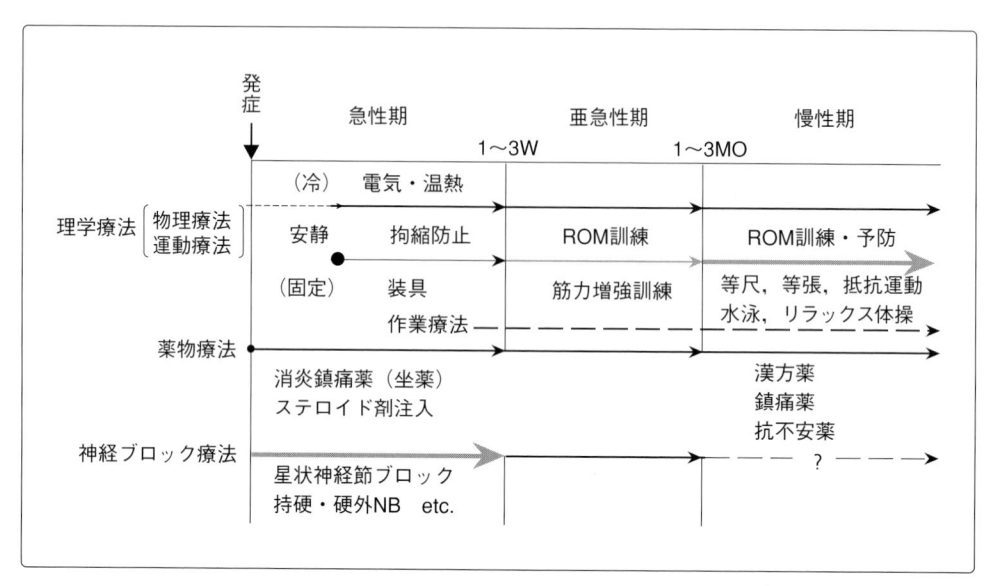

図5 有痛性運動器疾患全般の治療計画

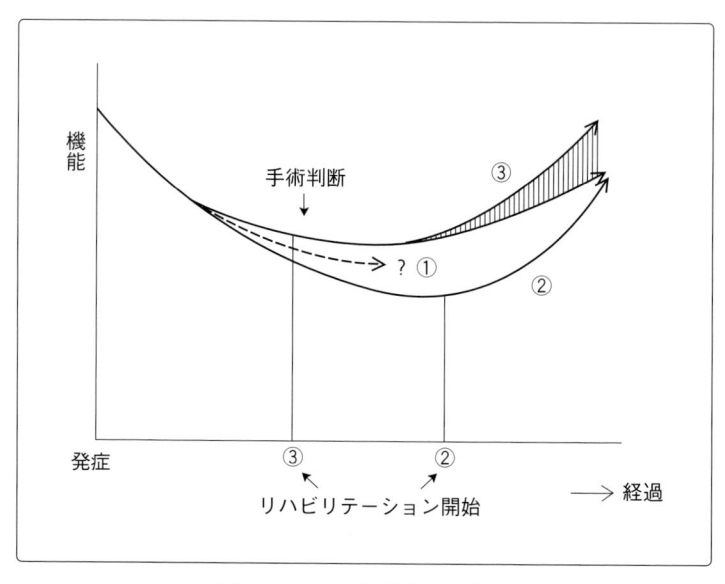

図6 各種治療法による運動機能回復過程の予想

（保岡正治．運動器疾患に対する神経ブロックと運動療法．ペインクリニック 1996；17：188-93.より引用[6]）

の実証になるであろう[6]．

　治療計画作成上の最大の問題は，神経ブロックと運動療法の定量的な組み合わせである．物理療法は，全期通じて処方するが，安静度と運動量，神経ブロックの大まかな関係は図7で示されると考えられる．ただし，実数値の提示は一様でない．

　日常診療は，原則こうした手順で実施しているわけであるが，ここで，解決すべき根本的な問題が残っている．すなわち，診療内容の検証である．

　米国AHRQは，2001年に腰痛治療ガイドラインを発表[7]している．急性腰痛は，Acute low back painとAcute sciaticaに分けられているが，基本的にstay activeに，痛みの許す範囲での生活活動を続けるよう助言している．

　ペインクリニック診療のエビデンスで引用したが，「クリニカル・エビデンス日本語版」[8]において，腰痛につき介入オプションのエビデンスの強さが報告されている．急性腰痛で有益あるいは有益性である可能性が高いものは，NSAIDs，活動性の維持の助言，行動療法および集学的治療プログラムであり，慢性腰痛では腰痛体操と集学的治療プログラム，NSAIDs，トリガーポイント注射であった．また，無効ないし有害なものとして，急性腰痛に安静が挙げられ，慢性腰痛では，関節内注射と牽引が指摘されている．その他の一般的に行われている各種療法の有益性は不明とされている．これまで，急性期の安静を重視してきた治療法を大きく修正する方針が提示されたわけであり，当分，確認の議論と現場の混乱は避けられない．

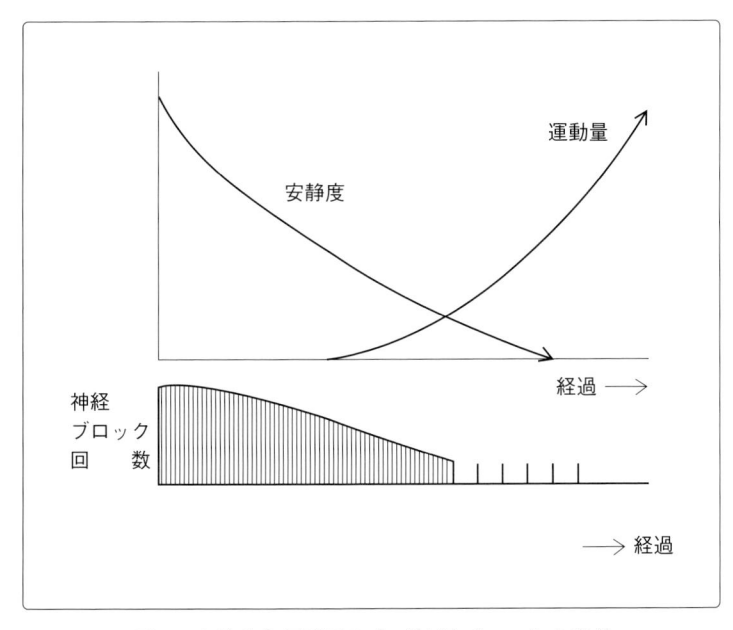

図7　安静度と運動量および神経ブロックの関係

（保岡正治．運動器疾患に対する神経ブロックと運動療法．ペインクリニック 1996；17：188-93．より引用[6]）

いずれにせよ，効判定基準は短期改善か長期予後なのか明確にした議論が必要である．繰り返すが，有痛性運動器疾患における最良の治療とは，最終的に最小限の侵襲で痛みと運動機能を改善維持させ，究極として患者のQOLを高めることにある．

著者は，極急性期には安静第一を指示しているが，現実，患者が動けない場合もあり，バイアスにかかる患者個々の病態のチェックをはじめ，同時期の治療のあり方につき再考する必要がある．菊地[9]は，このあたりの判断を，今後ガイドラインを利用する医師のアートの反映と，ガイドラインの科学的根拠の質を高めること課題と述べている．

換言すると，総合的に治療方針を決定するに際しては，現代医学でITを応用する医療の情報科学と，EBMから得られる知識とをうまく連携させ，さらに個々の医師の経験に基づく判断を総括したうえで，患者の意思決定につながるシステムの開発が必要となる．扱うテーマが大きく，本著で結論が出るものではないがわれわれにとって命題である．ペインクリニック診療に限らないが，診療ガイドライン作成における課題を以下にまとめた．

①診断法の確立
②病期と治療法，運動方法（種類と負荷量），治療期間の設定
③適応となる神経ブロックと理学療法の組み合わせ
④集学的・包括的治療
⑤評価法の選択・開発
⑥共通評価法，治療法によるデータベースの蓄積
⑦研究デザインの設定
⑧治療のエビデンス
⑨臨床疫学からの検証
⑩帰結予測（短期・長期予後）
⑪診療内容の再考
⑫治療内容・手技の標準化
⑬慢性痛，再発性疼痛疾患，遷延性疼痛疾患，心因性要素への対応
⑭患者満足度評価
⑮最終的には社会生活レベルでのQOL向上を目標

【 文 献 】

1) 湯田康正，ほか編．ペインクリニック診断・治療ガイド．東京：日本医事新報社；1994．
2) 兵頭正義．腰痛に対する硬膜外ブロック療法および鍼灸療法．ペインクリニック 1986；7：291-301．
3) ペインクリニック治療指針作成委員会．ペインクリニック治療指針（平成15年10月25日発行）．日本ペインクリニック学会誌 2003；別冊．
4) 日本ペインクリニック学会．平成16年度年報会員名簿．2004．48-56．
5) 保岡正治．腰下肢痛のリハビリテーション療法．ペインクリニック 2005；26：172-81．

6) 保岡正治．運動器疾患に対する神経ブロックと運動療法．ペインクリニック　1996；17：188-93.
7) Adult low Back Pain. AHRQ, ICSI revised 2001-brief summary by NGC. 2001.
8) 日本クリニカル・エビデンス編集委員会監修．クリニカル・エビデンス日本語版　2002-2003．東京：日経BP社；2002.
9) 菊池臣一．腰痛．東京：医学書院；2003.

（保岡　正治）

第8章 慢性疼痛のリハビリテーション概論

　慢性疼痛は，画一的な治療のパス化は困難であることから，関係診療科の集学的治療が必要となる．臓器別では運動器に関連した疼痛が多いと予想されるが，心因性をはじめ他臓器由来の疼痛も少なくない．帯状疱疹後神経痛（postherpetic neuralgia：PHN），複合性局所疼痛症候群（complex regional pain syndrome：CRPS）はペインクリニックでも難渋する代表的疾患である．

　リハビリテーションが主に関与する慢性疼痛は，原疾患として脳血管障害（CVA）や外傷後に発生する中枢神経および末梢神経系，運動器系に関するものが多いために，運動機能障害や痙性などを合併している場合が多く総合的な障害対策が必要となる．その他，意識障害者へのアプローチが試みられているのも特徴であろう．

　現時点での慢性疼痛に対するペインクリニックの対応は，従来の薬物治療と，精神科，心療内科等とのチーム医療が主体であるが，将来は，より積極的なリハビリテーション医療との提携が必要になると思われる．なお，小児や痴呆患者，失語で痛みを表現できない患者の対応も話題となるが，後者は意識障害患者とともに意思を正確に把握できない状況が多いために，現実に介護現場で困惑している．

　リハビリテーションにおける慢性疼痛への対応の概況につき概況を述べる．慢性疼痛治療の課題について検討する際，有名なLoeser痛みの多相構造のモデルで説明されることが多い[1]．図1は，同分野で先駆の本田[2]からの引用図である．

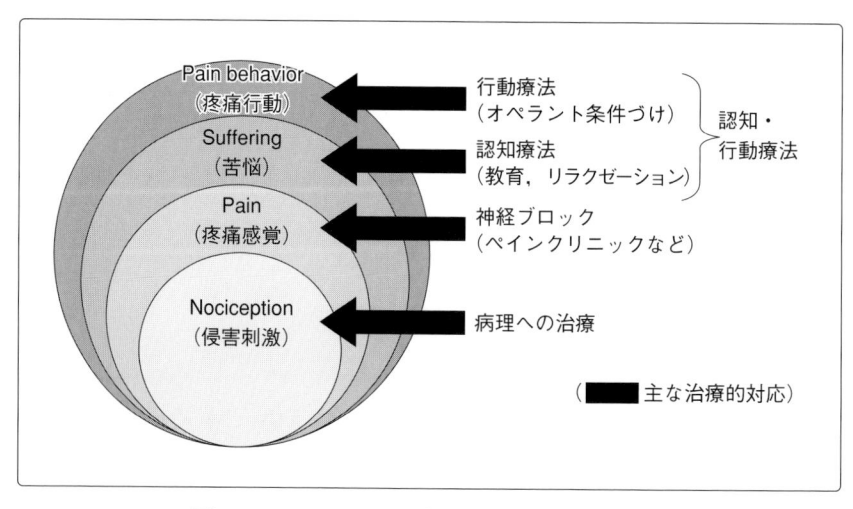

図1　LoeserJDによる痛みの多層構造のモデル

（本田哲三．慢性疼痛のリハビリテーション．慢性疼痛1999；18：34-9．より引用[2]）

モデルでは，急性痛は侵害刺激で，神経原性疼痛は疼痛感覚，慢性疼痛は，苦悩および疼痛行動の病態として4層で提示され，それぞれに対応する治療法が説明される．

同じく本田[3]は，モデルの概念は以下に集約されると説明している．

①痛みを，a．侵害受容，b．痛み知覚，c．苦痛，d．痛み行動の4層に分析．
②患者はすべて「痛み」として表現．
③各層の病態評価が必要．
④生物心理社会的評価からの総括判断．
⑤身体因子の除外と，痛み行動を修飾する因子の同定が必要．
⑥慢性疼痛に対する認知行動療法の基礎理論．
⑦治療では，侵害刺激軽減と疼痛対策とともに，苦痛と疼痛行動の軽減が重要．

以上の詳細ついては，ペインクリニック学会や関連誌で詳しく講演されている．リハビリテーションにおける治療は，リハビリテーション・チームアプローチによる疼痛管理プログラムの紹介であるとか，治療の主流となっている認知行動療法の解説，臨床心理士，理学療法士（PT），作業療法士（OT）が参加した治療の総説を報告している．さらに，疼痛管理プログラム実施上の注意事項として，以下の3点を指摘している．

①容易に心因性疼痛と決めつけない．
②痛み「障害」的に対応する：QOL改善と痛みの管理法をさぐる．
　　a．医療従事者は全ての痛みを取り除けるわけではない．
　　b．痛みは，必ずしも身体の重篤な傷害を意味しない．
　　c．適当な運動は痛みを軽減させる．
　　d．痛みがあっても，生活の充実が結果的に痛みの軽減に繋がる．
③チーム全体でサポートする．

古瀬ら[4]は，CRPS type Ⅰにはステロイド局所所脈内ブロックが奏功し，CRPS type Ⅱには効果が劣るとしている．ペインクリニックでは，最初から神経ブロックを選択するであろうし，精神科では薬物・心理療法を優先させる可能性が大きい．結果的に選択される治療内容は同じでも，所属する診療科により治療法の選択手順が異なるのは興味深い．まさに集学的治療が必要とされる由縁である．

宗重[5]は，リハビリテーション診療の立場から慢性疼痛の治療法を紹介している．治療の概念は，疼痛緩和，痛みの悪循環の遮断，機能障害の改善であり関連各科と相違ない．特徴があるのは治療手順である．まずノイロトロピンRの投与を行い，理学訓練（交代浴，温熱療法，他動的関節可動域），装具装着を基本治療としている．物理療法として，transcutaneous electrical nerve stimulation（TENS），近赤外線治療器による星状神経節近傍照射を行っている．効果が少なければ，ステロイド局所所脈内ブロックや麻酔科に依頼して星状神経節ブロックや硬膜外神経ブロック，硬膜外電気刺激法を行うとしている．

リハビリテーション科では，慢性疼痛のうち幻肢痛と義肢装具に焦点を当てた観察があ

る．塚本[6]は，義肢装着訓練において幻肢痛防止の対策を報告している．すなわち，脳は外界情報からリアルタイムに最適な身体イメージを選出しており，幻肢痛の発生は身体イメージの構築不全に基づくとする．義肢装着は視覚像と幻肢を一致させることが重要であり，同時に幻肢痛対策になるという．

　慢性疼痛の治療は，慢性痛発生のメカニズムの解明，疫学からの検討，心因性要素の分析，一定の研究デザインのもとで多数の施設と関連診療科が参加した治療データの検証が重要である．

【　文　献　】

1) Loeser JD. Concept of pain. In Chronic Low Back Pain. Stanton-Hicks M and BoazRA, eds. New York: Raven Press; 1982. 146.
2) 本田哲三．慢性疼痛のリハビリテーション．慢性疼痛 1999；18：34-9.
3) 本田哲三．慢性疼痛に対するリハビリ・チームアプローチ．ペインクリニック 1996；17：202-8.
4) 古瀬洋一，ほか．予防と初期例の治療を中心に．慢性疼痛 2000；19：53-8.
5) 宗重　博．反射性交感神経性ジストロフィー（RSD/CRPS）の治療法の最近の知見．慢性疼痛 2000；19：47-52.
6) 塚本芳久．幻肢（幻肢痛）とリハビリテーションについて．第34回日本慢性疼痛学会シンポジウム．2005．東京．

（保岡　正治）

III

疾患各論

ペインクリニックが扱う代表的な頸上肢痛疾患と腰下肢痛疾患につき，当院で行っているペインクリニック診療にリハビリテーションの概念を加えた治療法を紹介する．

　各疾患につき，原則として①診療指針，②評価，③理学療法，④神経ブロック療法と運動療法の組み合わせ，⑤治療目標，⑥治療計画の項目を設け説明し，さらに詳細な説明が必要な内容については項目を適宜追加した．本著は，診療における機能評価・運動療法・神経ブロックとの併用法の解説が目的であるために，必要とする以外は，診断法・神経学的検査・各種検査法については省いた．また，物理療法についても，すでに各施設で独自の方法が行われているで詳しくは触れなかった．

　当院では，経皮的電気的鍼刺激（transcutaneous electrical acupuncture point stimulation：TEAS）などの物理療法は処置室で行なっている．神経ブロック施行後に医師がTEAS用鍼の留置を行っているが，その他の電気治療器の設定は看護スタッフに任せている．運動療法は理学療法士（PT）が機能訓練室で実施している．なお，ホットパックなどの温熱療法機器は，必要に応じてPTが訓練室で使用している．

　ペインクリニック診療が外来のみで，PTなどのリハビリテーション職員の確保が難しい場合でも，運動療法の基礎知識で述べた形式の運動コーナーの設置を推奨する．運動療法を手がけることで診療の範囲が各段に広がる．著者の施設も最初はPTが不在であり，専任の看護スタッフを置き，外部のPTに不定期に指導を依頼することから体制を整備してきた．

第1章　有痛性運動器疾患の理学療法を加えた診療ガイドライン

1　頸上肢痛疾患

　頸上肢痛疾患の全体像については，「臨床リハビリテーション/痛みのマネジメント　頸肩腕痛」[1]に要約されている．リハビリテーション科と整形外科からみた頸肩腕痛のマネジメント法について，疫学から運動療法および手術適応までの内容が網羅されていて非常に理解しやすい．

　一部内容を紹介する．頸肩腕痛全体としては自然治癒率が高く，症状発現から全治までを分析すると，80％が1年，99％が3年以内で，痛みとしびれ症状の全快あるいは軽快したと報告している．

自然経過について，永田[1]は，久留米大学整形外科で治療した500症例の頸肩腕痛患者を6年間追跡調査している．その結果，脊髄症では痛みは43％が軽快，その他症状は7割が悪化．頸椎症では脱力感の改善が35％と低いが，痛みの改善がもっとも良かった．神経根症では凝り感の改善が41％と不良で，他の症状は6割改善．頸肩腕症候群では，痛みが56％改善したが，他は45％とよくない．外傷性頸部症候群では，痛みは4割改善したが，こり感や不定愁訴がのこる．また，53％が1年以内で改善，85％が3年以内に改善．一方，3年して悪化する者が4–50％あり長期間残存する者が多いと述べている．なお，当疾患では，重度判断に自覚的心因的な要因が多いのも特徴である．

　本著では，頸上肢痛への対応を，便宜上，肩こりに代表されるいわゆる頸肩腕症候群と，神経障害を合併するものとに分けて行う．

[1] 頸肩腕症候群

　頸肩腕症候群は，ペインクリニック外来患者の2-3割を占める普遍的な疾患である．厚生省の国民生活基本調査でも，人口の1割が肩こり有訴率であると指摘されている[2]．女性の比率が高く，労働産業医学の視点からも重要な課題となっている．心理・自律神経の影響を受けやすい特徴がある．従って，腰痛症の運動療法では筋力増強が主体であるが，頸肩腕症候群では筋のリラックスやストレッチを目的とする運動も重要な位置を占める．

　治療として，大半の患者が，整骨院，マッサージ，鍼治療，あるいはハップ剤や鎮痛薬服用，そして牽引や温熱療法を中心とした物理療法を受けた既往を持つ．神経ブロック療法には，先述した有痛性運動器疾患に適応となる神経ブロックを用いるが，トリガーポイント注射あるいはTEASなどの物理療法のみで有効なことをよく経験する．

　神経症状を示さない症例には定型的な評価は行わず，座位での姿勢，頸部筋群と背筋群のトーン（いわゆる筋緊張度と萎縮）を観察する．診察後，処置室で適応となる神経ブロックを施行し，引き続きTEAS，レーザー治療などを行う．初診時には，PTによる肩こり体操の指導（**図1**）と関節運動学的アプローチ（arthrokinematic approach：AKA），姿勢の保持の指導を行う．また，継続性の意味から遊戯性を持たせた動作を勧めている．

　なお，心因性要素の関与が大きいことから，治療依存患者の対策を考慮する必要がある．

1. 深呼吸し，リラックスする
   腹式呼吸がよい

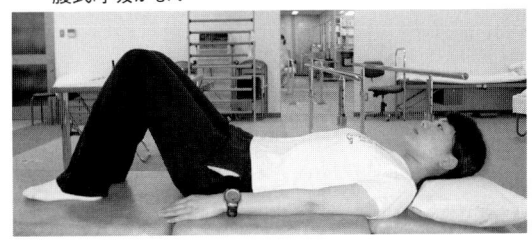

2. 肩すくめ

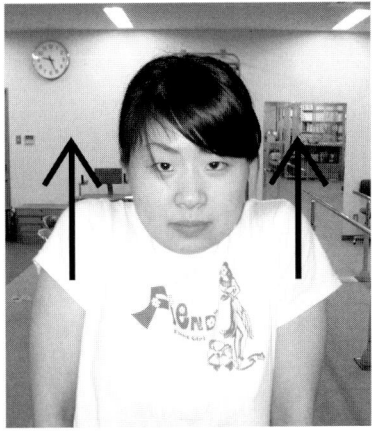

3. 首の回転

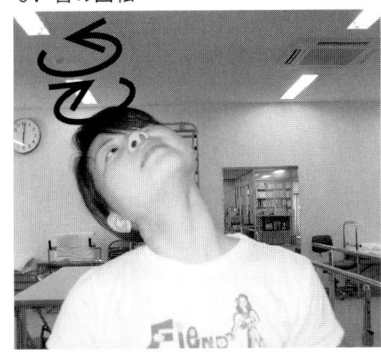

4. 大胸筋伸展

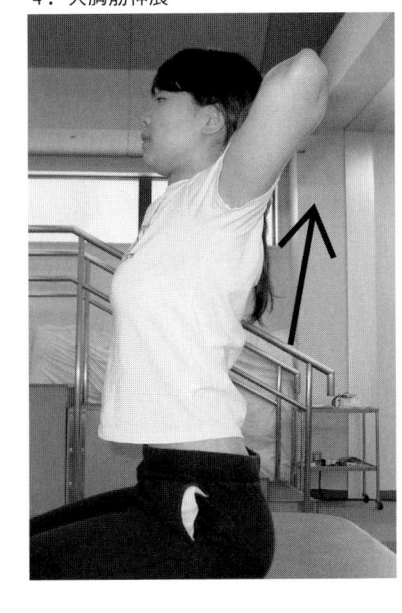

5. 腹臥位で，肩甲骨を合わす

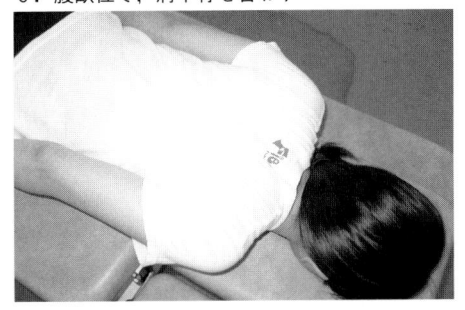

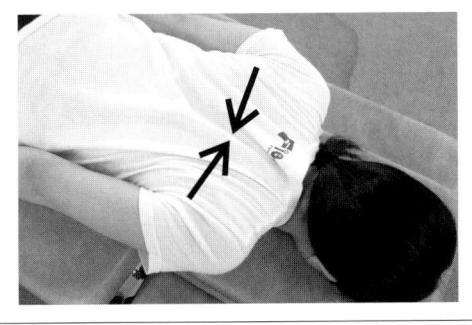

図1　肩凝り体操（頸・肩甲帯筋の柔軟体操）

[2] 頸部神経根症

　頸椎椎間板ヘルニア，頸部脊柱管狭窄症による神経根症について治療指針の概略を述べる．

　運動機能に明らかな異常を認めない，痛み，しびれ，違和感などの神経根症状のみの場合には，まず保存的療法を選択している．ただし，筋力低下を伴う例は，全て頸部MRI検査と評価を実施して，以降の整形外科紹介や予後の判定材料としている．当院を受診した片側性の神経根症状患者には，過去25年間で手術施行例の経験がない．平均3週間程度で疼痛は2割程度に軽減して不眠が解消され，さらに2-3週遅れて筋力の回復をみている．

　すべての疾患にいえることであるが，初診時に評価を実施しておくと，交通事故や労災症例の診断書作成時に客観的資料として付加価値となる．特に頸椎疾患は，鞭打ちに代表されるように自覚的な症状が主になることが多く，評価のデータがあれば治療内容の信頼性が高くなり保険請求上のトラブルが少ない．

　なお，典型的な頸髄症状を呈する症例は，日本整形外科学会頸部脊椎症性脊髄症治療成績判定基準（日本整形外科学会会告改定17点法）に則り点数計算を行い，一般評価を行った後に，外科的対応の確認のために整形外科に紹介している．判定基準は17点満点で，13点以下で手術適応が高く，頸髄圧迫の除圧と頸椎動揺防止のための固定を目的として手術が計画される．

　軽度の歩行障害，排尿障害，手指の巧緻性が低下した例では，逆紹介で保存的治療を依頼されることが多いが，神経根症状を一時的に軽減させる程度であり，頸髄症状自体の改善はあまり望めない．頸部神経叢ブロック，トリガーポイント注射，物理療法，筋力低下防止のための維持リハビリテーションを薦めている．手術に移行するタイミング判断は難しい．

　さらに，脊髄損傷患者は慢性疼痛を高率に合併しており，機能形態学的な対応にとどまらず，意欲やQOLレベル向上の議論は必須である．

i. 診療指針

　図2に，診療指針を示した．

ii. 評　価

　問診時に，患者個々の生活における日常生活動作（activities of daily living：ADL）障害を確認しておく．関節可動域テスト（range of motion test：ROM-T），徒手筋力テスト（manual muscle test：MMT）は，神経学的検査と平行して行う．手先の細かい仕事は，単なる筋力の回復だけでなく，理学療法とともに作業療法が大切となるために，協調

性とか巧緻性が重要である．

　以下，定型的な評価を記したが，頸肩腕症候群で述べた座位での姿勢，頸部筋群と背筋群のトーンも同時に観察する．さらに，両手の温度差を確認すると，患側の冷感に気づくことが多くその旨記載しておく．機能障害は，ROM-T，MMTを用いる．能力低下の判定は，日本整形外科学会頸部脊椎症性脊髄症治療成績判定基準では検出し難い．田中ら[3]は，頸椎症性神経根症を対象とした判定基準を紹介しているが，ペインクリニック診療では使いやすい同基準（**表1**）は20点満点であり，4ヵ月以上経過して13点以下の事例では，手術適応があると報告されている．

1）関節可動域測定（ROM-T）

　可動域の測定は，日本整形外科学会および日本リハビリテーション医学会による「関節可動域表示ならびに測定法」[8]を用いる（**関連資料1**）．

2）筋力測定（MMT）

　筋力の評価は，筋力を0-5段階に分けて評価するLovett/Danielsの徒手筋力検査法を用いる．握力からは貴重な情報が得られる．きき手に関係なく握力の左右差が10kg以上あれば有意の障害を疑う．患側手の握力が5kg以下であれば，水銀血圧計で圧を測定する．肩，肘，手の関節症や腱鞘炎の合併により握力低下を来たすので確認しておく．

　手指の末端の障害評価には繊細な判定感覚が要求される．カルテ紙の抜き取り試験で母指内転筋障害を検出する（支配：C8，Th1）．

```
『診　断』　問診，診察，一般検査，レントゲン検査，側位と斜位，MRI検査など
　　↓
『評　価』
　　↓
『治　療』　運動プログラム作製
　　　　　　安静，ネックカラー
　　　　　　神経ブロック：星状神経節ブロック，後頭神経ブロック
　　　　　　　　　　　　　肩甲上神経ブロック，浅及び深部頸神経叢ブロック，
　　　　　　　　　　　　　関節ブロック，頸部硬膜外神経ブロック
　　　　　　局　注：局所麻酔薬，ステロイド剤
　　　　　　理学療法：ハリ，温熱療法，マッサージ
　　　　　　物理療法：湿布，安定剤
　　　　　　薬物療法：鎮痛剤，筋緊張緩和薬，抗不安薬
　　　　　　運動療法：筋力増強訓練，リラックス体操
　　　　　　作業療法：
　　↓
『治　癒』『継　続』『その他』
　　　　　　自律神経訓練，他科紹介：整形外科，脳神経外科，心療内科，精神科，手術
```

図2　頸部神経根症の診療指針

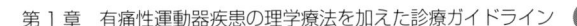

表1 頸部神経根症治療成績判定基準（正常20点）

1．自覚症状	
A．項・肩甲帯の痛みと重苦感	
a．まったくない	3
b．時にある	2
c．常にあるか時に激しい	1
d．常に激しい	0
B．上肢の痛みとしびれ	
a．まったくない	3
b．時にある	2
c．常にあるか時に激しい	1
d．常に激しい	0
C．手指の痛みとしびれ	
a．まったくない	3
b．時にある	2
c．常にあるか時に激しい	1
d．常に激しい	0
2．就労及び家事能力	
a．通常にできる	3
b．持続してできない	2
c．かなり支障がある	1
d．できない	0
3．手の機能	
a．まったく支障がない	0
b．障害はないが違和感，脱力感がある	-1
c．障害がある	-2
4．他覚所見	
A．Spurlingテスト	
a．陰　性	3
b．項肩甲帯部の痛みが生じるが頸椎運動制限がない	2
c．上肢，手指痛が生じるが頸椎運動制限がない，あるいは項肩甲帯部の痛みが生じ頸椎運動制限がある	1
d．上肢，手指痛が生じ頸椎運動制限がある	0
B．知　覚	
a．正　常	2
b．軽度の障害	1
c．明白な障害	0
C．筋　力	
a．正　常	2
b．軽度の低下	1
c．明白な低下	0
D．腱反射	
a．正　常	1
b．低下あるいは消失	0

（田中靖久，ほか．頸部神経根症に対する保存的治療の成績とその予測．整形・災害外科 1997；40：167-74．より引用[3]）

3）日常生活動作テスト（ADL-T）

日常生活での患者の愁訴を問診する．更衣，整容などのレベルとともに，作業能力障害も記録しておく．

表2は，当院リハビリテーションスタッフが行っているMMT，ROM-Tを含めた評価手順である．評価後，医師に報告するとともにリハビリテーション診療録に記載している．

表3，4に，交通外傷により頸部捻挫と上腕神経麻痺を合併した症例の，評価表と運動プログラムを示す．

iii．理学療法

急性期には，症状に応じた安静や軟性ネックカラー（7-9cm）による固定を行う．

1）物理療法

温熱療法，低周波療法を行う．当院では，頸椎牽引療法は施行していないが，患者の希望があれば使用することとしている．

2）運動療法

筋弛緩訓練と筋力増強訓練ともに行う．筋弛緩訓練は，頸・肩甲帯筋の柔軟体操を参照されたい（**図1**）．その他，自律訓練法や筋電図を用いたバイオフィードバックもある．

筋力増強訓練は，神経麻痺を合併した高度の筋力低下例には，他動運動より開始し，順次，自動介助，自動運動，抵抗運動へと進める．ペインクリニックで扱う患者は保存療法の適応が大半を占めるために，自動運動から開始する場合が多い．**図3**に，亜鈴を用いた上肢の筋力増強訓練を示した．

表2　頸・上肢評価手順

評価項目	検査内容
①問診	身体各部の「痛み」，「こり」，「だるさ」，「しびれ」など自覚症状，痛みの病歴，全経過を聴取し，原因疾患を推測する
②視診	アライメントと姿勢のチェック （なで肩，関節アライメント，姿勢不良，左右バランス等）
③感覚検査	表在知覚の検査
④反射検査	上腕二頭筋反射（C5，6），上腕三頭筋反射（C6-8） 腕筋橈骨筋反射（C5，6），回内筋反射（C6-Th1）
⑤上肢筋力テスト	MMT：肩，上肢にかけての筋力のテストを実施する 疼痛，末梢神経損傷，筋・腱損傷及び廃用性等の原因を考える また末梢神経損傷では，損傷レベルを推測する
⑥関節可動域検査	頸部と肩関節を中心にその関節可動域と自動運動．他動運動時の円滑さについて調べる
⑦圧痛点	圧痛点部位とそれに伴う放散痛と関連痛を探索する
⑧巧緻性検査	指折り等して，手指の巧緻性を調べる

保岡クリニック論田病院（2004年12月30日）

表3 神経障害を伴った頸部捻挫症例の評価表

頸部・上肢検査表

氏名_____　　年齢_____　性別_____

病名　**頸部捻挫，上腕神経麻痺**

		R		MMT－T		L		
11/2	10/15	10/12	10/9	月　日	10/9	10/12	10/15	11/2
				頸　屈筋群　胸鎖乳突筋				
				伸筋群				
5	5	4	4	肩関節屈筋 {前方挙上筋} 三角筋(前部)	2	3	4	5
		3	3	伸筋群(後方挙上筋) {広背筋 大円筋}				2
				外転筋　　三角筋(中部)				5
		3		水平外転(外分廻し)三角筋(後部)				
		4		水平内転(内分廻し)大胸筋		3		
5	5	4		外旋筋群		2		
4⁺	4	2	3	内旋筋群	2	2	4	5
5	5	5	4	肘関節　屈筋群 {上腕二頭筋 上腕筋 腕橈骨筋}	4	4	5	5
5	5	4	4	伸筋　上腕三頭筋	4	4	5	5
				前腕　回外筋群				
				回内筋群				
5	5	5	5	手関節　屈筋群 {橈側手根屈筋 尺側 〃}	3	4	4	5
	4⁻			伸筋群 {長及び短橈側手根伸筋 尺側手根伸筋}	5	5	4	5
	5			指　中手指節関節屈筋　虫様筋	5	5	5	5
	5			指節間関節屈筋(近位)浅指屈筋	5	5	5	5
5		4		指節間関節屈筋(遠位)深指屈筋	4	5	5	5
	4			中手指節関節伸筋　総指伸筋	4	4	3⁺	
5	5	5		内転筋群　掌側骨間筋	3	4	4	
4	4	4		外転筋群　背側骨間筋	3	3	3	
5	5	4		小指外転筋	5	5	5	
5	5	5	5	小指対立筋	5	5	5	
4	4	4	4	母指 中手指節関節屈筋　短母指屈筋	4	4	4	4
	4			指節間関節屈筋　　　長母指屈筋	4	4	4	4
	3			中手指節関節伸筋　短母指伸筋	3	4	3	4
	3			指節間関節伸筋　　長母指伸筋	3	4	3	4
4	4			外転筋群 {短母指外転筋 長 〃}	5	5	4	4
5	4	4	4	母指内転筋	5	5	4	4
5	5	5	5	母指対立筋	5	5	5	4
38.5		29.0	30.5	握力	21.0	28.5		39.5
				上腕周型				
				前腕周型				

R				ROM-T		L			
11/2	10/15	10/12	10/9	月 日		10/9	10/12	10/15	11/2
80	80	60	50	頸 部	前 屈				
50	40	40	20		後 屈				
60	55	55	30		側 屈	30	35	45	40
80	80	80	80		回 旋	90	80	80	80
				肩甲骨	屈 曲				
					伸 展				
					挙 上				
				肩関節	前方挙上	160	170		
					後方挙上	10			
					外 転	150			
					外 旋				
					内 旋				
				肘関節	屈 曲				
					伸 展				
				手関節	背 屈				
					掌 屈				
				手 指	屈 曲				
					伸 展				

表4 同患者の運動プログラム

〈運動プログラム〉

月 日	経 過 及 記 録
	〈Program〉
	1. 頸部、肩甲帯、肩関節の柔軟体操
	（目的 と 頸部、肩甲帯の筋緊張緩和）
	2. 上肢の筋（主に手関節、手指の伸筋群）の筋力増強訓練
	（目的 と 筋力低下の回復）

亜鈴も，律動的な運動が可能な1-3kgの重さが至適である．図3の1．から5．を1クールとし2-3回繰り返す．朝夕施行するよう指示する．訓練は，翌日に痛みを悪化させない量を守る．また，終了後に必ずストレッチを入れる．

iv．神経ブロックと理学療法の組み合わせ

疼痛による頸ROM制限や上肢への放散痛が強い急性期は，神経ブロックのみとし，運動療法は行わず，物理療法としてTEASを施行している．亜急性期になれば，まず訓練室で運動療法を行い，続いて処置室で神経ブロックを行う．

神経ブロック後は，TEASもしくはレーザー治療などの物理療法を行い経過観察する．TEASで使用する鍼は4本と決め，TEAS終了時の外来看護師による鍼抜き忘れを防止している．物理療法終了後も，最低5分ベッド上安静の後，立位および歩行をみて，神経ブロック効果によるふらつきのないことを確認して帰宅を許可している．その他，次回治療日の指示も大切である．

v．治療目標

発症前のADL回復が目標であるが，外来患者は，1回の治療やある時点で来院を中断することが多く，効果の判定が困難となることが多い．特に治療が一度きりの患者は，そもそも治癒したのかあるいは治療内容が期待したほどでなかったのか確認し難い．将来，データを取るためには，再来時に，評価とともに，前回の治療効果や感想をカルテに記載

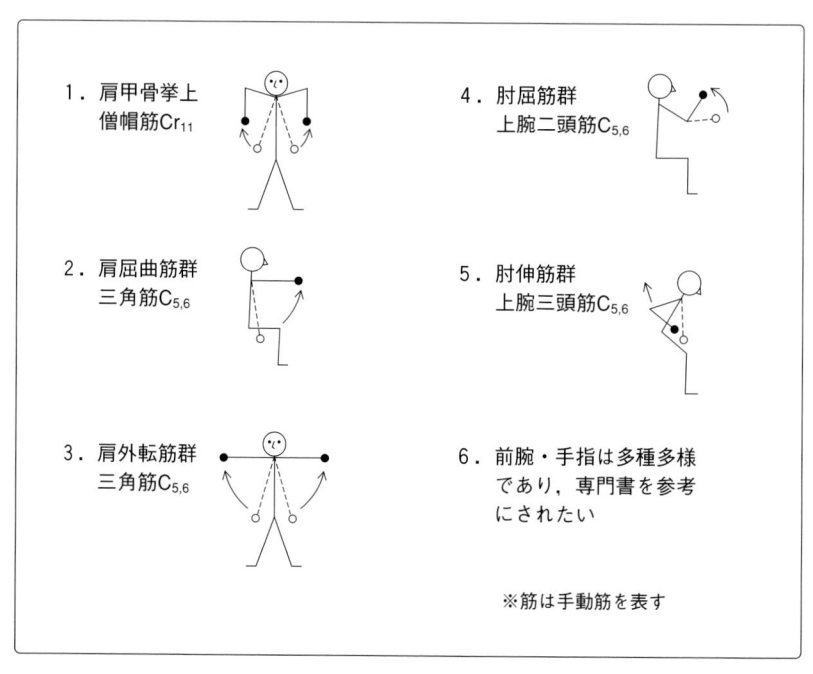

1．肩甲骨挙上　僧帽筋Cr_{11}

2．肩屈曲筋群　三角筋$C_{5,6}$

3．肩外転筋群　三角筋$C_{5,6}$

4．肘屈筋群　上腕二頭筋$C_{5,6}$

5．肘伸筋群　上腕三頭筋$C_{5,6}$

6．前腕・手指は多種多様であり，専門書を参考にされたい

※筋は手動筋を表す

図3　亜鈴を用いた上肢の筋力増強訓練

しておく必要がある．神経症状が強い患者は，治療開始時と1週間後の最低2回は評価しておく．

vi．治療計画

基本的な治療計画を図4に提示した．

[3] 有痛性肩関節疾患

本項では，いわゆる肩関節周囲炎を対象として一般的な治療手順を説明する．骨折，高度腱板損傷などの外科処置を要する疾患は省いた．

効果的な治療結果を期待するためには，患者個々の病態にもっとも適した運動方法と負荷量を選択することが大切である．医療機関では，徒手やリハビリテーション器具を用いた専門的な訓練を行うが，自宅でも患者が意欲を持ち継続して行えるよう工夫した運動方法を処方する必要がある．

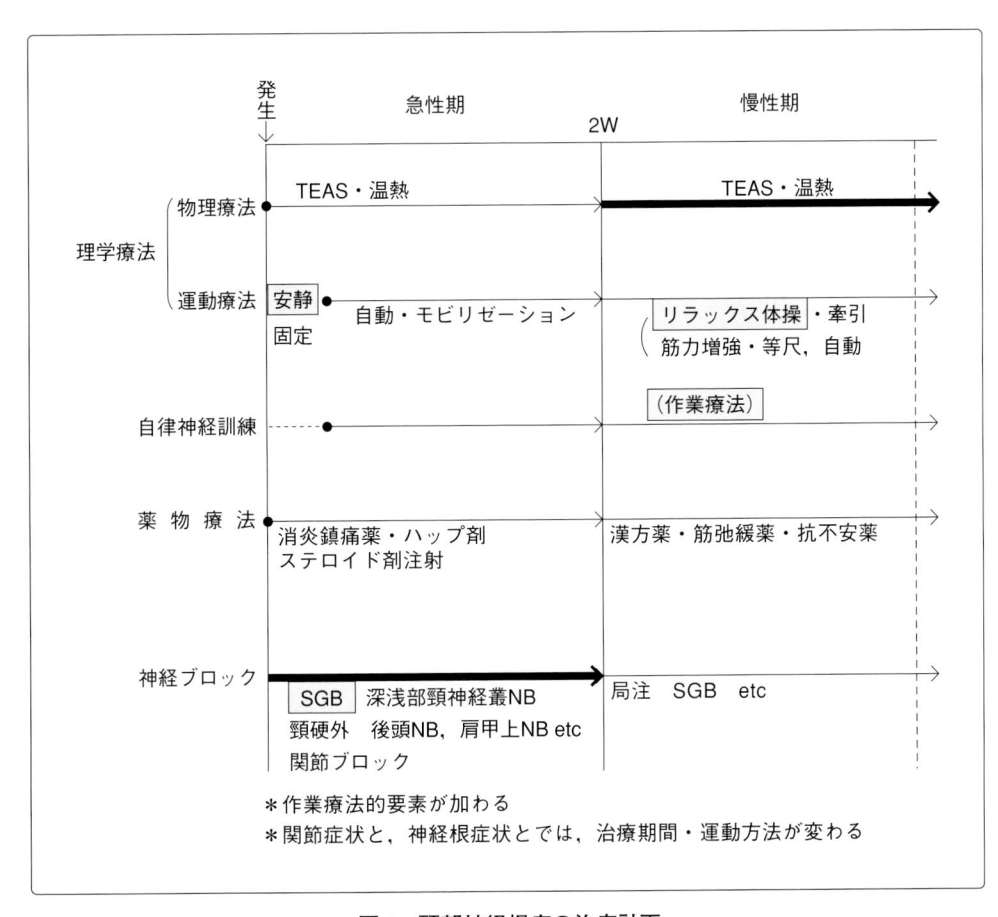

図4　頸部神経根症の治療計画

有痛性肩関節制動を呈する疾患群では，患者は，夜間の自発痛，運動痛，肩周囲病変部の圧痛，および可動域制限によるADL障害を訴えて来院する[4]．大半の症例は自然治癒の経過をとることから，日常診療においては，専門的なリハプログラムをたてる事例は少ない．

しかしながら，ペインクリニックで扱う頻度は高く，肩拘縮を伴った進行例では治療期間が数ヵ月以上に及ぶ場合があることを考慮すると，むしろ拘縮予防と治癒促進を目的として，発症初期から適切なリハビリテーションを必要とする疾患といえる[5]．ペインクリニック誌にも，病態解剖から保存的治療を中心とした特集が組まれている[6]．患者には，自宅での運動の方法や治療後の注意点を記載したパンフレットを提示しておくとよい．

i．診療指針

理学療法を含める診療指針は他の疾患と共通であるが，特に有痛性肩関節疾患は病期による症状の変化が多彩であり，運動療法の内容も細かな対応が求められる．図5に診療指針を示した[7]．

病期の分類は，報告者により異なるが，大別して，急性炎症期freezing phaseと慢性拘縮期frozen phaseからなる．

急性炎症期は，炎症による筋痙縮と疼痛が強い時期である．自発痛と運動痛が併発して

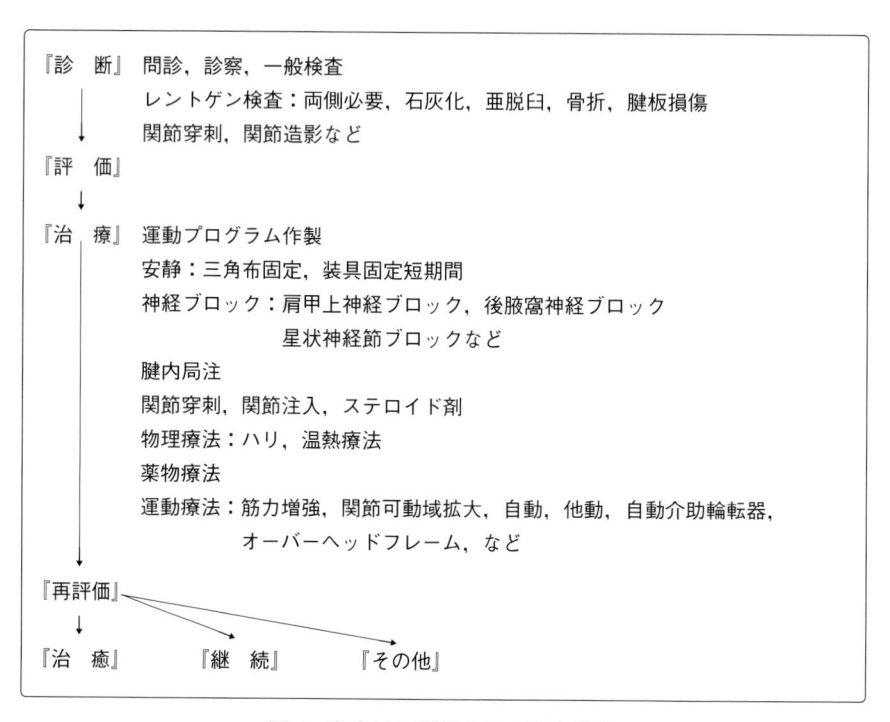

```
『診 断』 問診，診察，一般検査
    ↓     レントゲン検査：両側必要，石灰化，亜脱臼，骨折，腱板損傷
          関節穿刺，関節造影など
『評 価』
    ↓
『治 療』 運動プログラム作製
          安静：三角布固定，装具固定短期間
          神経ブロック：肩甲上神経ブロック，後腋窩神経ブロック
                        星状神経節ブロックなど
          腱内局注
          関節穿刺，関節注入，ステロイド剤
          物理療法：ハリ，温熱療法
          薬物療法
          運動療法：筋力増強，関節可動域拡大，自動，他動，自動介助輪転器，
                    オーバーヘッドフレーム，など
    ↓
『再評価』
    ↓
『治 癒』   『継 続』   『その他』
```

図5　有痛性肩関節疾患の診療指針

(保岡正治．ペインクリニックと運動療法（2）．ペインクリニック1995；16：257-62．より引用[7])

おり，安静と運動痛の出現を防ぐ治療が主体となる．場合により数日間，三角巾固定を用いることがある（図6）．リハビリテーション療法は，運動自体が禁忌となる場合があり，主に薬物療法と神経ブロック，物理療法を選択する．

慢性拘縮期は，二次的に拘縮を起こす時期である．リハビリテーション療法は，肩関節拘縮改善のため，積極的に可動域拡大訓練を中心とした運動療法を処方する．医療機関では，温熱療法および理学療法士による機能訓練や，患者自らリハビリテーション器具を使用した自動運動を行うが，自宅での訓練はいっそう重要である．経過中，定期的に評価を行い，治療効果の判定と必要な処方の修正を行う．

急性期に適応となる神経ブロックは，肩甲上神経，腋窩神経，星状神経節，頸神経叢の各ブロックであり効果をみながら用いる．関節内にステロイド薬を1回/1-2週程度，計3回までの限定で混合使用する．また二頭筋長頭腱付着部の炎症とインピンジメント症候群に起因する疼痛の頻度は多く，腱鞘内あるいは圧痛部への注射は効果が高い．なお，腱付着部周囲は血管が豊富であり止血に留意する．

慢性期には，肩甲上神経，腋窩神経ブロックを主に選択するが，圧痛点へのトリガーポイント注射がよく効く．

ii. 評価

治療を開始する前に，計測と機能評価（ROM-T，MMT，ADL-T）は必須である．能力障害には，必要に応じて日本整形外科学会による肩関節疾患治療成績判定基準を参照す

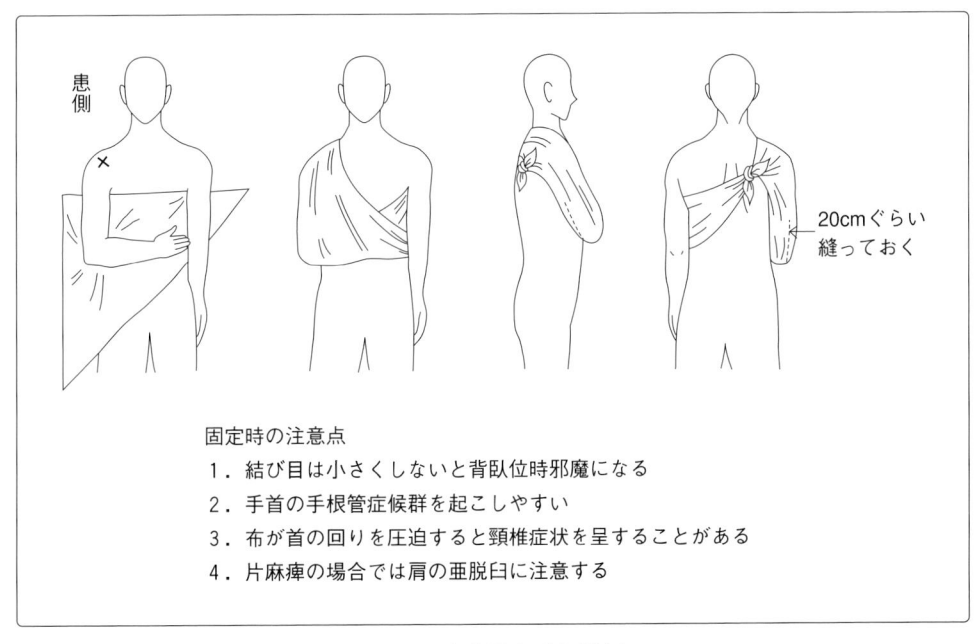

固定時の注意点
1．結び目は小さくしないと背臥位時邪魔になる
2．手首の手根管症候群を起こしやすい
3．布が首の回りを圧迫すると頸椎症状を呈することがある
4．片麻痺の場合では肩の亜脱臼に注意する

図6　三角巾固定（患側右）

る[17].

1）関節可動域測定（ROM-T）

可動域の測定は，一般に，日本整形外科学会及び日本リハビリテーション医学会による「関節可動域表示ならびに測定法」[8]を用いる．当疾患群では，外旋外転制限が顕示される（**関連資料1**）．

肩関節可動域は，診療時に評価表を目にすることが多いので，7つの測定項目（外転，前方挙上，後方挙上，内旋，外旋，水平屈曲，水平伸展，内転は0°）の正常値を記憶しておくと便利である．例えば，**表5**は関節リウマチ（rheumatoid arthritis：RA）患者を対象とした上肢機能検査値であるが，主なADL項目自立のために必要な各関節のROMが計測されていて，拘縮関節への治療目標を具体的に捉えることができる[9]．

肩関節外転時，上腕骨と肩甲骨が，2対1の角度比率で協調的に動く肩甲上腕リズムscapulohumeral rhythm[10]は重要であり，患者背面から，肩の動きの滑らかさ，対称性，各筋の動き，疼痛の発生状況を観察する．外転90°で疼痛が出現するpainful arc signの有無も確認しておく．

簡便な方法としては，自動運動下に次の計測を行う（**図7，8**の写真中，患側は腕時計をして表示している）．

①肩を外転あるいは前方挙上して，壁までの距離を測る．
②患側上肢を背部から脊柱に沿って挙上させ，第7頸椎突起と母指間の距離を測る．健側との差もみる（**図7**）．
③両腕を背後で，それぞれ上下から回して（患側は下方）母指間の距離を測るのは，Aprayのscratchテストと呼ばれ，一側の外転外旋と他側の内転内旋の複合動作を

表5 関節リウマチ（RA）患者の主なADL項目と上肢機能

①ズボンまたはパンツの着脱
（肩屈曲10-20°，肩伸展20-30°，肩外転25°，肘屈曲100°，前腕回内0-85°， 　　手背屈0-15°，手掌屈0-40°）
②丸首シャツの着脱
（肩屈曲70°，肩外転0-45°，肩内外旋45°，肘屈曲120°，手背屈40°）
③背中を洗う
（肩伸展20-30°，肩外転70°，肩内外旋40-60°，肘屈曲120°，手背屈50-70°， 　　手掌屈10-25°）
④髪をとく
（肩屈曲70°，肩外転110°，肩外旋30°，肘屈曲110°，前腕回内30-50°，手 　　背屈0-20°，手掌屈0-40°）

（今野孝彦，ほか．日常生活活動作（ADL）と上肢機能．石原義恕，ほか編．これでできるリウマチの作業療法．東京：南江堂；1996. 27-33. より引用，一部改変[9]）

評価できる[11]（図8）.

2）筋力測定（MMT）

筋力の評価は，筋力を0-5段階に分けて評価するLovett/Danielsの徒手筋力検査法を用いる．筋力の低下は比較的少ないとされるが，二次的に周囲筋の萎縮をみることがある．MMTの低下は，疼痛による運動制限が原因の場合もあり判断は難しい．また，常に頸椎由来の病変を念頭にいれておく必要がある．

簡便法として，0.5-1kgの亜鈴を用い，立位で可能な位置まで自動的に肩を外転，あるいは前方挙上させ，静止位からの距離を測る．炎症が強い時期の計測は不可である．

iii. 理学療法

物理療法は全病期で普遍的に用いるが，運動療法に関しては，病期分類に基づいた一定の手技を特定することは難しい．疼痛の程度および負荷量を考慮した，愛護的，段階的，積極的，機能的理学療法時期，に分類して処方するのが実践的である[12]．

1）物理療法

物理療法は，局所の血行改善による疼痛緩和と筋スパスムの緩解を期待して用いられる．急性炎症期ではそれ自体が主要な治療法であるが，慢性拘縮期は，運動療法の前・後処置として用いられる場合が多い．物理療法の分類や使用される機器については，多数の著書があるので詳細は省いた．

急性炎症期には，消炎鎮痛治療を優先する．肩関節近辺の痙縮予防のため，良肢位保持で安静を指示するが，安静自体がひとつの治療法に挙げられる．安静固定は鎮痛と関節拘縮化の功罪があり，個人差もあるために期間の判断は容易ではない．初期には三角巾固定

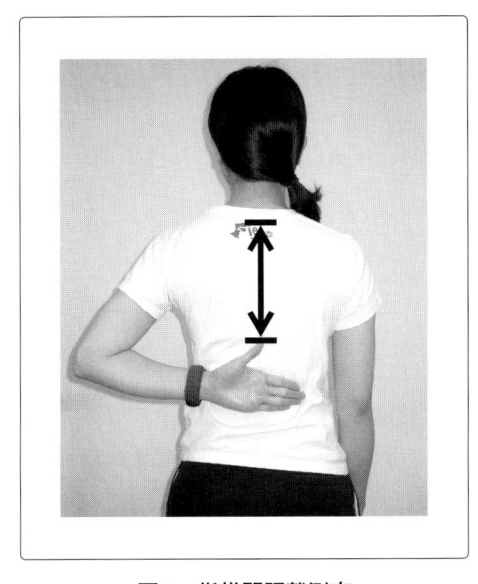

図7 指椎間距離測定

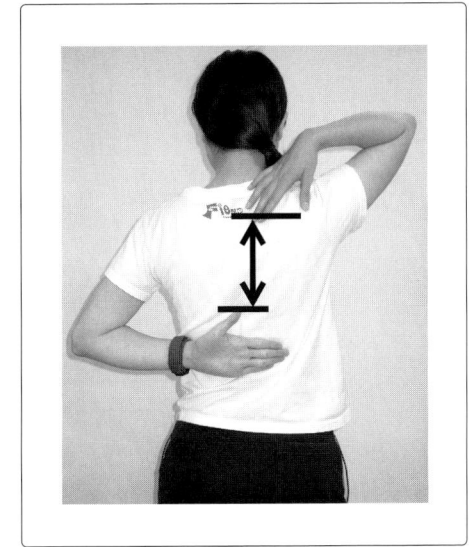

図8 Aprayのscratchテスト

を要するときもある．夜間痛による不眠の訴えも多く，肩サポーター装着とかタオルケットや着衣を用いた固定と保温を図る．ADLでの不用意な動きによる自発痛の悪化を防ぐよう指導する．医療機器を使用した治療は一時的であるので，入浴による保温や市販の使い捨てカイロの使用がより効果的である．

慢性拘縮期に使用する機器も，急性期とほぼ同様である．TEAS，レーザーを多用する．こうした物理療法は，筋スパスムを軽減させた状態をつくり運動療法の効果を増大させる．

2）運動療法

運動療法は，拘縮予防と改善のための可動域拡大訓練が中心となる．筋力増強訓練が併用して行う．両者合わせて，正常な自動運動の回復を目指す．激痛を伴う初期には禁忌となる．訓練時のポイントを以下に列記する．

①医療機関での訓練時間は短いため，自宅でも継続して行うことができる手技を指導する．
②運動痛発生による治療への恐怖を抱かせない．
③翌日に疼痛の悪化を来さない運動量と運動方法を設定する．
④定期的に評価をする．

a．筋力増強訓練

急性炎症期の筋力増強訓練は，筋力保持を目的とした等尺性筋収縮訓練が主になる．肩関節を固定し，全可動域方向に，疼痛の出ない範囲でゆっくりと抵抗運動を行う（図9）．肘関節を屈曲させ，タオルを両手で外旋方向に引っ張る方法もある（図10）．

慢性期には，筋力回復を目指した等張性筋力訓練が重要となる．全可動域方向に，自動

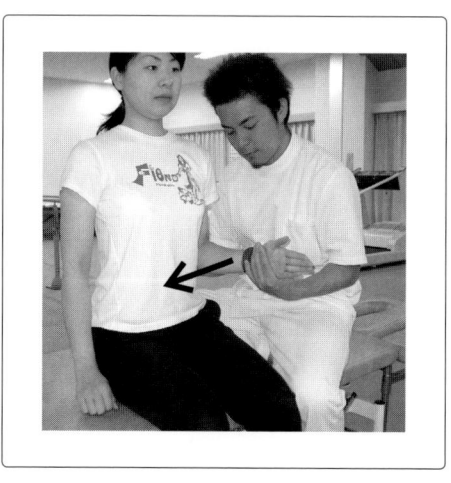

図9　内旋筋等尺性収縮運動
患者は肩関節静止で肘関節を直角に曲げ，術者の抵抗に打ち勝って，内旋方向に力を入れる動作を繰り返す．

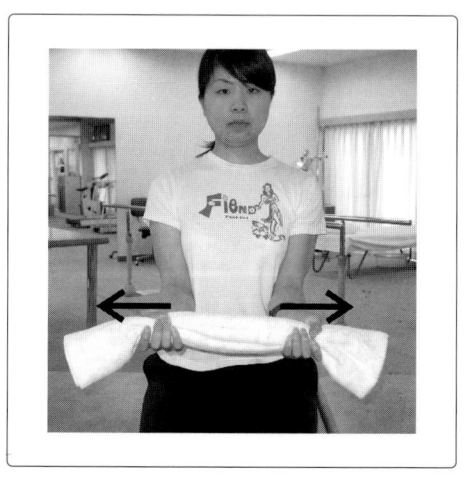

図10　タオル引っ張り運動
患者は胸の前でタオルの両端を掴み，両肩外旋方向に引っ張る．

および自動抵抗運動を行う．ただし，過負荷に注意する．単独よりも，可動域拡大訓練と合わせて行うことが多い．注意として，ROM訓練前に神経ブロック施行者をしている患者には，麻酔効果が消失してから行う．あるいは，神経ブロックなしで物理療法後に単独で行う．

肩関節外転筋（三角筋・僧帽筋上部繊維）の強化は，亜鈴を持った外転訓練や，滑車使用，徒手による抵抗運動を行う．脊椎の代償運動に注意する．回旋筋（棘上筋・棘下筋・小円筋・肩甲下筋）強化は，弾力バンドを利用する．肩甲骨外転のための前鋸筋の強化は，壁押し体操を行う．（iv．関節可動域拡大訓練参照）水泳は，全方向の抵抗運動が可能で優れた治療法であり推奨している．

b．関節可動域拡大訓練

有痛性肩関節疾患に対するリハビリテーション療法でもっとも重要な位置を占める．肩関節だけでなく，肩甲胸郭関節や体幹の可動性と運動性を含めた総合的な可動域改善を目指す．急性期を過ぎれば，症状に合わせてできるだけ早期に開始する．

訓練の方法は，運動の種類やアプローチの方法論等で分類される．例えば，①他動運動と自動・自動介助運動（理学療法士など，術者による訓練と患者自ら動かす訓練），②等尺性運動と等張性運動，③肩関節に，間接的に外力を加える手技と直接外力を働かせる手技，④器具を使う訓練と使用しない訓練，⑤運動負荷量，などに分けられる．

iv．関節可動域拡大訓練手技

本著では，可動域拡大訓練手技を，他動運動と自動・自動介助運動の分類に基づいて解説した．それぞれの手技が，どのような意義や優れた特性があるかを理解して選択する必要がある．

手技と負荷量については，例えば，低，中，高レベルなどの治療段階に分けて約束処方としておくと，医療スタッフや患者との共通認識ができる．原則的に，負荷量は，急性炎症期での低負荷から，順次増大していく．ただし，ステップアップは，関節の拘縮度や筋力低下要素とともに，自発痛や運動痛，運動後痛の有無が大きく影響するために，発症経過期間をもって一律に決めることはできない．

1）他動運動

一般に，PTによる徒手療法により実施される．運動生理学的理解と，経験を要する．一般医には，適切な運動処方をするための知識が求められる．

以下，多用している手技について，肩関節への間接あるいは直接外力によるアプローチ法の分類に従って説明した[12]．

a．間接的外力アプローチ法

疼痛の強い急性炎症初期には，肩関節の動きを伴わせない内転筋・内旋筋等尺性収縮運動から始める．反復運動により反射性弛緩が生まれ，それぞれ外転・外旋可動域が拡大す

る．本来，抵抗運動であり，筋力維持訓練も兼ねる．

さらに可能なら，術者の一方の手で肩を固定し，他方の手で患側上腕を牽引しながら，可動範囲でゆっくりと全方向に動かす．基本的動作は，上方へ移動した上腕骨頭の下降と回旋である．挙上（前方挙上・外転）運動時には，上腕骨頭を下方に牽引しながら，リズミカルに内・外旋運動を組み入れ，第二肩関節において大結節が烏口肩峰靭帯と衝突して発生する疼痛（インピンジメント）を避ける注意がいる．

b．直接的外力アプローチ法

段階的理学療法が可能な時期から，積極的に実施する．施行にあたっては，常に，患者が疼痛部位に触れられることにより生じる不安や筋性防御の出現を除くよう心がける．

徒手による関節モビリゼーションが，臨床上重要な手技として知られている[13]．関節モビリゼーションは，関節包内の制限された運動異常を正す治療法であり，円滑な関節可動性の改善と疼痛軽減を目的としている．関節面の引き離し，軸回旋，回転運動を行い，関節内包のあそび機能を高める（副運動）とともに，凹凸の法則に基づいて，骨運動により関節面を滑らせ（構成運動），可動域を拡大させるものである．

実際には，背臥位もしくは座位で，上腕骨頭の，側方引き離し運動，回旋運動，前後振幅運動（図11），下方滑走運動などを行う．その他，適時，マイオセラピィーやマッサージを加える．

2）自動・自動介助運動

大半が，肩関節に間接的に外力を作動させる手技である．臨床では，負荷量による分類[9]が利用しやすい．ただし，負荷量によっては範疇が異なってくる．

a．愛護的負荷運動

運動痛が出ない範囲で，①から④を行う．拘縮予防になる．原則として，筋痙縮予防の

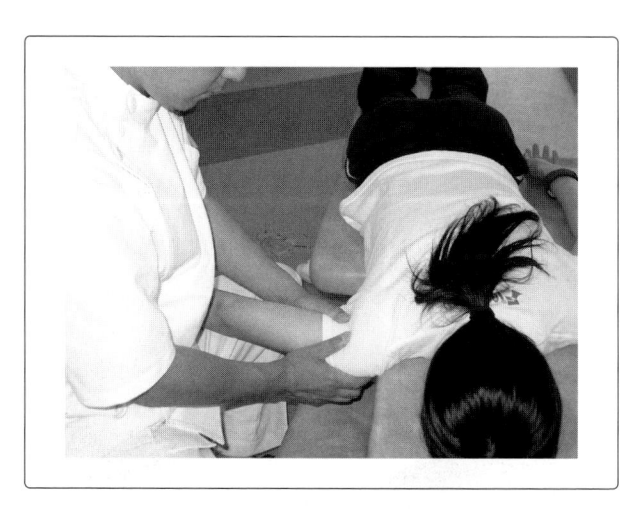

図11　上腕骨頭の前後振幅運動

患者は腹臥位．術者は，上腕骨頭部を握って前後に振幅させる．

ために，患者自ら患肢を動かさずに，体幹の振りや健側肢を用いて二次的に運動を起こすことがポイントである．自動運動が主体であるが，術者が誘導することもある．

①前腕懸垂支持での自動運動（**図12**）．肘関節は屈曲位．支持器具は，三角巾とロープで作成できる．
②振り運動．立位で体幹を回旋し，患側上肢遠位部の自然の振りを起こす．上腕二頭筋長頭筋腱部の緊張性疼痛が出現する場合には，肘を屈曲させて行う．
③スライド運動（**図13**）．座位で，テーブル上で肘を伸展した状態で各方向に手を滑らす．滑りやすいタオルを敷いておく．
④体幹・肩甲帯の伸展運動．関連関節の拘縮発生予防と姿勢保持のために行う．

b．**段階的負荷運動**

自発痛が軽減すれば早期に開始する．

⑤背臥位での重りを用いた外旋運動（**図14**）．等長性筋収縮訓練にもなる．肘屈曲位

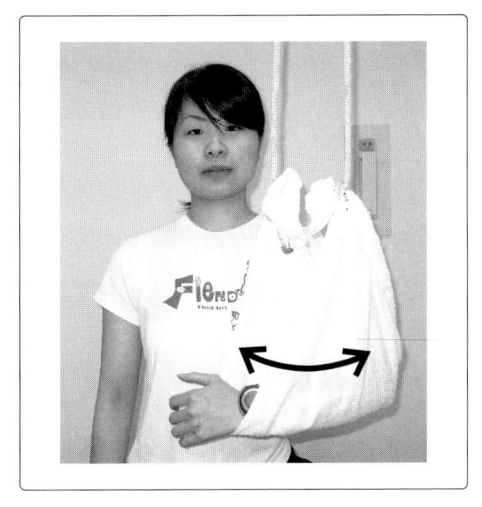

図12　前腕懸垂での自動運動

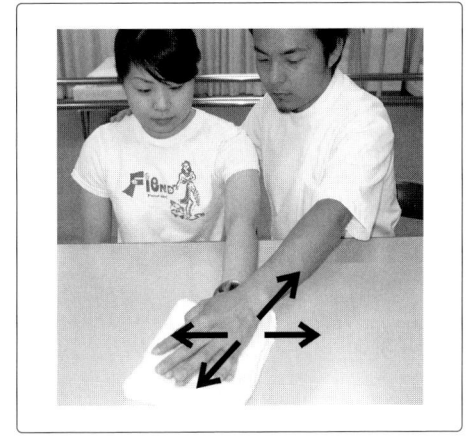

図13　スライド運動

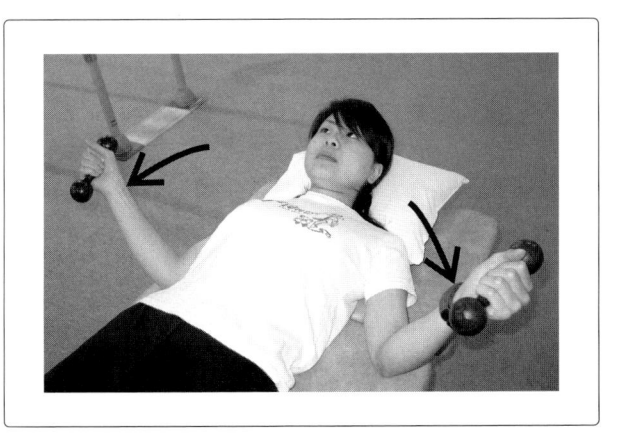

図14　背臥位での重りを用いた外旋運動

で，胸の前から両肩を外旋する．負荷を増やすには，肩外転位で挙上する．肩の下にタオルかスポンジを敷いておく．
⑥健側肢による患側肢のストレッチ（**図15**）．前方，後方，上方へ引っ張る．この手技は，肩甲帯の可動性も改善させる．
⑦側臥位での肩外転運動．重力に抗した運動となる．
⑧腹臥位での外旋，水平外転運動（**図16**）．無加重から1kgまでの重りを用い，負荷を調整する．肩の下に，マットを敷いておく．
⑨Codman体操（**図17-a，b**）方法がある．アイロンなどの錘を使った律動的反動訓練（振り子運動）もよく知られた方法である．錘はペットボトルに水を入れたもので代用できる．健側肢を軽く固定して前屈し，下肢は前後で踏ん張る．患側上肢を振って，前後，左右，円運動をさせる．重りは牽引効果を出すが，過剰な負荷は近位筋の痙縮を生じさせる恐れがあるので，1kgまでとする．振り動作は，体幹自体

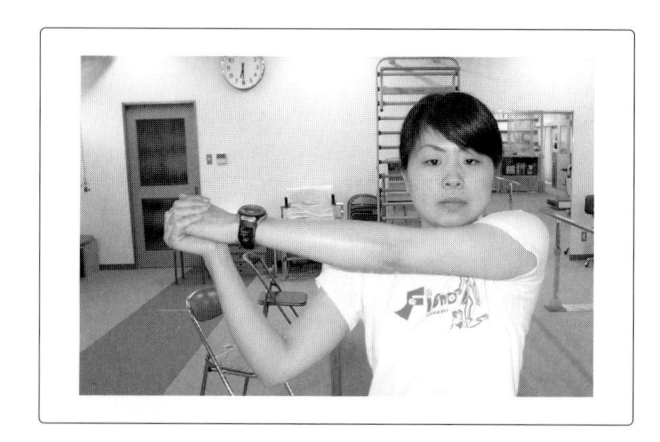

図15　上肢のストレッチ

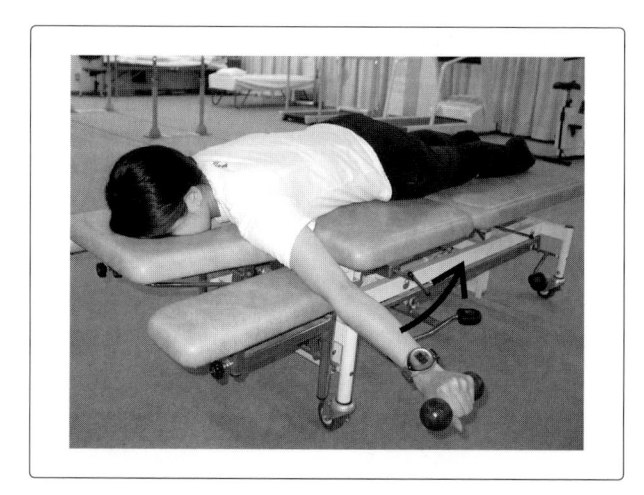

図16　腹臥位での水平外転運動

をゆっくりと軽く動かすことにより反動をつけ，他動的，二次的に惹き起こす[14]．患者自ら上肢を動かすのではないことに注意．

⑩四つ這い体操（図18）．床上で四つ這となり，次いで，座るように臀部を後方に引き，両上肢の前方挙上域拡大を図る[11]．

⑪机体操（図19）．机を背にして，両手を後ろで着き，ゆっくりしゃがむ動作をする．肩関節前方の関節包を伸展し，後方屈曲を増大させる．

⑩⑪のように，上肢遠位を固定し，体幹側を移動させて負荷量を調節する方法が効果的な場合が多い．

⑫棒体操（図20）．患側肢で真中を持ち，肩関節の内外旋を行う．あるいは，両端を持ち，健側肢主導の外転，屈曲，伸展などの種々動作を行う．肩甲骨の内転運動もできる．頭上後方での動作が可能になれば，可動域はかなり改善されている[15]．杖で

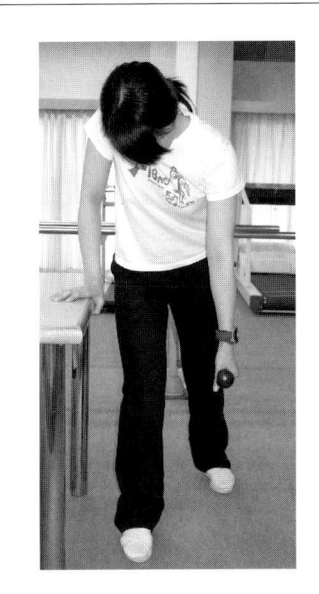

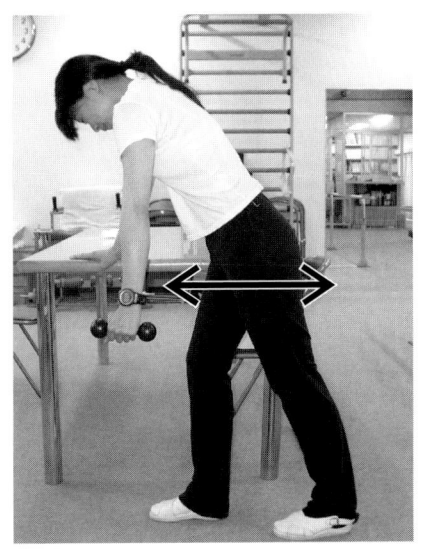

図17-a　Codman体操（前後振り子運動）　　図17-b　Codman体操（円運動）

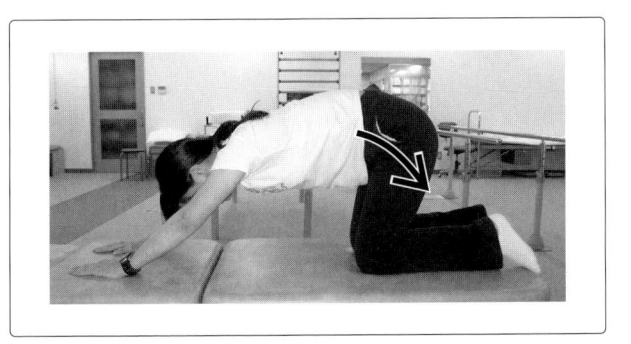

図18　四つ這い体操

図19　机体操

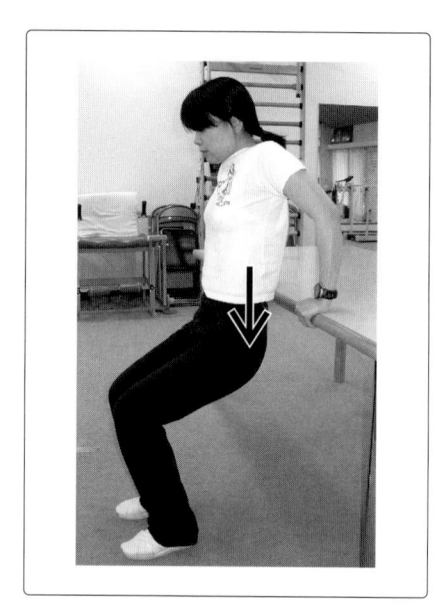

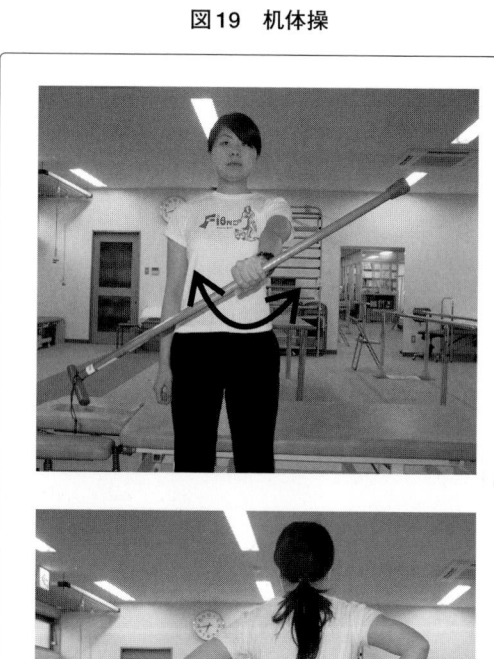

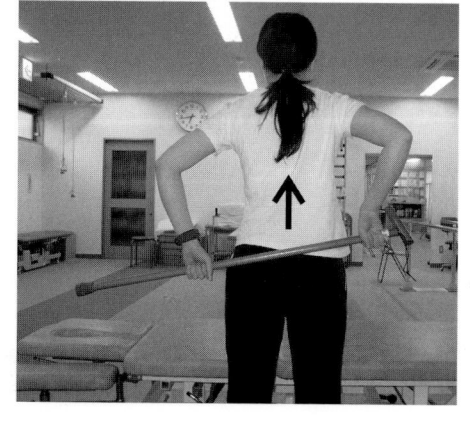

図20-上　棒体操（真中保持での内外旋運動）　　図20-下　棒体操（両端保持での運動）

代用できる．

⑬タオル体操．⑫と同様に，健側肢で患側の肩運動を介助する訓練である．自宅でも手軽にできる．

c．積極的負荷運動

拘縮した肩関節に対して，積極的な訓練が必要な時期の手技である．徒手療法と組み合わせて行う．訓練室での器械訓練が多い．

⑭介助ぶら下がり．体幹の伸展，肩関節挙上を目的に，下肢で体重を支えながら棒にぶら下がる．

⑮プッシュ体操．壁に手をついた状態で突き放し，瞬発的筋収縮を起こす[16]．

⑯肋木体操（図21）．段階的挙上訓練に適する．指梯子を利用するが，壁で代用できる．身体が近すぎると，肩すくみによる代償が起こるおそれがある．

⑰滑車体操（図22-a，b）．肘関節を伸展したままで健側上肢を引き降ろし，患側肢を挙上させる．ロープの長さは，有効な力が患側にかかるように調整する．健側の力加減で患側の運動をコントロールできる．あるいは，滑車または椅子の位置を変えることにより，全方向の運動に対応可能な利点を有する．例えば，前方挙上障害が強い場合には，滑車は頭上より後方に位置させる．この体操は，全期に対応できて便利である．

⑱肩関節輪転機運動．回旋訓練を行う．運動器の軸に肩関節の軸が一致するように調節する．

d．機能的負荷運動

⑲当院では施行していないが，神経筋促通手技（PNF）がある．活動量の高い作業や，

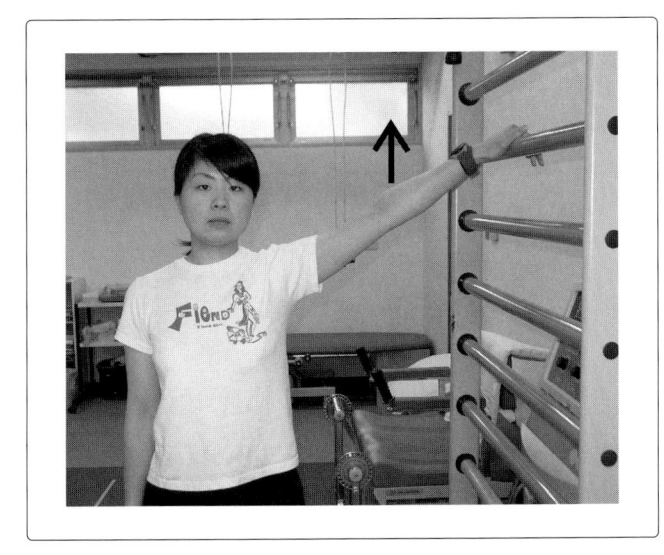

図21　肋木体操

スポーツ対応のアスレチックトレーングを目的とする場合では，筋力，速度も課題となり，PNFが必要となる場合が出てくる[15].

機能訓練現場では，以上の手技を病態にあわせて施行し，また，患者に適切な手技を指導する．以下，PTによる治療手順を例示する．

①温熱療法を前処置として行う．（すでに適応となる神経ブロックが施行されていることが多い）

②全身および患部のリラクセーション．

③マッサージやマイオセラピー．患部を軽く摩り（軽擦），あるいは押す．

④肩関節モビリゼーション．圧痛部椎間関節や肩鎖関節のモビリゼーションを加えるといっそう有効である[15].

⑤徒手伸張訓練．

⑥運動リズムの調整．

⑦器具を使った自動運動の指示．（神経ブロック効果が残存していないことに注意．）

⑧自宅での自己運動療法の指導．ADL上の注意．過剰訓練にならないよう安全量の指示．全体を通して，疼痛の管理を行う．自宅では，ホームエクササイズとして，生活道具や家具を工夫して用いる．特に，入浴時の自動運動は十分な温熱効果を伴い効果的である．

⑨神経ブロック療法との組み合わせ．炎症性疼痛に伴う痙縮性可動域障害が主であるために，特に急性期には強力な鎮痛効果がある神経ブロックの効果が高い．

V．神経ブロックと理学療法の組み合わせ

著者は，石灰沈着症などの激痛時には神経ブロックとステロイド薬の注射＋物理療法＋

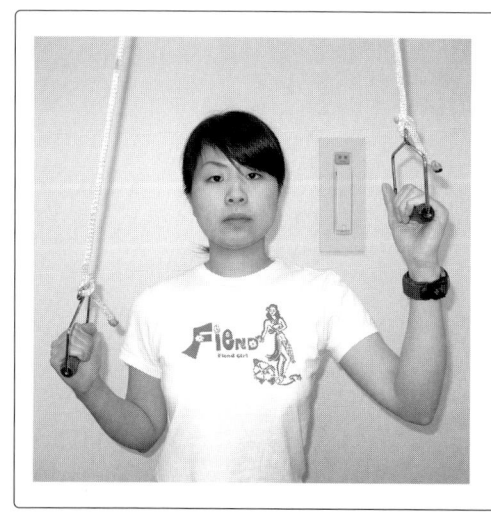

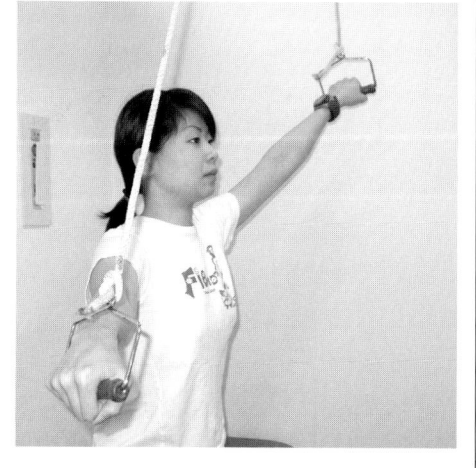

図22-a　滑車体操（段階的負荷）　　　　図22-b　滑車体操（積極的負荷）

薬物療法＋三角巾固定に留めているが，急性期で疼痛があっても，拘縮予防の意味から肩甲上神経ブロック＋頸神経叢ブロックの後にTEASを10分行い，疼痛が軽減した時点で愛護的運動療法を行っている．局所麻酔薬として，前者には1％塩酸ブピバカインを，後者のように運動療法を併用する場合には0.5％塩酸ブピバカインを使用している．

神経ブロックにはできるだけ細い針を用いる．十分な神経ブロックの効果を得るためには数分を要するため，訓練の開始時間を確認する．逆に，終了後も上肢下垂などの神経ブロックの残存効果がある場合があり，患者によく説明しておかないと不安や運転時の事故のもとになる．

患者には，自宅での運動の方法や治療後の注意点を記載したパンフレットを提示しておく．

vi. 治療目標

最終の治療目標は，発症以前のADLを回復することであるが，意外と慢性化しやすく，拘縮や筋力低下が後遺症として残存しやすい．女性に多い傾向がある．

評価の数値からみた改善度，総合的な肩運動リズム回復の確認，および患者の満足度を総合的に勘案して一応の治療を終える．著者は，ADLの視点から関節リウマチ（RA）患者の主なADL項目と上肢機能（**表5**）を参考にして，以下の項目を治癒診断基準としている．

　①夜間痛の消減
　②頭上リーチでの洗髪が可能
　③背中洗いが可能
　④丸首シャツの着脱が可能
　⑤結滞が可能
　⑥5kgの荷重を持てる
　⑦つり革をもてる
　⑧運動後に疼痛が悪化しない
　（②から⑦は，運動痛がないこと）

客観的な治療効果の判定を求める必要がある場合には，日本整形外科学会による肩関節疾患治療成績判定基準を使用する（**表6**）[17]．

有痛性肩関節疾患に対する理学療法を加えた治療指針につき総論的に述べた．治療を合理的に行うには，神経ブロックと物理・薬物療法に加え，適切な運動療法を指導し，機能障害に対処することが必要である．

徒手療法は，専門のPTに依頼するとしても，運動療法を処方するためには，直接患者に触れて手順を追いながら運動の方法を指導する必要がある．いずれにせよ，機能訓練の現場における実際の手法を観察し，手技を体験することを勧める．

表6 肩関節疾患治療成績判定基準

番　号：	患者名：	♂・♀	才
記載日：　　年　　月　　日	疾患名：		
左右別：	術　名：		
手術日：　　年　　月　　日	署　名：		

I．疼　痛　（30点）

なし	30
圧痛またはスポーツ、重労働時に僅かな痛み	25
日常生活時に軽い痛み	20
	15
中等程度の耐えられる痛み（鎮痛剤使用、時々夜間痛）	10
高度な痛み（活動に強い制限あり、夜間痛頻回）	5
痛みのために全く活動できない	0

II．機　能　（20点）

総　合　機　能　（10点）

外転筋力の強さ（5点）		耐　久　力（5点）	
※90度外転位にて測定	正常……5	※1kgの鉄アレイを	10秒以上……5
同肢位のとれないときは	優……4	水平保持できる時間	3秒以上……3
可能な外転位にて測定	良……3	肘伸展位・回内位にて	2秒以下……1
（可能外転位角度）	可……2	測定	不　可……0
	不可……1		
	ゼロ……0		

日　常　生　活　動　作　群　（10点）

結髪動作	1	反対側の腋窩に手がとどく	1
結帯動作	1	引戸の開閉ができる	1
口に手がとどく	1	頭上の棚の物に手がとどく	1
患側を下に寝る	1	用便の始末ができる	1
上着のサイドポケットのものを取る	1	上着を着る	1

他に不能の動作あれば各1点減点する
1.　　　　　　　　2.　　　　　　　　3.

III．可　動　域（自動運動）　（30点）　坐位にて施行

a．挙　　上（15点）	b．外　　旋（9点）	c．内　　旋（6点）
150度以上……15	60度以上……9	Th_7以上……6
120度以上……12	30度以上……6	L_5以上……4
90度以上……9	0度以上……3	臀部……2
60度以上……6	−20度以上……1	それ以下……0
30度以上……3	−20度以下……0	
0度……0		

IV．X線所見評価　（5点）

正　常	5
中程度の変化または亜脱臼	3
高度の変化または脱臼	1

V．関節安定性　（15点）

正　常	15
軽度のinstabilityまたは脱臼不安感	10
重度のinstabilityまたは亜脱臼の既往、状態	5
脱臼の既往または状態	0

備　考：肘関節、手に障害がある場合は、可動域、痛みについて記載する。

総合評価：　　　　計（　　　）点		
疼痛（　　）	機能（　　）	可動域（　　）
X線所見（　　）	関節安定性（　　）	

治療後評価
　医　師　　＋，　　0，　　−
　患　者　　＋，　　0，　　−

（日本整形外科学会．日本整形外科学会会告．肩関節疾患治療成績判定基準．日整会誌1987．61：623-9．より引用．[17]）

vii. 治療計画

治療計画を**図23**に示した．

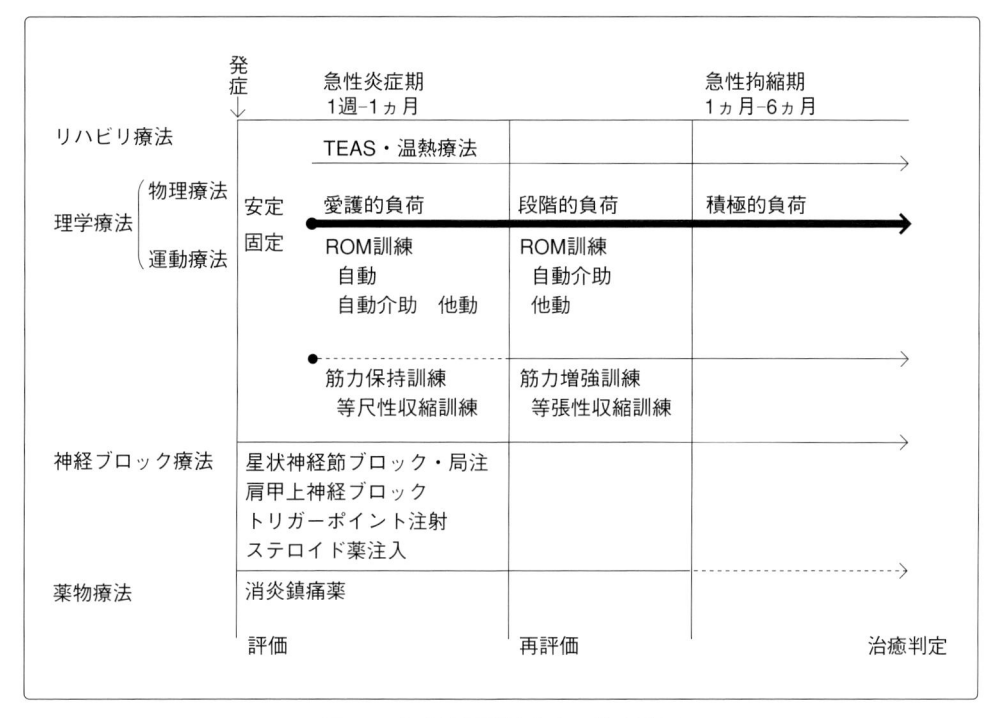

図23 有痛性肩関節疾患の治療計画

2 腰下肢痛疾患

　腰下肢痛を訴えて来院する患者は，当院外来の7-8割を占める．以前は，ほぼすべての患者が口コミによる受診であったが，最近は，手術適応のない腰部脊柱管狭窄症や椎間板ヘルニア患者について，周辺の基幹病院から保存的療法として神経ブロックの依頼が増えている．医療機関・診療科の機能分化を感じている．

　治療指針は，脊柱の機能ユニットを理解し（**図24**），障害となる部位と症状に応じて計画する．すなわち，Kirkaldy-Willisは，脊柱の可動部分である左右二個の椎間関節とひとつの椎間板からなる三関節複合体を脊柱機能ユニットとしてとらえ，椎間関節と椎間板変性の相互作用により機能障害が発生すると説明している．回旋と上下圧迫に伴うストレスにより，関節複合体は初期機能不全から変性へと進行していく．初期障害の2/3がL4/5で起こり，ついで1/3がL5/S1に発生するとされる[18]．腰部痛は，このauricular segment部の異常が原因の大半を占める[19]．

同部の脊髄神経，交感神経，および両者の交通枝の関係など解剖学的神経支配をもとに，適応となる神経ブロックを選択する[20]．発症原因として，骨性，筋筋膜性，血管性，内臓性など鑑別すべき疾患が多い．

[1] 筋・筋膜性腰痛症，腰椎椎間関節症

神経学的所見のない筋・筋膜性腰痛症には，特に評価は行わずTEASもしくはトリガー注射のみの治療となる．パンフレットを渡して腰痛体操を教示しているが，ダイエット指導と同じくどの程度順守されているかは不明である．少なくとも再来時に一度は確認しておく．

神経根症状を伴わない，いわゆる腰部捻挫や腰椎椎間関節症としての診断が明確な例では，評価は体幹部のROM制限が著明に検出される．MMTは正常であることが多い．た

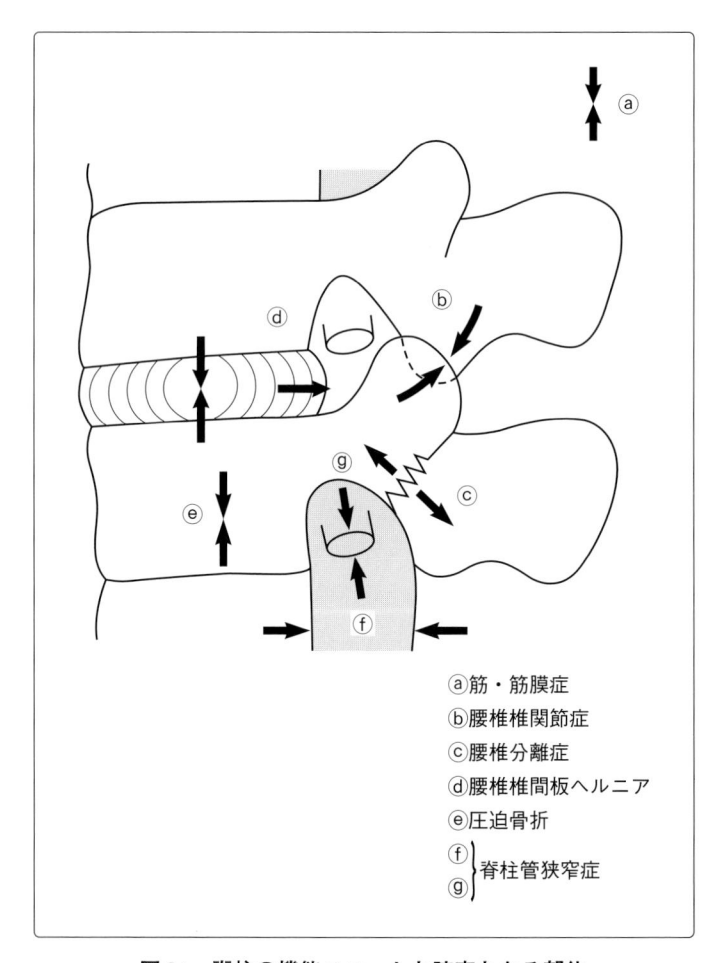

ⓐ筋・筋膜症
ⓑ腰椎椎間関節症
ⓒ腰椎分離症
ⓓ腰椎椎間板ヘルニア
ⓔ圧迫骨折
ⓕ
ⓖ｝脊柱管狭窄症

図24　脊柱の機能ユニットと障害となる部位

だし，痛みが強いと評価自体が困難な場合が多いので，評価時の状況をPTに確認しておく必要がある．また椎間板ヘルニアでは，当初，腰痛が主でもしだいに根症状が出現する例があることを留意しておく．

神経ブロック療法としては，後枝内側枝ブロック，腰椎椎間関節ブロック，トリガーポイント注射[21]，硬膜外神経ブロックが適応である．TEASのみで症状の軽快を得ることも多い．ブロック注射時にステロイド薬併用の頻度は高い．

初診時に痛みのため体動障害が著しい患者には，神経ブロック後，非ステロイド性抗炎症薬（nonsteroidal anti-inflammatory drugs：NSAIDs）坐薬を挿肛し経過を見る．約20分後，軟性のコルセットを骨盤に半分掛かるよう固定し，立位を取らせて疼痛の改善度を確認する．この処置で相当数が症状の改善をみて帰宅している．一般的に，積極的な運動療法は計画せず，再発防止のために疼痛消失後の腰痛体操を指導している．再発を繰り返す患者が多く，良姿勢保持や腰下肢の保温を指示する．

[2] 腰部神経根症

腰椎椎間板ヘルニア，変形性腰椎症，腰部脊柱管狭窄症に起因した神経根症状に対する治療指針を紹介する．

頸部神経根症と同じく，症状と経過を勘案して，疼痛要素を除いた運動機能の低下がMMT4程度までの症例は保存的療法を基本としている．ただし，それ以上の筋力低下を伴う例は全てMRI検査を行い，手術適応の確認のために整形外科に紹介している．

i．診療指針

図25に，診療指針を示した．表7は，入院患者用の治療計画書である．医療的対応とともに，入院時に関わる職種の業務や必要な書類を包括している．

ii．評価

診察前に患者の住所と年齢を確認している．遠来の患者は治療歴が長く，地域や年齢層により多様な治療を受けている可能性が高い．また，呼名から入室までの時間は重症度に比例することが多い．杖，コルセットの有無を確認しておく．同じく，診察後に患者が診察室を退出する際の後姿と歩容は，実際の疼痛の程度を表すため要観察項目となる．

問診時に，患者個々の生活レベルでのADL障害を確認する．ROM-T，MMTは神経学的検査と平行して行う．

1）関節可動域測定（ROM-T）

可動域の測定は，日本整形外科学会および日本リハビリテーション医学会による「関節可動域表示ならびに測定法」[8]を用いる．

2）筋力測定（MMT）

　筋力の評価は，Lovett/Danielsの徒手筋力検査法を用いる．当院では，診察時に明らかな異常を認めた場合には，改めて理学療法士に，ROM-TとMMTを行うよう指示している．**表8**は，医師の指示に基づきリハビリテーションスタッフが行う評価手順である．次いで，評価をもとに運動プログラムを検討している．**表9**に，腰椎椎間板ヘルニア症例の評価結果と運動プログラムを示した．総じて，MMTで末梢の罹患部位を中心に低評価が検出される．他方，腰椎椎間関節症ではROM-Tで体幹側の可動域制限がみられるが，個々の筋力の低下はあまりみられない．

　ただし，合併例も多く，いつも典型的な結果が得られるとは限らない．注意すべきは，先入観を持って評価をしてはならないことである．MMTの異常が，椎間板ヘルニアに特異的な所見ではない．疼痛要素が大きく判定に影響することや，痛みにより適切な肢位が取れず初期評価が不可能なことも多い．この場合，p2＋などと併記する．さらに繰り返すが，評価は病態を数値で表現するツールであるが，診断自体に使用されるものではない．

　その他，治療判定にもなるが，能力低下の評価には，日本整形外科学会による腰痛疾患治療成績判定基準を用いる（**表10**)[22]．長期介護が予測される高齢者には，FIMを測定しておく．

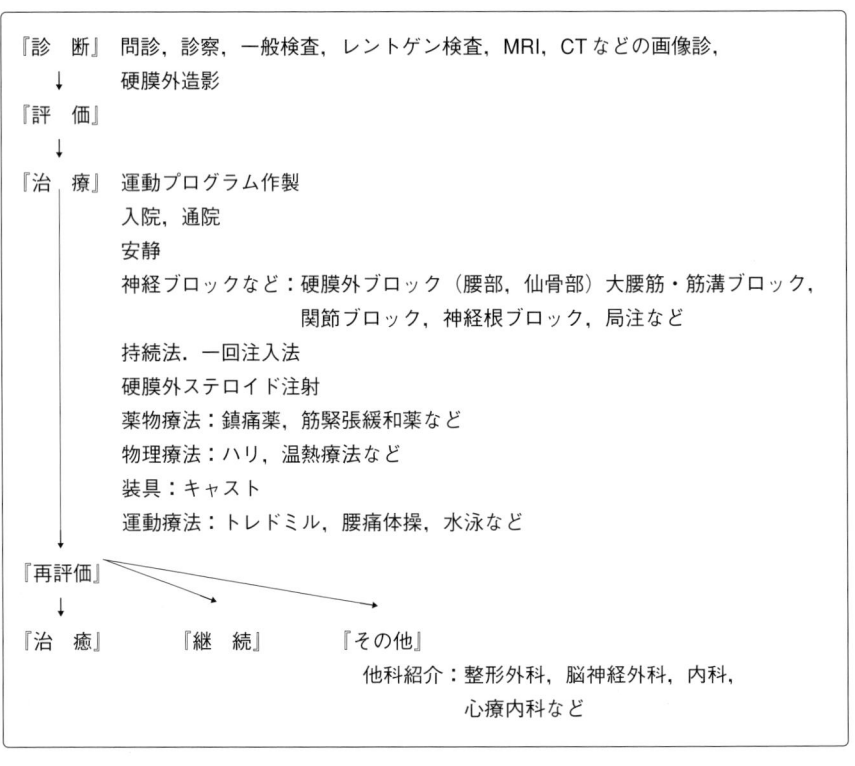

```
『診　断』  問診，診察，一般検査，レントゲン検査，MRI，CTなどの画像診，
    ↓      硬膜外造影
『評　価』
    ↓
『治　療』  運動プログラム作製
           入院，通院
           安静
           神経ブロックなど：硬膜外ブロック（腰部，仙骨部）大腰筋・筋溝ブロック，
                           関節ブロック，神経根ブロック，局注など
           持続法．一回注入法
           硬膜外ステロイド注射
           薬物療法：鎮痛薬，筋緊張緩和薬など
           物理療法：ハリ，温熱療法など
           装具：キャスト
           運動療法：トレドミル，腰痛体操，水泳など
    ↓
『再評価』
    ↓       ↘        ↘
『治　癒』  『継　続』  『その他』
                      他科紹介：整形外科，脳神経外科，内科，
                                心療内科など
```

図25　腰部神経根症の診療指針

表7 入院患者用の治療計画書

(腰下肢痛疾患パス) 1

入院日			担当医		担当看護師	
氏名			年齢		性別	

経過	担当	入院当日	1週間目	2週間目
		急性期		
検査	医師 看護	☐ 血液検査：入院時一般 ☐ 腰椎レ線	☐ 血算 ☐ 腰部MRI検査依頼	
治療	医師	☐ 神経ブロック：持続硬膜外、硬膜外 　腰椎椎間関節ブロックトリガー、その他 ☐ EAP	→	☐ 持続中止判定 ☐ 根ブロック →
処置	医師 看護	☐ 軟性コルセット ☐ 注入：3×1％カルボカイン　　ml	☐ 注入部確認 　もれ、感染、かぶれ	☐ コルセット確認
処方	医師 薬剤	☐ 坐薬 　ボルタレン坐薬 ☐ 経口 　ロキソニン、セルベックス 　レンドルミン ☐ 注射 　デカドロン ☐ その他の処方 　シップ ☐ 他科受診	 → ☐ 注射 　デカドロン → ☐ 整形外科	 → ☐ 注射 　デカドロン →
食事	栄養	☐ 普通食1,800kcal	→	→
リハ	リハ	☐ 評価 ☐ 治療計画 ☐ 実施　　☐ 指導	☐ 再評価 ☐ 運動療法・AKA ☐ 物理療法	☐ 再評価 ☐ 万歩計 ☐ 腰痛体操
安静度	看護	☐ 注入後の安静指示 ☐ ブロック後の安静期間指示	☐ 歩行 →	☐ 外出、階段許可 ☐
ADL 排泄 入浴	看護 介護	☐ ADL評価 　排泄、整容、入浴、食事介助	→	☐ ADL報告
VAS	患者	☐ 痛みの評価表に記載	→	→
説明 同意書	医師 看護	☐ 紹介状返事 ☐ 治療内容説明と同意書 ☐ 入院時治療計画書 ☐ 神経ブロック後の注意点の説明 ☐ 入院時説明・案内		
必要 書類	事務	☐ 入院誓約書 ☐ 個室同意書		
特記 事項		☐ ワーファリン ☐ ペースメーカー		

保岡クリニック論田病院（2004年12月2日）

表8 腰下肢痛評価手順（当院リハビリテーション部）

評価項目	検査内容
①問　診	痛みの病歴，全経過を聴取し，原因疾患を推測する
②視　診	跛行の観察（疼痛性跛行・麻痺性跛行・痙性跛行・間欠跛行）
	顔貌の観察
③感覚検査	表在知覚の検査
④反射検査	下肢深部腱反射　アキレス腱反射（S1），膝蓋腱反射（L4）
⑤下肢筋力テスト	MMT：足関節底背屈・足趾屈伸（特に重要）
	quick test：toe gait, heel gait
⑥ラセーグテスト	L4-5，L5-Sの神経症状
⑦大腿神経伸展テスト	L2, 3, 4の神経症状
⑧Valleix圧痛点	L5，S1-3
⑨脊椎運動性検査	体幹の各運動方向の関節可動域を測定する
⑩脊椎への叩打痛	脊柱に沿って，上から下へ脊椎を叩打し疼痛の状態をみる
⑪10m歩行速度	痛みの出ない範囲で，最大限早く10m歩行してもらい，そのタイムを測定する．手前1mから歩き始め，10mを超えて歩きぬけてもらい測定する
⑫トレドミル負荷試験	1．0'　1.8km/h　傾斜 0度
	2．I'　1.8km/h　傾斜10度
	3．II'　2.6km/h　傾斜12度
	4．III'　3.5km/h　傾斜14度
	※各運動強度を3分毎に更新し，腰・下肢痛の状態を記録する試験開始前に必ずスリッパを脱ぎ，安全装置をつけ，周囲の状態に十分注意して実施する
	※無理する必要のない検査であることを説明し，痛みや痺れの増強が見られたら，速やかに検査を中止する

保岡クリニック論田病院リハビリテーション部（2004年8月11日）

表9 腰椎椎間板ヘルニアの評価結果と運動プログラム例

腰部・下肢検査表　B

氏名＿＿＿＿＿＿＿＿＿＿＿＿＿＿＿＿　　年齢＿＿＿＿　性別＿＿＿＿

病名　腰椎椎間板ヘルニア

R			MMT-T	L			
6/29	6/14	6/8	月　日	6/8	6/14	6/29	
			体幹　屈筋群　腹直筋				
			右外腹斜筋／左内腹斜筋　回旋筋群　左外腹斜筋／右内腹斜筋				
			伸筋群｛胸部群／腰部群				
			骨盤挙上筋　腰方形筋				
5	5	5	股関節　屈筋群　腸腰筋，縫工筋	5	5	5	
		3(pain)	伸筋群　大殿筋	3(P)	4		
		5	外転筋　中殿筋，大腿筋膜張筋	5	5		
			内転筋群				
			外旋筋群				
			内旋筋群				
	5		膝関節　屈筋群｛大腿二頭筋／内側膝屈筋	5	5		
	4		伸筋群　大腿四頭筋	4	4		
	5		足関節　足底屈筋｛腓腹筋／ひらめ筋	5	5		
			足　　回外筋｛前脛骨筋／後脛骨筋				
			回内筋｛短腓骨筋／長腓骨筋				
			足の指　中足指節関節屈筋群　虫様筋				
	5		指節間関節屈筋群｛短指屈筋／長指屈筋	5			
	4		中足指節関節伸筋群｛長指伸筋／短指伸筋	4			
	5		足の母指　中足指節関節屈筋，短母指屈筋	5			
			指節間関節屈筋　長母指屈筋	5			
	5		中足指節関節伸筋　短母指伸筋	4	5		
5	4⁻	5	指節間関節伸筋　長母指伸筋	4	4⁺	5	
			大腿周径				
			下腿周径				

R			ROM-T		L		
6/29	6/14	6/8	月　日		6/8	6/14	6/29
75	70	70	股関節	S L R	80	70	85
				屈　曲			
				伸　展			
				外　転			
				内　転			
				外　旋			
				内　旋			
			膝関節	屈　曲			
				伸　展			
			足関節	背　屈			
				底　屈			

〈運動プログラム〉

月　日	経　過　及　記　録
	〈Program〉
	1. 腰痛体操
	（目的 ℓ 腰部周囲筋の筋力増強
	腰椎前弯矯正
	再発防止　　　　　）
	2. Gait - ex　　Treadmillを用いて
	（目的 ℓ 下肢筋の筋力低下防止
	心・肺機能低下防止　）

表10 腰痛疾患治療成績判定基準

Ⅰ．自覚症状	（9点）

A．腰痛に関して
 a．全く腰痛はない　3
 b．時に軽い腰痛がある　2
 c．常に腰痛があるかあるいは時に
  かなりの腰痛がある　1
 d．常に激しい腰痛がある　0

B．下肢痛およびシビレに関して
 a．全く下肢痛，シビレがない　3
 b．時に軽い下肢痛，シビレがある　2
 c．常に下肢痛，シビレがあるかある
  いは時にかなりの下肢痛，シビレ
  がある　1
 d．常に激しい下肢痛，シビレがある　0

C．歩行能力について
 a．全く正常に歩行が可能　3
 b．500m以上の歩行可能であるが，
  疼痛，シビレ，脱力を生じる　2
 c．500m以下の歩行で疼痛，シビレ，
  脱力を生じ，歩けない　1
 d．100m以下の歩行で疼痛，シビレ，
  脱力を生じ，歩けない　0

Ⅱ．他覚所見　　　　　　　　　　　　（6点）

A．SLR（tight hamstringを含む）
 a．正　常　2
 b．30°-70°　1
 c．30°未満　0

B．知　覚
 a．正　常　2
 b．軽度の知覚障害を有する　1
 c．明白な知覚障害を認める　0
 注1：軽度の知覚障害とは患者自身
   が認識しない程度のもの
 注2：明白な知覚障害とは知覚のい
   ずれかの完全脱出，あるいは
   これに近いもので患者自身も
   明らかに認識しているものを
   いう

C．筋　力
 a．正　常　2
 b．軽度の筋力低下　1
 c．明らかな筋力の低下　2
 注1：被検筋を問わない
 注2：軽度の筋力低下とは筋力4程
   度をさす
 注3：明らかな筋力低下とは筋力3
   以下をさす
 注4：他覚所見が両側に認められる
   時はより障害度の強い側で判
   定する

Ⅲ．日常生活動作　　　　　　　　　（14点）

	非常に困難	やや困難	容易
a．寝がえり動作	0	1	2
b．立ち上がり動作	0	1	2
c．洗顔動作	0	1	2
d．中腰姿勢または立位の持続	0	1	2
e．長時間坐位（1時間位）	0	1	2
f．重量物の挙上または保持	0	1	2
g．歩　行	0	1	2

Ⅳ．膀胱機能　　　　　　　　　　　（－6点）
 a．正　常　0
 b．軽度の排尿困難（頻尿，排尿遅延，
  残尿感）　－3
 c．高度の排尿困難（失禁，尿閉）　－6
 注：尿路疾患による排尿障害を除
   外する

（日本整形外科学会．日本整形外科学会会告．腰痛疾患治療成績判定基準．日整会誌 1986；60：391-4. より引用[22]）

iii. 簡易評価法

日常診療では，毎回すべての評価を実施する作業は対象数も多く煩雑となり現実的でない．実際には，初診時以降の評価は，**表11**の①から⑨に示した簡易化したものを用いている．必然的に，一部は神経学的検査と重なる．⑦⑧⑨はButlerの治癒基準の項目を個別に示したものである．詳細については，「基礎編第4章1.評価法と2.治療効果判定基準」で説明した．

iv. 理学療法

急性期には，症状に応じた安静を行うが，疼痛を容認できる範囲でできるだけ早期に動くよう指示している．理学療法の開始にあたっては，まず，その適応を勘案する．運動療法の適応については多数の見解があるが，大井[23]の報告では，適応があるのは腰痛症，変形性腰椎症，腰椎すべり症，腰椎圧迫骨折であり，相対的適応として腰椎椎間板ヘルニア，脊柱管狭窄症をあげ，骨粗鬆症，腫瘍，炎症，骨の系統疾患にはないとしているが，治療法の進歩とエビデンスにより見直されていくであろう．

1）物理療法

温熱療法，TEAS，低周波療法を行う．当院では腰椎牽引療法は施行していない．

2）運動療法

主に筋力増強訓練を行う．なお，関連筋や関節拘縮があれば，PTによるAKA（arthokinematic approach）を加えている．

表11 腰下肢機能簡易評価法

①坐位で，手指足間距離測定（前屈試験）（**図26**）
②立位で，指床間距離測定（前屈試験）
　①②は，自動運動でのstraight leg raising test（SLR）と脊柱の可動性をみる
③反張位度測定（後屈試験）：椎間の圧迫負荷試験
④両下肢同時挙上試験（**図27**）：腹圧上昇による腰痛誘発試験（90度まで挙上可能かどうかをみる）
⑤SLRテスト：神経根部の圧迫・絞扼に基づく炎症の程度をみる
　代表的な神経学的検査であるが，大腿屈筋群の拘縮も関与している場合があり鑑別が必要である
⑥つま先立ちと（L5，S1，2），踵立ち（L4，5，S1）（**図28**）
　疼痛による代償がなければ，それぞれ，ひらめ筋とひ腹筋，前脛骨筋の簡易MMTとなる
⑦Bruce変法によるトレドミル負荷法
⑧10m最大歩行速度
⑨1km歩行（万歩計装着）
　⑦⑧では，股・膝関節疾患を除外しておくこと

a．訓練の種類

　筋力増強訓練は，神経麻痺を合併した高度の筋力低下例には他動運動より開始し，順次，自動介助，自動運動，抵抗運動へと進める．常用している筋力増強訓練（図29），腰痛体操（Williams法）（図30），Böhler体操変法（図31）を図示する．

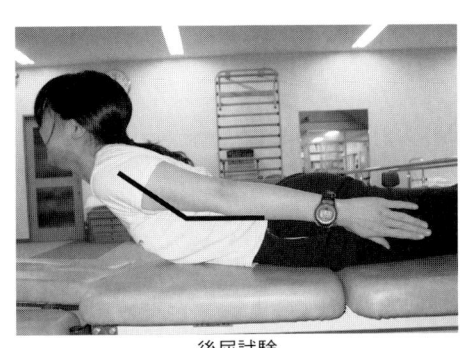

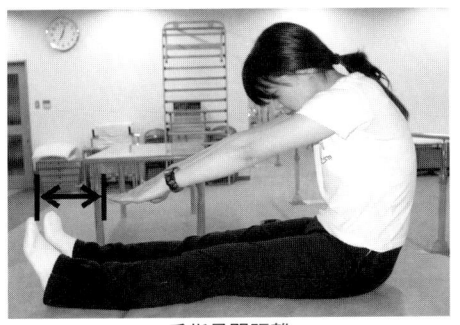

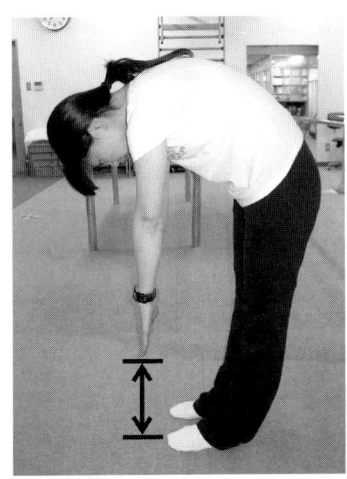

図26　手指足間距離測定（前屈試験），指床間距離測定（前屈試験），反張位度測定（後屈試験）

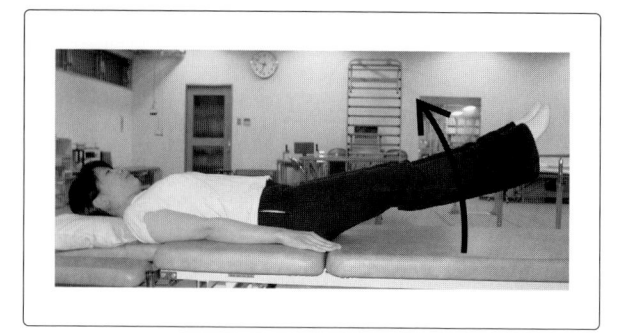

図27　両下肢同時挙上試験

つま先立ち　　　　　　　踵立ち

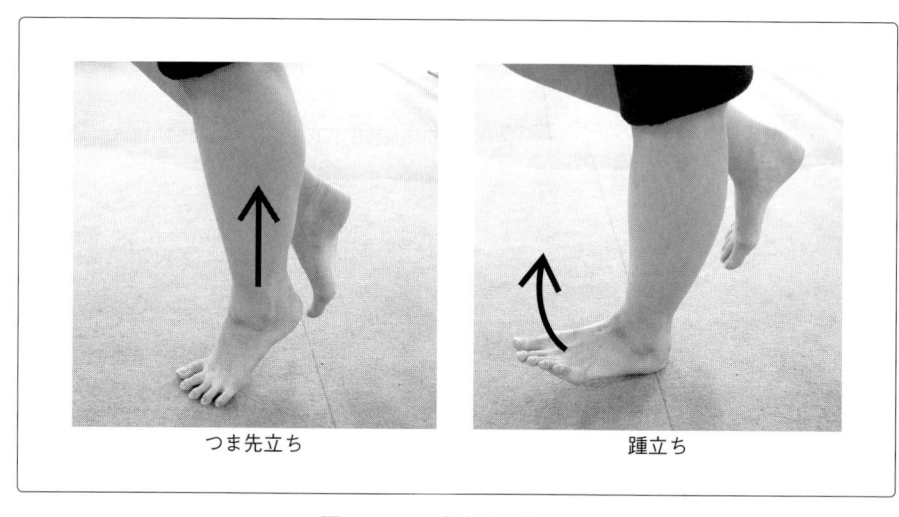

図28　つま先立ちと踵立ち

1. 股外転筋群

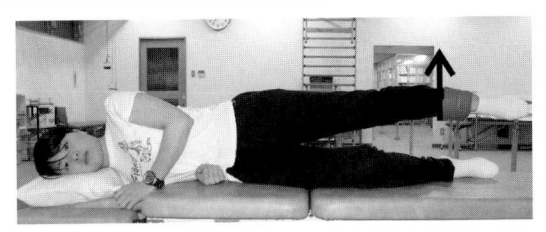

砂のう使用による外転

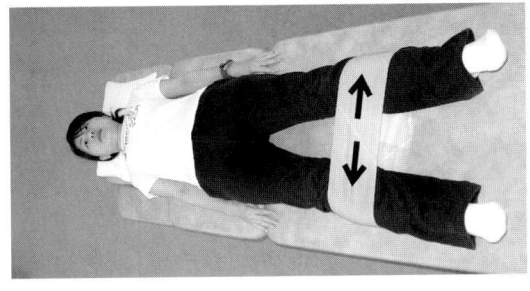

チューブを用いる外転

2. 膝伸筋群

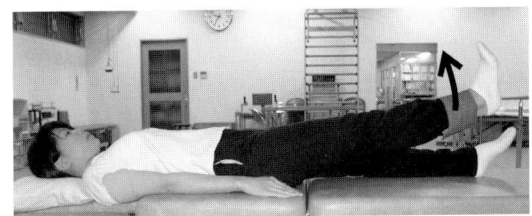

砂のうによる伸展

3. 膝屈筋群

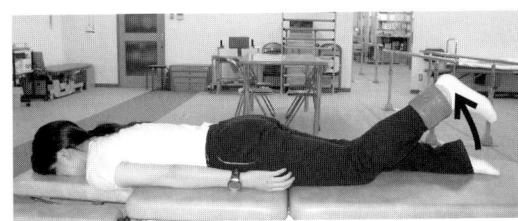

砂のうによる屈筋

4. 足背・底屈筋群

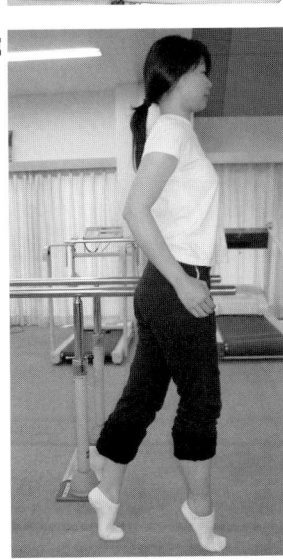

つま先歩き 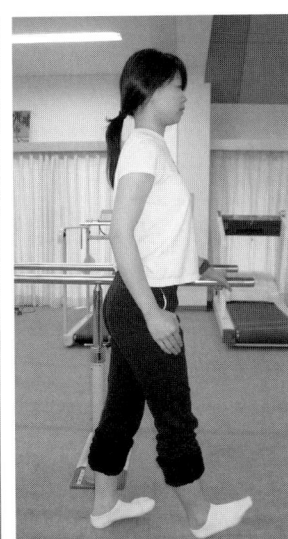　　　かかと歩き

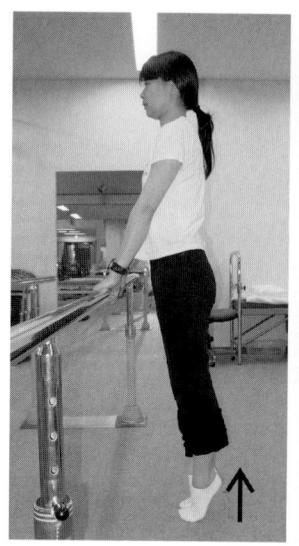

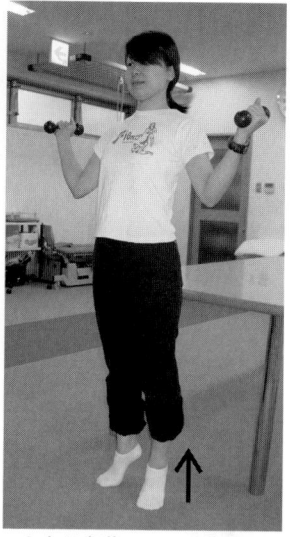

つま先立ち　　　　おもり負荷でのつま先立ち

5．足指屈伸・内外転筋群

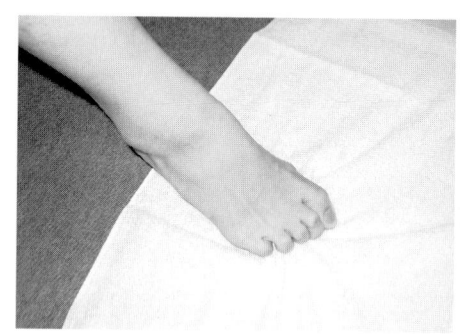

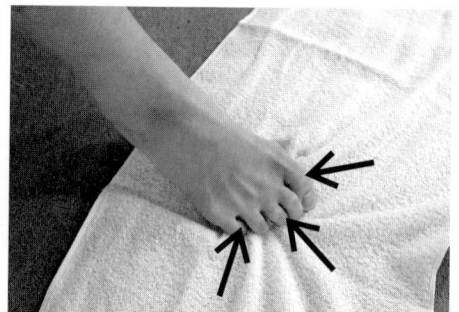

タオルつまみ

図29　下肢の筋力増強訓練

基本姿勢

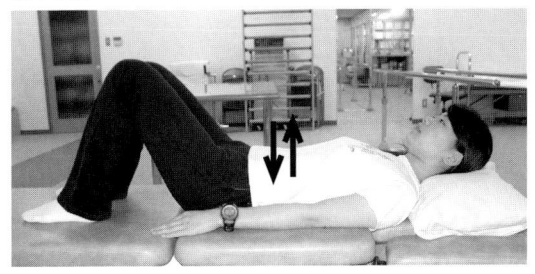

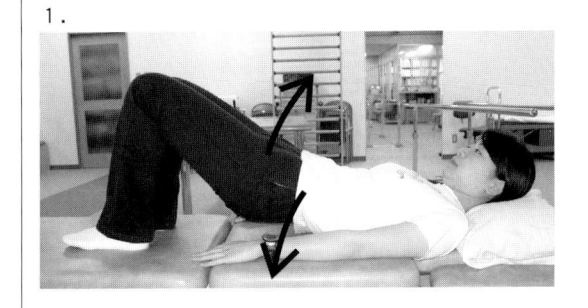

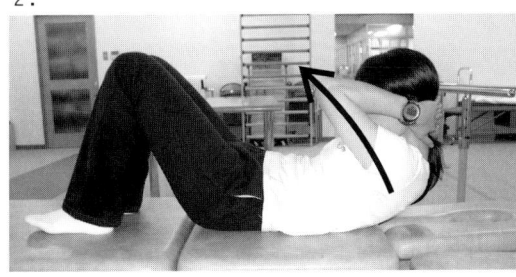

1.

2.

3.

4.

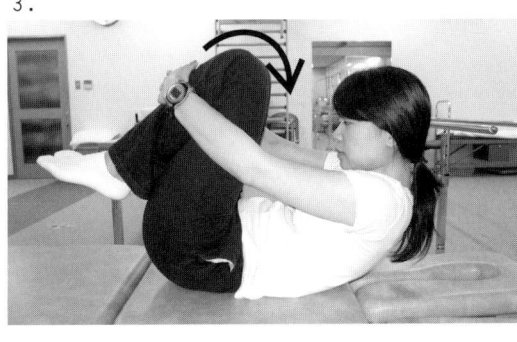

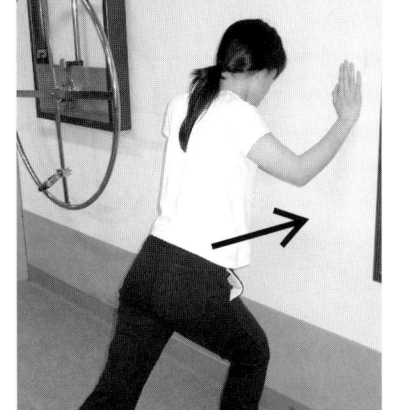

図30　腰痛体操

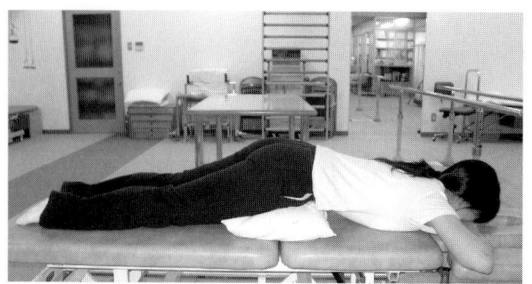

①臀筋をしめる

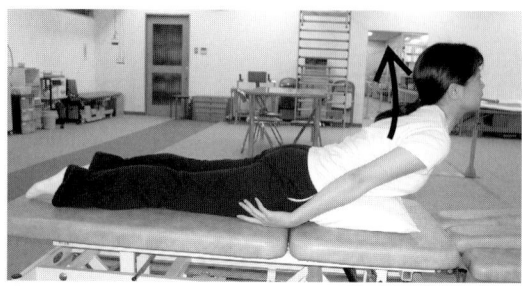

②上半身を軽くそる．

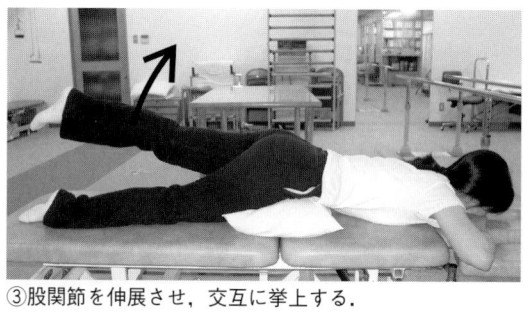

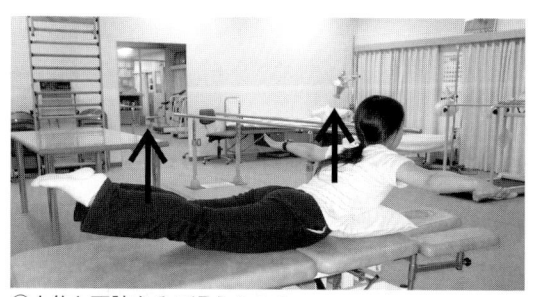

③股関節を伸展させ，交互に挙上する．

④上体と下肢をそり返えらせる．

注：①〜④（枕の位置に注意）

図31　Böhler体操変法

b．腰痛体操

腰痛体操は，運動療法の代表として広く啓蒙され実施されている．本項では急性期直後の治療法のひとつとして紹介したが，本来は再発予防の目的で日常自主的に行う療法とされる．複数のRCTから，急性期の腰痛体操が他の保存療法より有効であるとのエビデンスは見つかっていないが，慢性腰痛には有効であると報告[24]されている．

統計的には，急性腰痛の9割は2-3ヵ月で軽快し，1年後にはほぼ1％に減少する．しかしながら，2年後には6割にある程度の腰痛が再発しており，医療・社会的に再発防止対策は非常に大切である．腰痛体操は種々の方法が考案されているがWilliamsの体操が有名である（図30）．腰痛体操の目的を以下の3点にまとめた．

①筋・靭帯などの弛緩と伸展を起こす．
②腹筋群を鍛えて腹圧を上昇させる．
③前弯軽減による脊柱の安定を求める．

腹直筋（腹直筋，腹斜筋，横隔膜など）の訓練は，腹腔内圧を上昇させ，腰椎や椎間板にかかる負担を軽減させる．さらに，腹直筋の強化は骨盤を回旋させ，骨盤前傾を水平方向へと戻し，前わんを軽減させる効果がある（腰仙角の減少）．大臀筋とハムストリング筋の収縮も骨盤を後傾させる．こうした筋群の訓練は，腰椎の安定性を高め，腰痛の原因となる脊柱支持筋と靭帯への過緊張を減らす[25]．すなわち，総合的に脊柱の機能ユニットへの負荷を軽減させ，腰痛の発生を抑えることになる．

腰痛体操は，主に以下の四種類の基本動作から成り立っている．

①骨盤の回旋と前弯の減少
②腹筋の強化
③脊柱の可動性の増大
④股屈筋のストレッチング

4種類の運動は個別にひとつの目的に対応するものではなく，腰痛体操の3つの目的のための一連の動作として施行される．①については，骨盤の傾斜を維持する筋は等尺性の機能を持つが，同時に体幹を支える持久力も要求されるので，等尺等張収縮訓練ともに大切である．②腹筋の強化は，体を起こす距離を長くし保持を短くすれば等張性要素が大となり，保持時間を長くすれば等尺性の収縮要素が大となる．脊柱の可動性の増大は，主に脊柱起立筋のストレッチング効果があり，④股屈筋のストレッチングは，腰下肢痛後の拘縮に対するハムストリング筋とアキレス腱のストレッチングを行うことになる．

多くの腰痛体操は，この基本動作に捻りを入れるなどを組み合わせて考案されている．腹筋は背筋に比べて筋力低下を起こしやすく，腹筋の訓練が重視されてきた経緯があるが，腹臥位での背筋強化の重要性を唱える意見もあり，手技の評価はさまざまである．

実際の手技として，一種類の体操を3-5回繰り返し1日に数回行う．急性痛の場合，腰痛体操の開始時期は発症後1週間を過ぎてからとする．

高齢者の脊椎圧迫骨折には，より緩和された腹臥位での体操がBöhler変法（**図31**）として紹介されている．ただし，円背形成のある多発性圧迫骨折患者では腹臥位や背屈が困難な場合があり，一概には適応とならない．

c．運動療法の手順

　痛みとともに高度の神経脱落症状を伴い入院治療を必要とする重症例につき，病期を追った運動療法の手順につき述べる．

①新鮮発症・再発例で体動痛が強い場合には安静を基本としている．（持続硬膜外神経ブロック中のことが多い）

②神経ブロック治療・薬物療法により寝返りが可能な状態となれば，背臥位で大腿四頭筋および腹筋の等尺性収縮訓練を開始する．

③数日後，座位保持が可能となった時点で，ベッドに腰掛けた座位訓練→立位訓練（軟性コルセット装着）

④支持歩行訓練（機能訓練室に移動して行う）→自力歩行訓練（平坦部，速度・距離負荷，階段，トレドミル負荷へとすすめる．

　歩行開始後は，万歩計の装着を指示し歩行数を確認する．ADLの中でもトイレ移動は問題であり，発症直後から排泄環境を整えておく必要がある．ベッドの移動バーの設置は有用である．

　負荷の増加は必ず評価を行って決定する．評価は，運動量増加の定量的判断とともに過剰負荷による症状の再発防止の判定にも役立つ．

　自力歩行開始は，一般的には約1-2週間で可能となる．Cailliet[26]は，立位訓練時の適切な姿勢と身体機能の重要性を説いている．すなわち，背筋を伸ばして仙骨角と腰椎前わんの減少を図り，重心に対する身体の正しいアライメントを保つことを強調している．患者教育における重要項目であり，腰痛再発予防も意図している．

　なお，立位訓練開始後は重症例には腹腔内圧上昇と腰椎前わん軽減を目的として軟性コルセットを装着するが，就寝時には不要であり，急性期を過ぎれば腰椎の可動性を重視して簡易腰帯バンドに変更している．さらに，速歩が可能となれば中止するよう指示している．

⑤ついで，下肢の筋力増強訓練を行う．筋力増強訓練は，MMT測定結果に基づき処方する．原則として，低評価の筋群に抵抗運動を行う．手際よい徒手訓練はPTの専門分野となるが，退院後に患者個人で行う自動運動，自動抵抗運動は大切であるため，入院中に習得できるようしっかりと指導しておく．1週間を過ぎれば，腰痛体操を症状に応じて処方する．運動療法では，性急な訓練，不適切な方法，過剰訓練，捻り動作，作業姿勢に十分注意する．

⑥著者は，亜急性期の運動療法として，簡易評価法で説明したトレドミル負荷法を利用している．自力歩行が可能となれば開始する．まず，評価の結果からその時点で

の最大負荷可能量を設定する．この最大負荷量の6割を目度にトレドミル歩行を処方する．数日毎に最大負荷量を測定し直し，新たな負荷量を決めていく．若年者の腰椎椎間板ヘルニアでは，Ⅲ'（7MET's）以上達成を略治目標とする．高齢者の脊柱管狭窄症では，Ⅱ'（5MET's）終了可能であれば，まずADLに支障がない[27]．注意点として，トレドミルは傾斜を増やして負荷を増やす仕組みになっているため，前傾姿勢で疼痛が悪化する患者には注意する．あるいは，高齢者はベルトの移動に馴染めず転倒する危険もあり，エルゴメーターなど他の機器を利用することもある．むしろスタッフ見守り下に，病院の階段の昇降や周辺の散歩を行う場合も多い．

⑦約半–1ヵ月前後で亜急性期を終える．以降は，積極的に負荷訓練をすすめる．最終的には社会復帰が重要なために，退院前に試験外泊を行い，生活動作，就労上の問題点を確認している．

図32に全経過中の運動療法の手順をまとめた．

v．神経ブロックと理学療法の組み合わせ

適応となる神経ブロックは，「基礎編第5章2．有痛性運動器疾患に適応となる神経ブロック表2」に紹介した．急性期で，痛みのために不眠や体動障害の強い症例には，安静を基本として積極的な運動は行わず，持続硬膜外神経ブロックと薬物療法および物理療法のみとしている．ただし3日以上安静を続けることはなく，持続硬膜外カテーテルの留置下に軽負荷の運動療法を開始している．1週間ベッド上安静を要する事例は，もともと神経障害の合併例が多く手術適応と考える．

持続硬膜外カテーテルの留置は約1週間で最大2週間までとし，以降は単独の硬膜外神経ブロックに移行する．若年者では，異物反応に伴い約1週間程度で自然抜去や効果の低下することが多い．局所麻酔薬は1％塩酸メピバカインを使用している．長時間作用性の0.5％塩酸ブピバカインは，効き始めと"きれ"が悪く，患者には不評であることが多い．あるいは，1％塩酸メピバカインと0.5％塩酸ブピバカインを混注するか，昼は短時間作用性，夜間は長時間作用性と使い分けることもある．この点PHN患者での印象と異なる．

同時に，万歩計で歩数計測下の歩行と，捻りを避けた腰痛体操を始める．運動開始後はカテーテルの自然抜去や切断，感染に注意する．患者が外泊時に家内作業を行い，汗と管理不足による感染報告があるため，当院では24時間以内に刺入部の消毒ができる時間範囲で外泊を許可している．

訓練は局所麻酔薬の注入前に済ましておく．2週間前後で，根症状があまり改善しない場合は神経根ブロックを行う．同日には運動は行わず，翌日に評価を実施して改善度を観察している．

入院患者については，運動療法が可能な状態になれば，まず，機能訓練室で運動療法を行い，次いで処置室で神経ブロックとTEASを行う．持続硬膜外カテを留置している場

合には，局麻薬注入は病室で行う．外来患者は軽症が多いため，運動療法は初回の指示に留まり，神経ブロックとTEASなどの物理療法のみの治療となる場合が多い．入院患者では，腰部硬膜外神経ブロックには，1％塩酸メピバカインを1回4-6ml用いているが，外来患者には，0.5％塩酸メピバカイン4-6mlを使用している．ただし，腰部脊柱管狭窄症患者では2mlでも十分な効果が出る事があり注意を要する．仙骨部硬膜外には0.5％塩酸メピバカイン10-12mlを用いる．以上は基本であり，使用する局麻薬の種類は，患者の診療許容時間を参考に変更している．また，病室・訓練室・処置室間の移送手順や伝言内容を決めておかないと，患者移動中に転倒，血圧低下などのリスクが生じる．

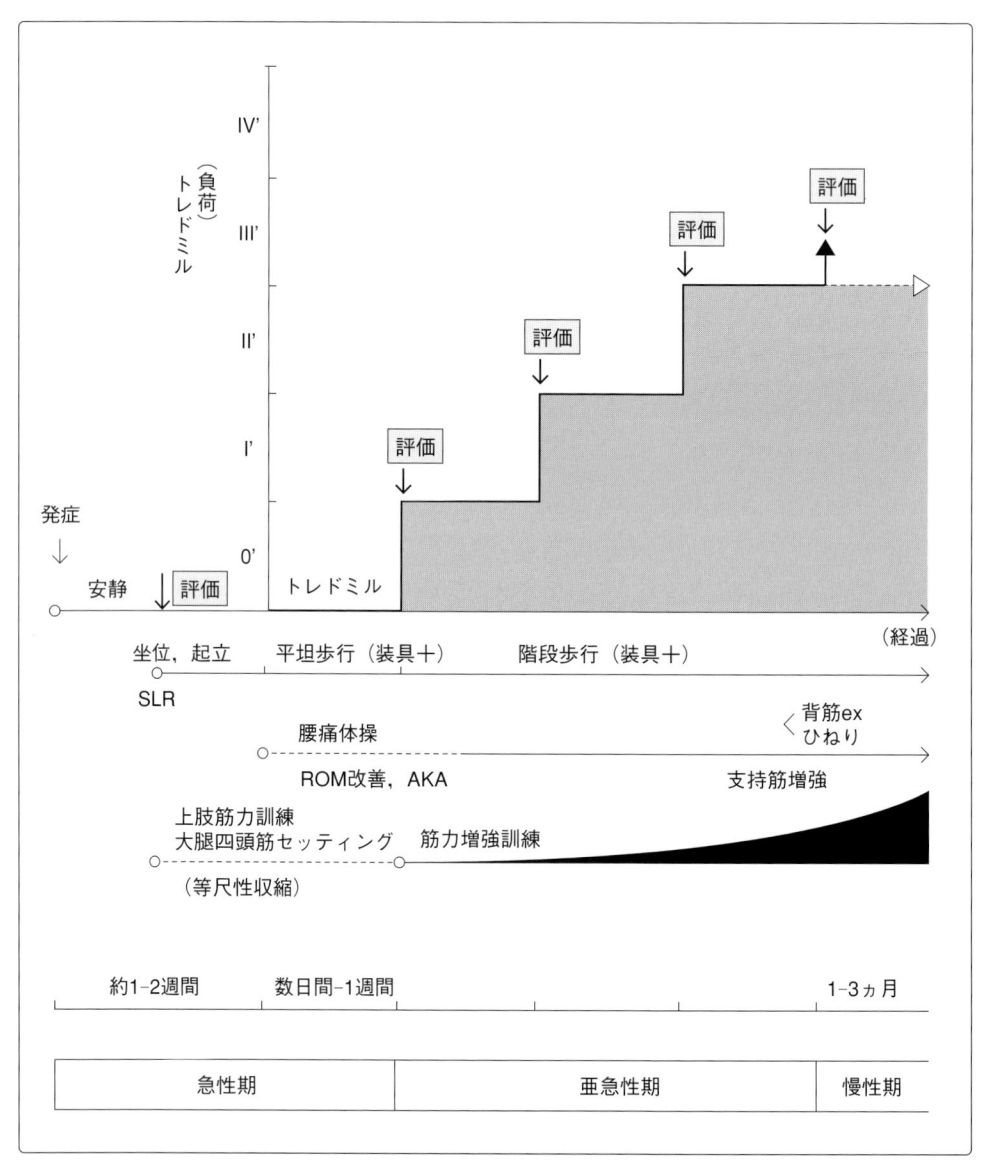

図32 腰部神経根症の運動療法手順

ステロイド薬は症状に応じて，デキサメタゾン2mg（1筒）を塩酸メピバカインに混入し，急性期には週1度計3回まで使用している．また，年間で10回程度までとしている．著者は，毎週1度，半年間にわたりデキサメタゾン添付のトリガー注射を受けていた患者を診察した経験があるが，すでに体重増加と満月顔貌を呈していた．変形性膝関節症患者に漫然とステロイド関節内注射を行う弊害については周知のこところであるが，他院を受診している患者がすでに膝関節注射を含め，さまざまなステロイド治療を受けている可能性があり詳細な問診を心がける．

　その他，ワーファリンなどハイリスク薬の処方歴を持つ患者も多いが，患者自身認識していない例が希にあり注意がいる．なお，冬期には，局所麻酔薬のバイアルを36度程度に温めておくと注入痛が少ない．

　神経ブロック後は，TEASもしくはレーザー治療を行い経過観察する．著者はTEASを重要な治療内容として考えている．直接患者に触れて神経ブロック後の緊張を和らげ，患者からの訴えを聞き，神経ブロック後の異常を観察する貴重な機会となる．

　他の疾患と同じく，TEASに使用する鍼は4本と決め，TEAS終了時の看護師による鍼抜き忘れを防止している．"4本の原則"設定以降，抜き忘れ事故はほぼ消失した．ペースメーカー設置患者には，置き鍼も止めている．

　物理療法終了後，最低5分間はベッド上安静を指示し，床での立位および膝屈伸運動が可能であることと歩容を観察し，神経ブロック残存効果によるふらつき等のないことを確認した後に帰宅を許可している．その他，次回治療日の指示も同様に大切である．

vi. 治療目標

　発症前へのADL改善が目標であるが，外来患者は，一度の治療やある時点で自己判断により来院を中断することが多く，効果の判定が困難となることが多い．将来，データを集めるためには，再来時に前回の治療効果や感想をカルテに記載しておく必要がある．そのためにも，長期治療の必要があると思われる患者には，治療開始時と1週間後の最低2回は評価を行っておく．

　痛みは軽減しても，知覚異常や軽度の麻痺が残存している場合があり，患者に神経障害の生理的な回復過程における時間的ずれについて説明しておく必要がある．治療中止の判断は，特に高齢者では完治が困難な場合が多いために難しい．完治せず症状固定で留まることも多い．運動器の老化に伴う変性疾患は，寛解と再発を繰り返すために予防指教育が大切であるが，外来治療だけでは対処が不十分になるので，高齢のリピーターには通所リハビリテーションを勧めている．さらに最近では，公的施設を利用して地域の高齢者に対して予防体操の指導や集団体操も行っている．

vii. 治療計画

図33に基本的な治療計画を，図34にリハビリテーション実施表を例示した．

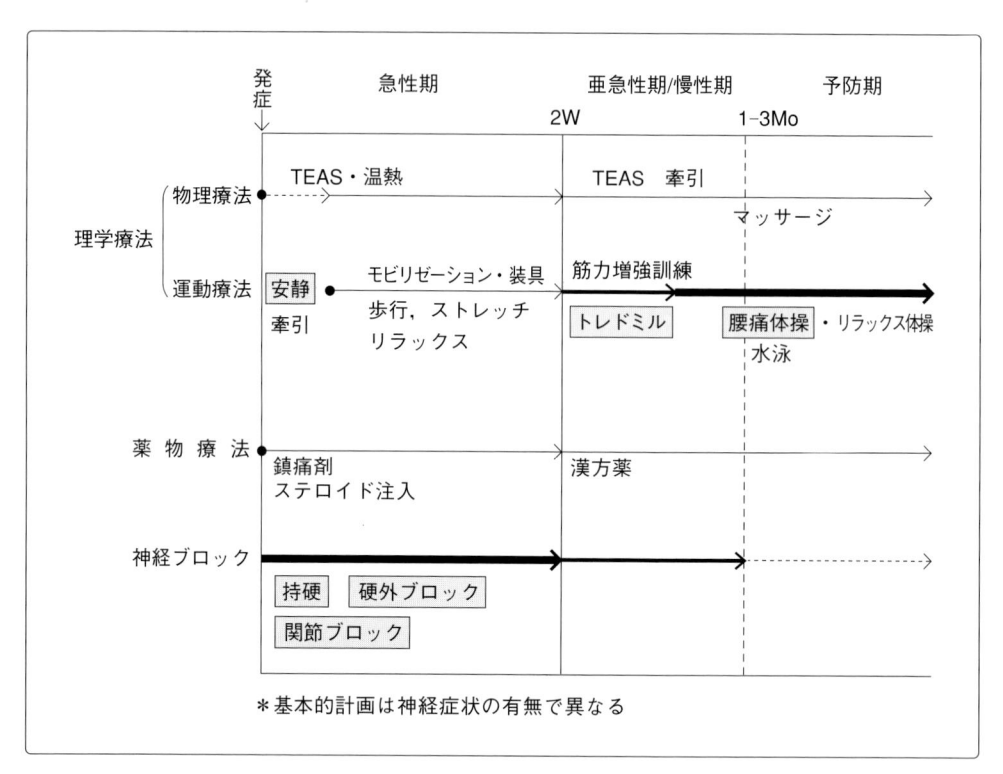

図33　腰下肢痛の治療計画

図34　腰下肢痛疾患リハビリテーション実施表

[3] 変形性膝関節症

中・高年齢の肥満傾向にある女性を中心に，外来患者の比率が高いために項目を設けた．現在患者数は数百万人といわれる．膝関節は，運動性と支持性の重要な役割に相関して過大なストレスがかかる器官であること，荷重関節の特性として関節面の安静が得にくいことが特徴である．寛解と悪化を繰り返すため，急性期のみの対応に限らず再発予防，自己管理の患者教育が必要である．ペインクリニック誌に膝痛治療の特集が出されている[28]．

i. 診療指針

図35に診療指針を示した．

ii. 評価

椅子からの立ち上がり，一定距離の歩行下における速度，上体の動揺，歩幅，などから，疼痛や関節拘縮に関するかなりの情報が得られる．歩容と歩行距離とは，膝の計測上の機能障害とよく相関するといわれている．装具，杖，歩行器の使用状況を確認する．まず触診で，大腿四頭筋を掴んで緊張度を測り，膝部の熱感と水腫の有無を確認する．慢性期にはむしろ冷感を認めることも多い．次いで，型どおりROM-TとMMTを行う．ROM-Tで屈曲拘縮が検出されることが多い．自動，他動両者の測定を行う．疼痛発生角度も併記しておく．評価時には関節痛の助長を避けるよう注意がいる．ADL評価では，階段下降

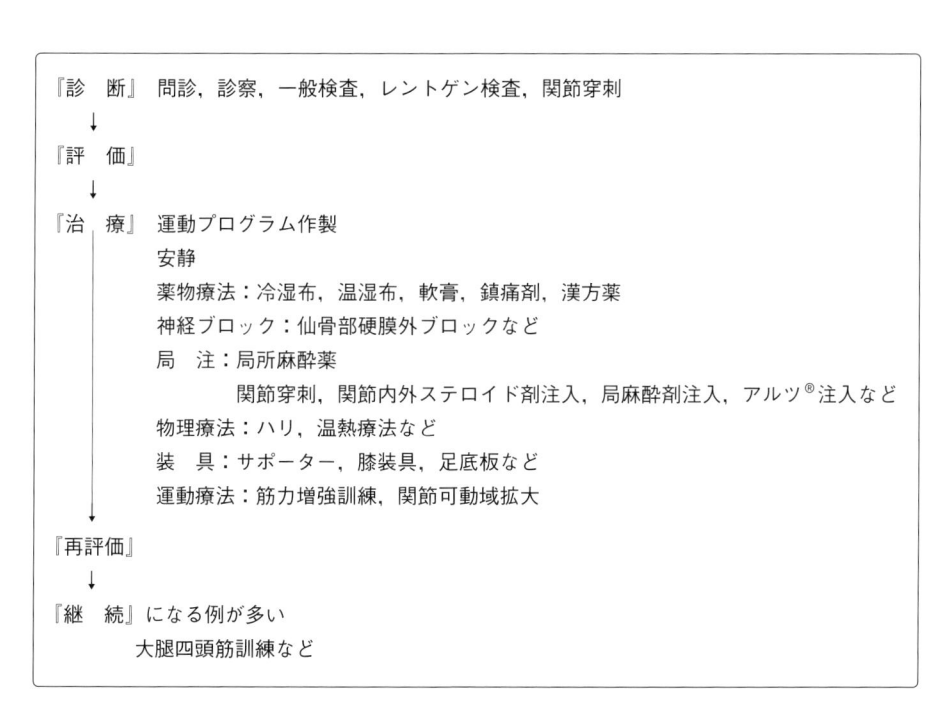

```
『診 断』 問診，診察，一般検査，レントゲン検査，関節穿刺
   ↓
『評 価』
   ↓
『治 療』 運動プログラム作製
        安静
        薬物療法：冷湿布，温湿布，軟膏，鎮痛剤，漢方薬
        神経ブロック：仙骨部硬膜外ブロックなど
        局 注：局所麻酔薬
             関節穿刺，関節内外ステロイド剤注入，局麻酔剤注入，アルツ®注入など
        物理療法：ハリ，温熱療法など
        装 具：サポーター，膝装具，足底板など
        運動療法：筋力増強訓練，関節可動域拡大
   ↓
『再評価』
   ↓
『継 続』になる例が多い
        大腿四頭筋訓練など
```

図35 変形性膝関節症の診療指針

時の疼痛発生状況と正座の可否を問診しておく．高齢者では，灸痕も多く，また関節内ステロイド注射歴が長い患者によく遭遇するために注意が必要である．

大腿四頭筋の伸展力は，成人で40-50kg程度であるが，高度萎縮者では3分の1程度までに低下する．定点を定めた両側の膝関節部と大腿四頭筋の周径測定は必須である．例えば，膝蓋中心部と，膝関節裂隙より頭側10cm，15cmで両側を測る．大腿四頭筋とハムストリング筋を含めた萎縮の観察ができる．

ペインクリニック外来でも最低測定すべき検査につき言及する[29]．膝関節に特徴的な測定項目として，Femoro-tibial angle（FTA）がある．この角は，膝の立位でのX線撮影で，荷重下の膝関節を正面からみて，大腿骨軸と脛骨軸の交点外側に求められる．正常成人で176（女）-178（男）度前後であるが，内反変形では膝関節裂隙が狭くなるためにFTAが増加する．進行例では180度以上を呈する．大腿骨頭と足関節それぞれの中心を結ぶ線である下肢機能軸はMikulicz線と呼ばれ，FTAの増大とともに膝の内側を通過するようになる．この結果，下肢アライメント異常を来す（図36）．

腰下肢痛疾患と同様に，能力障害の判定に膝機能評価法が種々提案されている．代表的な評価法として，表12の変形性膝関節症治療成績判定基準があり治療判定にも用いられる[30]．表13に評価と運動プログラム例を示した．あるいは，ADLにおいて，移乗・移動などの能力障害が重要となることから，リハビリテーション科ではFIMを用いることが多い．

臨床現場では，簡易評価法として「10m全力歩行時間」が使用しやすい．転倒のリスクがある事例や歩行スペースに制限がある場合などは，「3m歩行テスト」でも十分移動能

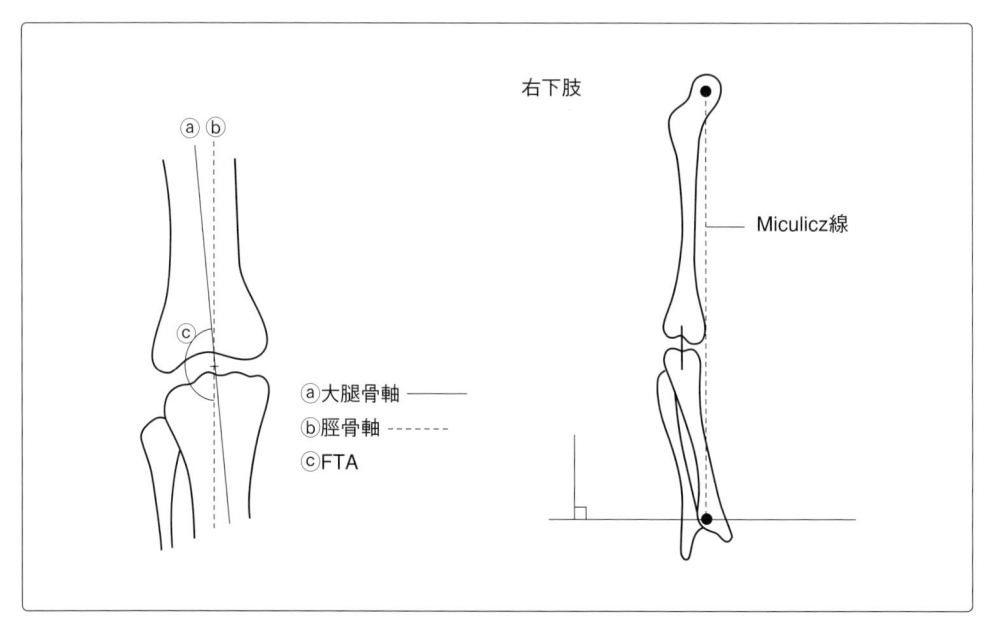

図36　FTAとMikulicz線

力を評価できると報告[31]があり，指標のひとつとして利用可能である．その他，膝機能として階段昇降は大切であるため，40cmの踏み台を昇降して，支柱無しで，跨ぎ，昇降，方向転換，体幹保持の状況を観察することも推奨される[32].

表12　変形性膝関節症治療成績判定基準

術前　術後　病院名：_____　　記入者氏名：_____　　記入：S___年___月___日
診断名：_____　　患者氏名：_____　　カルテ番号：_____
住　所：_____　　TEL：_____　　性別：男・女　年齢：___才

		右	左
疼痛歩行能	疼痛全くなく，1km以上連続歩行可	26	26
	通常歩行時痛なし，1km以上連続歩行可，動作時たまに疼痛あり	22	22
	歩行時疼痛軽度で，1km以上連続歩行可	18	18
	疼痛のため連続歩行（500m～1km未満）	15	15
	〃　　　　　　（100m～500m未満）	11	11
	疼痛のための室内歩行，または100m以下の歩行	7	7
	歩行不能	4	4
	起立不能	0	0
階段昇降機能	昇降自由，疼痛なし	28	28
	昇降やや困難，疼痛なし	22	22
	昇降やや困難，疼痛あることもある	17	17
	昇降困難，疼痛常にあり	11	11
	昇降きわめて困難，激痛なし	6	6
	昇降きわめて困難，激痛あり，または不能	0	0
可動域	正座可能な可動域	35	35
	横座り・胡座可能な可動域	28	28
	110°以上屈曲可能	21	21
	75°　〃	14	14
	35°　〃	7	7
	強直または35°未満拘縮	0	0
水腫	水腫なし	11	11
	時に穿刺必要	6	6
	頻回　〃	0	0
	相関係数	0.762	

（腰野富久．変形性膝関節症治療成績判定基準．日整会誌1998；62：901-2．より引用[30]）

表13 変形性膝関節症の評価と運動プログラム例

<下 肢 周 径> (cm表示)

	大 腿	膝蓋骨上縁	膝中央	膝蓋骨下縁	下 腿
H4.12.18					
右	46.0	38.0	36.0	31.0	32.0
左	44.0	40.0	37.0	32.0	31.5
H5.2.10					
右	46.0	39.0	36.0	32.0	31.0
左	44.0	39.0	39.0	32.0	31.0

<ROM-T>

	knee 屈曲	*knee* 伸展
H4.12.18		
右	130°	-20°
左	110°	-40°
H5.2.10		
右	11.5°	-10°
左	110°	-10°

※ MMTは，痛みが強い時は関節炎症状を悪化させることがあるために，ROM-Tのみ測定することが多い．

<運動プログラム>

H4.12.19	〈program〉
	1．大腿四頭筋　マッスルセッティング（目的：安静中の筋萎縮防止）
H5.1.6	〈program追加〉
	2．膝関節のROM-*ex*（目的：膝関節の拘縮予防と関節可動域拡大）
H5.2.10	〈program追加〉〈program 1．中止〉
	3．大腿四頭筋筋力up訓練（目的：大腿四頭筋筋力強化）
	0.5kgの重錘バンドを用いてSLRの形にて左右10回づつ
	4．エルゴメーター　10分（目的：膝関節の可動域拡大，下肢筋力の筋力増強 心・肺機能低下予防）

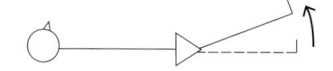

iii. 理学療法

1）物理療法
当院では，主にTEASとホットパックを行っている．

2）運動療法
炎症所見が強く，歩行障害が著明な時期は，安静と薬物療法が主体となるのは，他の有痛性運動器疾患に共通している．しかしながら，日常生活で歩行はやむをえない動作であり，また長期の安静による弊害も大きい．本来，退行性変性疾患であり，完治は困難との認識から，疼痛があってもできるだけ歩行を勧めている．外傷や術後と異なり外来通院患者が多いために，在宅での膝に負担をかけない大腿四頭筋強化訓練を指導している．訓練室では，PTが同訓練の指導と関節運動学的アプローチ（AKA）を施行している．

膝関節障害の運動療法の目的は，a．大腿四頭筋の筋力増強と，b．拘縮防止と可動域の拡大である．天然の膝コルセットである大腿四頭筋の強化訓練は，膝関節への免荷をはかり，回復と再発防止のために特に重要である．変形性膝関節症での訓練は，腰痛体操と同じく，症状の進行防止法としての意義が大きい．

訓練に際して，膝関節と関連筋の機能について理解しておくことがいくつかある．膝関節は大腿骨，脛骨，膝蓋骨がなす3関節からなる．ハムストリング筋を中心とした7つの屈筋と，伸筋である大腿四頭筋により運動が制御される．

大腿四頭筋は四頭からなり，共同の腱は膝蓋骨を包み，さらに下方に進み膝蓋靭帯となって脛骨粗面に付着する[33]．この筋は大腿の伸筋のほとんどを占めることから，その障害はひとのADLで基本的な起立位の保持や歩行，階段の昇降動作を制限することになる．

足が着地した立位の状態では，本来，膝屈筋であるハムストリング筋，大臀筋，ひ腹筋などの収縮は，結果的に大腿四頭筋の作用を補足して膝を伸展させることになるため，機能的伸筋の役目を果たす．膝関節障害に限らず，筋と関節の相互関係は複雑であり機能解剖の知識が必須である．

a．筋力増強訓練
訓練には状況に応じて，等尺性，等張性，等運動性収縮訓練が用いられる．瞬発力増強には等尺性訓練を，持続力増強には等張性訓練が優れている．両者の利点を合わせた目的で，等運動性収縮訓練が行われる．

等運動性収縮訓練は，特殊な抵抗器（Cybex machine, KinComなど）を必要とし，フィードバック効果により患者個人の筋力に応じて一定の筋速度で収縮させることができる．ただし，機器が高価なこと，高齢者には操作上不向きとする意見がある．それでも，介護保険の見直しでは，介護予防としてパワーリハビリテーションが提唱されているので，介護保険事業者を中心に新しい筋トレ機器の使用が進む可能性が高い．

等張性収縮訓練は，筋の張力を一定にして，筋の長さを変えながら収縮させる訓練であ

り，N-K型運動練習装置（**図37**）が普及しているが，筋収縮に際して関節を動かさなくてはならない．片麻痺などには有効であるが，膝関節自体に負荷をかけることは避けられないので，膝関節の炎症症状が強い場合には使用制限がある．

等張性収縮訓練での運動方法は，筋力回復訓練全体に適応されるDeLome-Watkinsの漸増抵抗運動法に基づき設定する[34]．MMTが以上の比較的筋力が強い患者には，10回続けて運動できる最大負荷量（10RM：repetition maximum）を，MMTが3以下の筋力低下例には，10回繰り返して行える最少負荷介助量（10Rm：repetition minimum）を設定する．両者とも，おもりが必要であるが，10Rmではさらに滑車が必要となる．こうした訓練は，むしろ片麻痺や術後に用いられる．ADLの観点からは，少なくとも装具なしで歩行可能であるMMT3以上の回復を目指す．

治療を継続するためには，簡便性が重要な意義を持つので，大半を占める高齢の変形性膝関節症患者には，大腿四頭筋の等尺性収縮訓練がより普遍的である．すなわち，重錘バンドを患側下腿に装着させ，膝関節を伸展固定したまま床から足端が約15cm浮くように下肢を挙上させ，約5-6秒間保持した後に再度下肢を降ろして休息する方法である．同一動作を1セットとする（**図38**）．

なお，腰痛のある患者では，**図38**の写真のように，挙上しない側の下肢を軽く曲げて

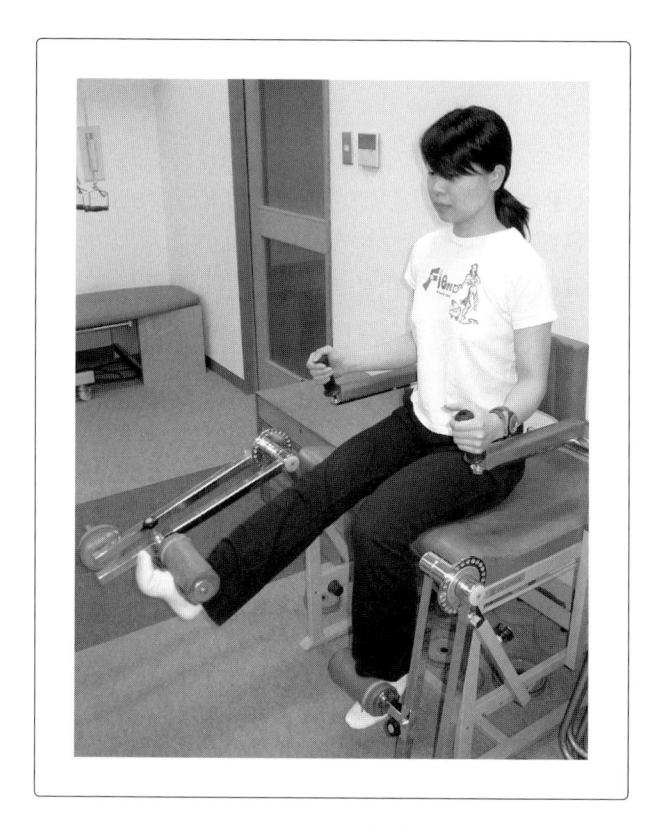

図37　N-K型運動練習装置

おく．

両側性膝障害の場合は交互に行う．荷重も最初は0からはじめ，重くても2kgまでで十分である．この方法は，膝への負担が少ないため疼痛も少なく安全である．最近ではスポーツ店で容易に安価で類似のバンドを手に入れる事ができるので，自宅での訓練に最適である．負荷量の増減は，PTによる定期的な評価で決定している．

b．関節可動域拡大訓練

関節障害であるため，可動域拡大訓練を平行して行う．可動域の低下は疼痛による廃用性拘縮と関節面自体の変形に起因する．温熱療法やトリガーポイント注射に続いて，自動的・他動的伸張法で可動域の拡大を図る．

有痛性肩関節疾患でも述べたが，関節包内の原因による関節拘縮には，他動的伸展訓練である，AKAが有効である．関節内の遊びを作り疼痛を緩和させた状態で伸展運動を行う．肩関節では凸の法則であったが，膝関節では凹の法則に従い，脛骨上端を前方に押して関節面上を滑らせ伸展させる．

可動域訓練は，屈曲訓練と伸展訓練がある．ともに筋力増強訓練と並行して行う．PTによる徒手訓練，器械を用いた矯正訓練があるが，屈曲障害は正座，排泄時に影響が大きく，日々，自己介助運動を欠かさないよう指導する．自宅では，湯船の中で温熱療法下の簡単で効果的な訓練ができる．下肢伸展位で膝を手で押しながら同時に膝を伸ばす（伸展

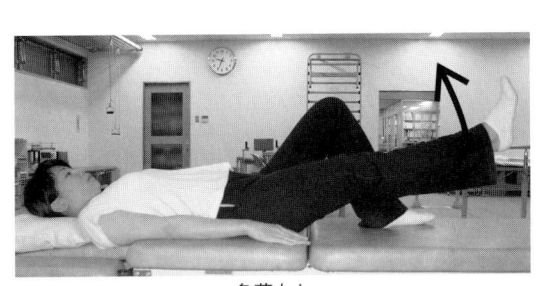

負荷なし

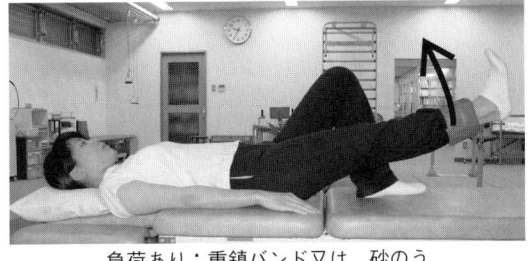

負荷あり：重鎮バンド又は，砂のう
（足を15-20cm上げ，5-6秒おく）

図38 大腿四頭筋の等尺性収縮訓練

訓練).主にハムストリング筋の伸展を目的とする.あるいは,ゆっくりと自重をかけながら正座を試みる(屈曲訓練).

また,単に膝を下腿長軸方向に牽引するだけも疼痛が軽減する.一種のモビリゼーションである.その他,椅子に腰掛け,力を抜いて竹筒を床の上で前後に転がす方法がある(図39).このローラー訓練は,歩行や起立時の体位保持に関する膝受容体の感受性維持訓練になる.

昨今,変形性膝関節疾患は生活習慣病との認識が高く,肥満→過荷重→疼痛→廃用→大腿四頭筋のやせ→膝関節拘縮の経過をとるため,体重自己管理が最重要であることはいうまでもない.

最近の知見として,第41回日本リハビリテーション学会学術集会(2004年,東京)で,膝関節症(OA)に対する運動療法ホームエクササイズの効果についての教育講演を紹介する.講演で黒澤[35]は,大腿四頭筋の等尺性訓練に,下肢伸展挙上訓練(straight leg

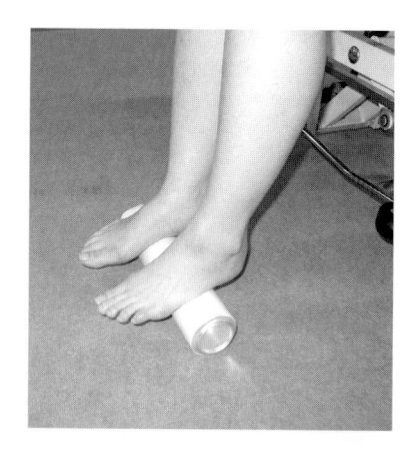

空きカンをテープでつなぎ筒を作る.竹でもよい.両足で筒を踏み,膝の力を抜いて,軽く前後に転がす.5分間位.1日数回行う.

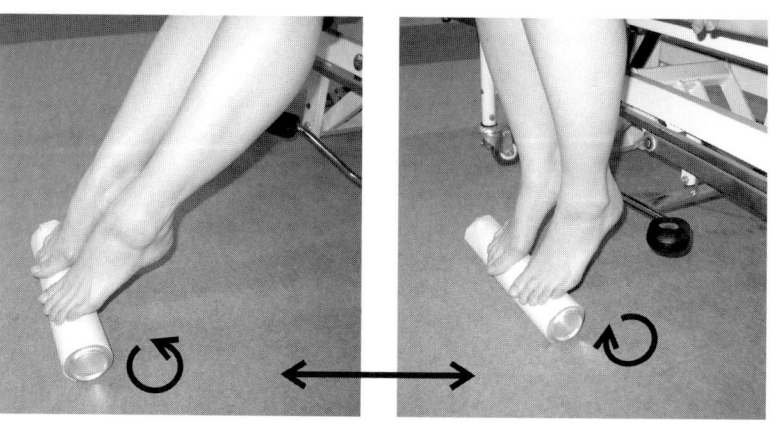

図39 ローラー訓練

raising：SLR）とストレッチ訓練を3ヵ月続けることで，VASおよびJOAスコアーともに有意に改善させ，その効果はNSIAIDsと同等であったと報告している．

ついで，変形性膝関節症のX線進行度分類II度以上の患者に対して，膝関節下に枕を敷いた大腿四頭筋の等張性伸展訓練（1セット20回2セット，朝晩），荷重歩行（1日20分間以上，1週間5日以上戸外），あるいは，つかまり足踏み歩行（1セット100-200歩，1日2回）を3ヵ月間行い，全群で有意の下肢機能改善をみている．どの負荷も3MET'sの程度で，高齢者でも許容範囲であることを確認している．

このように，分かりやすい運動方法と治療効果が出るために必要となる継続期間について具体的な数値を提示したデータは，患者指導において非常に貴重である．

iv．装具

観血的治療法の対象となる高度の変形や関節リウマチは別として，軽度変形例では，Mikulicz線を外方に移動させ，膝関節内側にかかる荷重の軽減を目的として，楔状足底板が使用される．ただし，FTA自体は変化しないといわれる．

患者の大半は内反変形（O脚）であるため，患肢に外側を4-10mm高くしたものが用いられる．有効率は70-80％程度と報告[36]されているが，装具の特性として装着に手間がかかるとか，室内外で履物が異なる，素材が滑りやすい，違和感などの理由のため長期的には装着率が低くなるのが難点である．

膝装具は急性期で疼痛が強い場合や伸筋が弱い場合に，歩行時の関節免荷と関節動揺を防ぐために使用されるが，転倒防止，健側膝や股関節への負担軽減の意味もある．装具装着が長期化しないように，積極的な筋力増強訓練を指導するが，高齢者では装着離脱はかなり困難である．慢性症例ではサポーターによる保温が，短時間の温熱療法よりもはるかに有益である．手術適応となる患者も多く関節外科との連携が大切である．

膝関節疾患だけでなく，下肢筋力低下によるふらつき防止のために，歩行補助杖を使用する患者も多い．杖，ロフストランド・クラッチなど，歩行時に安定が得られるため多用されているが，今後，歩行器を利用する高齢者の増加が見込まれる．最近，歩行器に酸素ボンベを積んで，通所リハに来所するHOT患者が増えてきた．必然的に，杖，車椅子とともに，歩行器の種類，機能，さらにバリアフリーや介助方法の知識が必要となっている．

v．神経ブロックと理学療法の組み合わせ

急性期で腫脹疼痛が強い場合は，血行改善と疼痛緩和を目的として，安静下に仙骨・腰部硬膜外神経ブロックを行う．仙骨硬膜外神経ブロックは女性高齢者ではブロック直後の失禁に注意する．その他，適応となる神経ブロックが数種ある「基礎編第5章2．有痛性運動器疾患に適応となる神経ブロック表2」．膝関節穿刺との併用治療も一割程度あるが，極力穿刺は避けている．ステロイド使用は多くても月1度までとし，代替として2週に1

回程度ヒアルロン酸製剤を使用している．

　外来患者には，圧痛点1-2箇所にトリガーポイント注射とTEASを行う．トリガーポイント注射の部位のうち，関節外病変として，半腱様筋が縫工筋，薄筋の腱と結合し腱板を形成する鵞足部は，腱と大腿骨の間に関節嚢が挟まり炎症が発生しやすいために，同部への注射が有効な症例が多い（**図40**）．

　この治療のみで満足し帰宅する患者も少なくないが，関節内障害に対する関節穿刺を必要とする症例や大腿四頭筋のやせが強い場合には，まず，訓練室でAKAおよび大腿四頭筋訓練を行い，ついで処置室で，適応となる神経ブロックとTEASを施行する．肩関節痛と異なり歩行移動が必要なために，訓練を済ませてから神経ブロックを行っている．

vi．治療計画

　治療は長期に及ぶ傾向があるために，薬物療法はNSAIDsを症状の悪化時期に使用し，同時に，膝関節水腫の軽減を目的として漢方薬の防已黄耆湯を好んで処方している．2週間投与で効果がみられる．変形性膝関節症の治療計画を**図41**に示した．

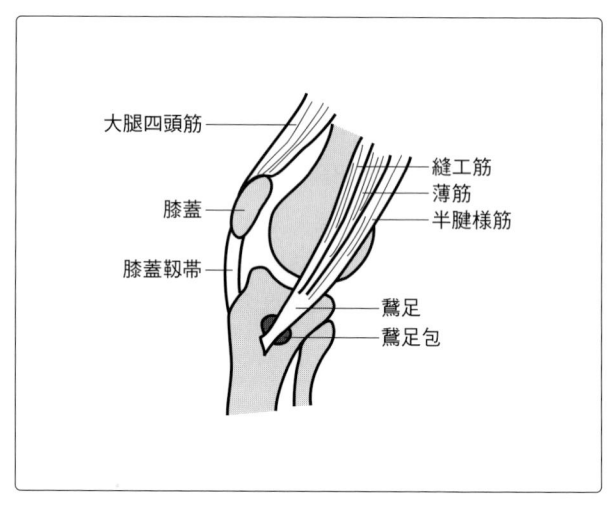

図40　鵞　足

	悪化↓	急性期・慢性憎悪期・水腫期	慢性期	（予防期）
			2W	数ヵ月

理学療法
- 物理療法: 冷● → TEAS, 温熱 → TEAS, 保温 →
- 運動療法:
  - 安静 ● → ROM / 他動・屈曲 → （ハムストリング伸張）／屈曲　伸張 →
  - ● → 筋力増強／大腿四頭筋／等尺運動（セッティング） → **大腿四頭筋** 等尺運動／等張運動／等速運動 → 自動・他動 抵抗運動

薬物療法
- ステロイド剤注入 → アルツ®注入 →
- 消炎鎮痛薬／ハップ剤　漢方薬

神経ブロック
- 硬外ブロック
- 仙骨ブロック
- トリガーポイント注射

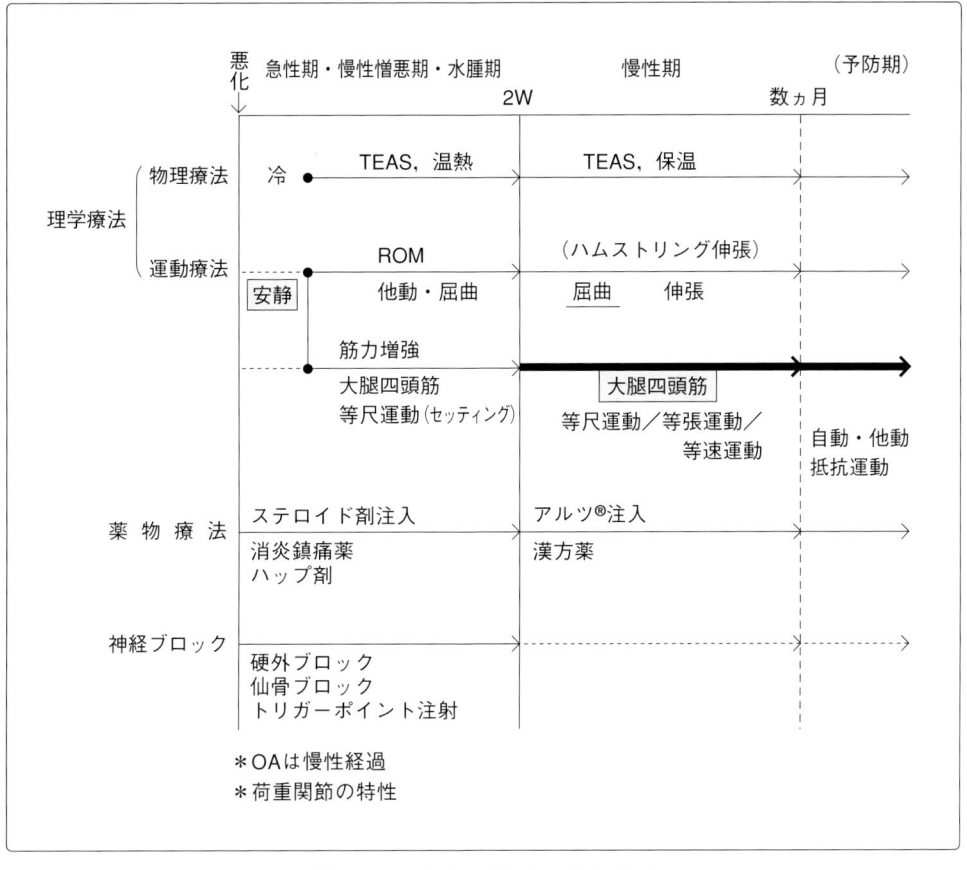

＊OAは慢性経過
＊荷重関節の特性

図41　変形性膝関節症の治療計画

【 文　献 】

1) 岩倉博光，ほか編．臨床リハビリテーション/痛みのマネジメント頸肩腕痛．東京：医歯薬出版；1990.
2) 平成10年厚生省国民生活調査．厚生省大臣官房統計情報部．2000.
3) 田中靖久，ほか．頸部神経根症に対する保存的治療の成績とその予測．整形・災害外科 1997；40：167-74.
4) 髙岸憲二．5.肩関節周囲炎．宮崎東洋，ほか編．痛み読本．大阪市：永井書店；2000. 182-5.
5) 保岡正治．7.痛みの理学療法．宮崎東洋，ほか編．痛み読本．大阪市：永井書店；2000. 66-78.
6) 特集「肩の痛み」．ペインクリニック 2002；23：285-363.
7) 保岡正治．ペインクリニックと運動療法（2）．ペインクリニック 1995；16：257-62.
8) 日本整形外科学会．日本リハビリテーション医学会会告．関節可動域表示ならびに測定法，日整会誌 1974；48：巻頭．
9) 今野孝彦，ほか．日常生活動作（ADL）と上肢機能．石原義恕，ほか編．これでできるリウマチの作業療法．東京：南江堂；1996. 27-33.
10) Codman. E. A. The Shoulder. Boston: Thomas Todd Co; 1934.
11) 山崎節子，B肩関節可動障害の評価．嶋田智明，ほか編．関節可動障害．東京：メディカルプレス；1993. 113-28.
12) 武富由雄．肩関節周囲炎．石川　齊，ほか編．理学療法技術ガイド．東京：文光堂；1998. 699-704.
13) 博田節夫．慢性有痛性整形外科的疾患の保存的治療．恩地　裕，ほか編．整形外科ペインクリニック．東京：金原出版株式会社；1990. 25-48.
14) Cailliet, R. 荻島秀男訳．肩の痛み．東京：医歯薬出版；1979. 45-63.
15) 服部一郎，ほか編．リハビリテーション技術全書．東京：医学書院；1984. 934-6.
16) 小室　透，ほか．肩関節周囲炎に対する外来運動療法．理学療法ジャーナル 2001；35：36-44.
17) 日本整形外科学会．日本整形外科学会会告．肩関節疾患治療成績判定基準．日整会誌 1987. 61：623-9.
18) William H. Kirkaldy-Willis. 腰椎退行変性―その3つの位相．辻　陽雄監修．腰痛のマネジメント．東京：医学書院；1991. 95-108.
19) 菊池臣一．腰痛．東京：医学書院；2003.
20) 大瀬戸清茂．若杉文吉監修．ペインクリニック診断・治療ガイド．東京：日本医事新報社；1994. 213.
21) 森本昌弘．筋・筋膜性疼痛の病態と治療；トリガーポイント注射による治療．ペインクリニック 2003；24：789-94.
22) 日本整形外科学会．日本整形外科学会会告．腰痛疾患治療成績判定基準．日整会誌 1986；60：391-4.
23) 大井淑雄．9.腰痛リハビリテーション医学．（第1版）東京：朝倉書店；1987. 560-79.
24) 日本クリニカル・エビデンス編集委員会監修．腰痛および坐骨神経痛．クリニカル・エビデンス日本語版 2002-2003．東京：日経BP社；2002. 972.
25) I. A. Kapandji. 荻島秀男監訳．嶋田智明訳．カパンディ関節の生理学Ⅲ体幹・脊柱．東

京：医歯薬出版；1986. 100-3.
26) Cailliet R. 萩島秀雄訳. 軟部組織の痛みと機能障害. 東京：医歯薬出版；1979. 94-9.
27) 保岡正治, ほか. 腰下肢痛患者の障害評価法としてのトレドミル運動負荷試験の応用. 麻酔 1991；40：367-71.
28) 特集「膝の痛み」. ペインクリニック 2002；23：455-500.
29) 岩田泰男, ほか. 膝関節の臨床解剖. ペインクリニック 2002；23：457-69.
30) 腰野富久. 変形性膝関節症治療成績判定基準. 日整会誌 1988；62：901-2.
31) 今井純子, ほか. 3m歩行テストを用いた高齢障害者の移動能力の検討. PTジャーナル 2004；38：577-9.
32) 杉岡洋一, ほか. 健脚度の評価は. 変形性膝関節症の運動・生活ガイド.（第2版）東京：日本医事新報社；2004. 64.
33) 金子丑之助. 人体解剖学. I, 骨学, 靱帯学, 筋学. 東京：南山堂；1968. 496.
34) 服部一郎, ほか. リハビリテーション技術全書.（第2版）東京：医学書院；1984.
35) 黒澤　尚. 変形性膝関節症の治療としてのリハビリテーション—運動療法ホームエクササイズの効果—. 第41回日本リハビリテーション医学会学術集会教育講演. 2004. 東京.
36) 山本晴康, ほか. 変形性関節症のリハビリテーション. 伊円康人, ほか編. 整形外科的リハビリテーション. 東京：金原出版株式会社；1988. 161.

（保岡　正治）

第2章 慢性疼痛のペインクリニックとリハビリテーション併用療法

1 慢性疼痛のペインクリニック診療

　痛みの治療を専門としているペインクリニックにとって，慢性疼痛の治療法を確立することは重要課題のひとつである．ペインクリニックにおけるここ数年の主なテーマのうち，慢性痛対策に関わる研究内容として，形態学・電気生理学・分子生物学からみた疼痛システムの解明，システム異常の分析，ドラッグチャレンジテストによる痛み受容体の鑑別をはじめ，Positron Emission Tomography（PET）・functional MRI（fMRI）を用いた中枢神経での疼痛反応の研究，先行鎮痛による慢性化予防と合併症対策，心理・精神的対応を含めた集学的治療・チーム医療・患者教育など多岐にわたる．

　真下[1]は，慢性疼痛の治療に関する総説で，慢性疼痛に対する評価・治療方針は系統的でなくてはならなず，身体的・行動的・社会的側面からのアプローチが必要と述べている．侵害刺激による侵害受容器の興奮によりもたらされる症状のひとつである急性痛と比較すると，慢性痛は痛み自体が疾患であり，疼痛伝達・制御機構の異常に起因し，①感覚因子，②機能感作，③精神変調による心因性の痛みの3要素からなり，慢性化するほど心因的要素が大きくなると解説している．さらに痛みの分類の項で紹介したが，慢性疼痛を，神経因性疼痛，機能的疾患性疼痛，心因性疼痛，癌性疼痛の4種に分類している．

　さらに慢性疼痛の治療について，原則，早期に治療，あるいは先行鎮痛（preemptive analgesia）が大切であり，疼痛を指標にした治療効果の判定は困難，機能改善・回復を最終目的とし，心理要素への対応と患者の協力は必須であると説明している．また，治療法を以下のように整理している．

　　①経口薬（ドラッグチャレンジテストが必要）
　　②神経ブロック（体，交感神経神経）
　　③神経破壊法
　　④神経電気刺激法（TENS，SCS）
　　⑤理学療法，リハビリテーション
　　⑥心理学的・精神科的治療法：教育，認知行動療法

　2004年の日本ペインクリニック学会プログラムには，慢性疼痛，複合性局所疼痛症候群（complex regional pain syndrome：CRPS）に関する講演・議論が多くを占めている．

癌性疼痛の治療法に関する議論が，緩和ケア全体の問題として，医療界だけでなく広く社会的議論に発展してきた経緯をみれば，これから慢性疼痛に関する話題は，社会的にも重要な問題として幅広く展開されていくことになるであろう．

　研究レベルの内容は別にして，慢性疼痛に対する疼痛教室参加などの患者教育が，ペインクリニックにおいても体系的に試みられるようになってきた．2003年にペインクリニック誌[2]は，疼痛患者の教育・指導とその実際と題する特集を組んでいる．慢性疼痛へのアプローチは，集学的要素が必須と考えられる時代になったが，それぞれ特徴のある指導を行っている．手法としては，痛みの機構の説明，現在の痛みの分析，そして精神心理療法の導入などが中心である．

　ペインクリニックでは，すでに完成した慢性痛対する有効な治療法を開発するとともに，先行鎮痛による慢性痛発現の予防がひとつのテーマになっている．後者については，どの病態が慢性痛を呈するのか，あるいは移行するのか基礎的・疫学的な検証が必要であるが，もし，先行鎮痛が有意で安全に慢性痛発生を予防すると証明できれば，普遍的な治療法として認知されるであろう．

　最近では，各種メディア，インターネットを使った情報をもとに，慢性痛を訴えてペインクリニックを受診する患者が増加しており，さまざまな形の連携を構築して対応する必要性が出てきている．

【 文　献 】

1) 真下　節．慢性疼痛の治療．日本医事新報 2002；4075：19．
2) 特集「慢性疼痛におけるチーム医療の実践と課題」．ペインクリニック 2003；24：1335-77．

（保岡　正治）

慢性疼痛の神経ブロックとリハビリテーション併用療法

　神経ブロックとリハビリテーションを併用することは，それぞれが相乗的に働くことで疼痛の緩和やより良い機能回復が期待できる[1]．慢性疼痛患者においては，リハビリテーションは非常に大切な治療法であり，難治性の痛みに対し神経ブロックの適応があるならば，神経ブロックとリハビリテーションの併用療法が非常に良い効果を生み出すと考えられる．一方，その難治性の痛みのために運動療法を十分にまた円滑に施行することが難しくなることも多い．したがって併用療法を患者にとっていかに無理なく施行していくかを考えなければならない．そのためには，患者を中心として療法士といかに連携を保つかがもっとも大切であり，また神経ブロックとリハビリテーションをどのように組み合わせて

いくか，どのようなリハビリテーションの手法を用いるかなどを検討することが大切となる．

この項では，著者らが施行してきた慢性疼痛患者に対する神経ブロックとリハビリテーションを併用した治療[2,3]について述べる．したがって慢性疼痛患者のなかでも神経ブロックの適応となることが多い複合性局所疼痛症候群（complex regional pain syndrome：CRPS），帯状疱疹後神経痛（postherpetic neuralgia：PHN）や慢性疼痛と成り得る帯状疱疹痛などの神経因性疼痛患者と種々のリハビリテーションの中でも運動機能の向上に大切な運動療法が対象となる．

[1] 慢性疼痛患者治療における神経ブロックとリハビリテーション（図1）

慢性疼痛患者における治療の最終目標は，機能の回復・向上である[4,5]．運動機能だけではなく精神機能も含めいかに日常を円滑に送れるかが大切となる．

神経ブロックは，疼痛緩和治療の主軸となるが，慢性化すればするほど疼痛緩和の効果は期待できなくなってくる．急性期と慢性期とでは神経ブロックの役割は違うと考えられ，ただ漫然と施行すべきではなく患者のQOLを考えた神経ブロックが大切となってくる[6]．

運動療法は運動機能の回復・向上に有用であるが，慢性期になると治療に抵抗するようになる．よって慢性期に成ればなるほど種々のリハビリテーションの中でも心理社会的療

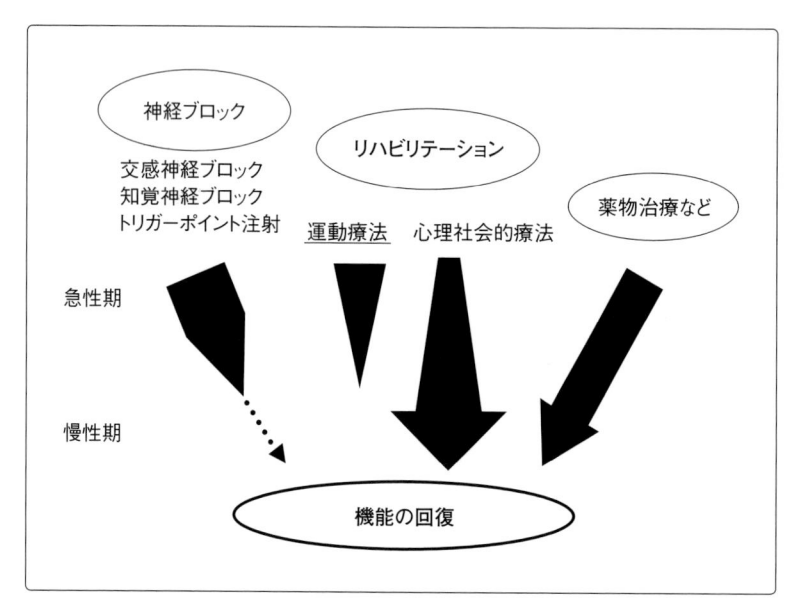

図1 慢性疼痛患者治療における神経ブロックとリハビリテーション
急性期と慢性期とでは，治療内容の重要度が違ってくる．

（田邉　豊，宮崎東洋．CRPS type I−ペインクリニックでの治療．医学のあゆみ 2004；211（5）：469-72. p.470図1. より引用，一部改変[5])

法が重要となってくる[7].

したがって慢性疼痛の治療は早期に診断し,早期に治療を開始することが大切であり,神経ブロックと運動療法の併用は主に急性期から亜急性期,すなわち発症から6ヵ月以内が良い適応といえる.

[2] 併用療法の効果をあげるために[8]

慢性疼痛患者での神経ブロックとリハビリテーション併用療法に対する明確な診療方針はない.難治性の強い痛みのために両療法ともに画一的な治療ができないためである.

併用療法を施行し効果をあげるためには,日常から医師が積極的にリハビリテーション・療法士に介入し,良好な人間関係を形成し連携を保っておくことが非常に大切であると考えられる.患者を中心とした療法士との良好な連携が最低条件であり,良好な連携から信頼関係を築き,併用療法のプログラムを組み立てていくことが必要となる.**表1**にペインクリニシャンの役割を挙げた.

患者自身に動かすことの大切さを理解してもらい,動かすことの痛みから生じる恐怖や不安を取り除き,運動療法に対し意欲を持たせることはもちろんである.理学療法室に依頼状を出すだけではなく,ペインクリニックで扱う疾患・治療や痛みを持つ患者,神経因性疼痛患者の特徴について説明し,また療法士から施行する運動療法の知識を得ることも重要である.さらに実際に施行されている運動療法を見学し,療法士と患者の情報交換を密に行い,療法士が医師に対し意見や希望を述べやすい環境を作り出すことも医師の役割となる.

表1 併用療法の効果をあげるためのペインクリニシャンの役割

1. 患者にリハビリテーションの必要性を説明し理解を得る
2. 患者に意欲を持たせる
3. 療法士へ具体的・明確な方針を説明し依頼する
4. 療法士へ患者の情報をよく伝える
5. 療法士から患者の情報を得る
6. 療法室にこまめに顔を出し,施行されているリハビリテーションを見学する
7. 療法士と相互に知識を交流する
8. ADLの向上を主目的に,全身の異常姿勢にも着目する
9. 定期的に治療効果を再評価し,その後の方針を決めていく

(リハビリテーション・療法士への積極的な介入が必要であり,十分な連携を保つため,良好な人間関係を作るように努力する)

(田邉 豊,ほか.慢性疼痛に対するリハビリテーション―ペインクリシャンの役割―.ペインクリニック 2004;25:878-83.より引用[8])

[3] 併用療法のプログラム（表2）

　神経ブロックと運動療法をどのように組み合わせるか，すなわちどちらを先にいつ施行するかのプログラムは，どのような運動療法の手法を用いるかが大きな因子となる．慢性疼痛に対する運動療法について決まった手法はないが，関節可動域（range of motion：ROM）の改善や拘縮予防目的のみにとらわれず，以下について検討し各患者に最適な手法を選択すべきである．

　　①機能的動作，日常生活動作（activities of daily living：ADL）の獲得や向上を主目的とする．
　　②疼痛部位だけでなく疼痛回避によって二次的に生じた疼痛・筋過緊張や全身の異常姿勢にも注意を払う．

　慢性化していくと座り方も疼痛を回避するような，非疼痛側へ逃げるような姿勢となり腰周囲筋群にも筋過緊張が生じるようになる．

　CRPSにおいては，一般的にはROMの改善や拘縮予防目的で疼痛部位の自動・他動運動が施行されている[9]．この手法により拘縮やROMが改善し動かすことができるようになれば，神経ブロックとの相乗効果で疼痛も緩和し良い効果に結び付くことが期待できる．一方，この手法は運動療法の施行により疼痛が増強し，さらに患者に動かすことの恐怖感が生じてしまう危険性もある．したがって運動療法の施行前に神経ブロックを行い，疼痛を緩和させておく必要性が生じる．用いる神経ブロックは，交感神経ブロックでは不十分なことが多く主に知覚神経ブロックとなる．また機能的動作の獲得と疼痛回避によって二次的に生じた疼痛・筋過緊張や全身の異常姿勢の改善は得られにくいと考えられる．

　機能的動作の獲得を主とした運動療法の手法[10,11]では，患者自身が動かしその感覚を積み重ねることが大切となるため運動療法の後に疼痛緩和治療として，さらに運動療法によって生じた疼痛対策のために神経ブロックを施行する必要がある．用いる神経ブロックは，主に交感神経ブロックやトリガーポイント注射となり知覚神経ブロックを必要としない．

表2　併用方法のプログラム

(1) 機能的動作の獲得を主とした運動療法
運動療法　→　神経ブロック
主に交感神経ブロック
トリガーポイント注射を施行
(2) ROMの改善や拘縮予防目的で疼痛部位の自動・他動運動を行う運動療法
神経ブロック　→　運動療法
主に知覚神経ブロックが必要
（どちらの治療を先に施行するかは，運動療法の種類によって違う）

筆者らは，この手法を用いているため運動療法の終了後1時間以内に神経ブロックを施行している．

また運動療法の施行頻度と時間は外来では週に1，2回，入院では週に5回程度で1回につき45分間としている．

[4] 併用療法の評価

定期的に治療効果を評価し，その後の方針を検討していく．CRPSでの検討では，併用療法で十分な効果が得られた患者の運動療法の施行期間は開始から6ヵ月以内に集中しており，運動療法を6ヵ月以上施行しても良い効果が得られなかった患者にそれ以上，継続しても改善は認められなかった．

この結果から治療効果の評価時期は，運動療法の施行開始後6ヵ月が適当であると考えている[12]．

[5] 機能的動作の獲得を主とした運動療法

筆者らの理学療法室では，脳血管障害などによる片麻痺患者などの上位運動神経損傷患者における運動療法のひとつであるBobath治療の概念を応用した手法を用いている．疼痛部位だけではなく，疼痛または疼痛回避によって二次的に生じた異常姿勢・筋過緊張や全身のスムーズでない動きに着目し，患者に過剰な努力や苦痛を経験させずに能動的にスムーズに運動ができることを感覚的に繰り返し経験させることで機能的動作の獲得を促す手法である．たとえば倒れそうになったときに自然に手が出て倒れるのを防ごうとする動きや物を取ろうとする動作において一部の筋群のみを過剰に使用するのではなく，協調的に周囲の筋群を働かせているなどヒトが本来持つ正常な反射，姿勢や運動をうまく引き出していく．

したがって体幹近位の筋群から運動療法が開始となるため，結果的に疼痛部位から離れた部位から触れていくこととなり，段階を踏んで徐々に疼痛部位に進む手法となる．このことは患者の恐怖感や不安感を軽減させ，治療意欲の向上にも結びつき，また発症早期からの施行が可能となる．

白井[3, 10, 11]は，上肢のCRPSの特徴的な異常姿勢に肘を屈曲させ体幹に近づけている"屈曲内転した不良肢位"を指摘し，全身の姿勢や運動の異常を改善しながら上肢の自発的な伸展外転運動を促すことが必要と述べている．

[6] CRPSでの併用療法の効果

CRPS type Iの20症例での治療効果[2]を紹介する．罹患部位は上肢18症例，下肢2例で平均年齢は60.4 ± 18.4（SD）歳，発症から神経ブロックの開始は平均5.7 ± 5.0ヵ月，運動療法の開始は平均16.2 ± 45.0ヵ月，運動療法の施行期間は平均8.4 ± 7.0ヵ月であった．外

来通院での治療は15症例，入院治療も加えたのは5症例であった．

i．治療の評価

安静時，自動運動時，他動運動時の痛みの有無とADL，ROMについて運動療法開始前と症状が固定または安定した時点で評価した．ROMはもっとも制限の強い部位で評価し，制限，こわばりやADLで障害を認めないほど点数が高くなるように0-5点の6段階で検討した．

ii．結　果

安静時痛は，開始前には19症例で認めていたが，評価時には全症例で消失し，10症例で他動運動時痛のみとなった．

17症例（85％）で効果が得られ，14症例（75％）でつまみ動作が可能まで改善し非常に良い効果が認められた．開始前の点数は，ADLは0.8±1.06でROMは0.55±0.83となり，評価時においてはそれぞれ3.25±1.29，2.45±1.32でともに有意に高くなり，さらにADLがROMより有意に高くなった（図2）．

発生機序がいまだ不明であり，種々の因子が複雑に絡み合う慢性疼痛は，画一的な治療ができない．それゆえに患者を中心にペインクリニシャンと療法士が，それぞれの役割を果たしながら良好な連携を保ち治療にあたることが，非常に大切であることを強調したい．

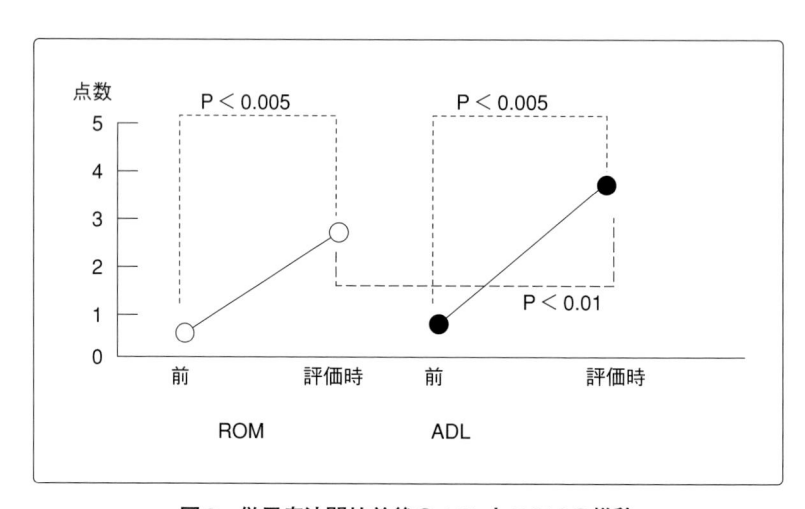

図2　併用療法開始前後のADLとROMの推移

【文　献】

1) 保岡正治．リハビリテーション（運動療法）．釘宮豊城，ほか編．痛みの臨床．東京：メジカルビュー社；1996. 195-202.
2) 田邉　豊，ほか．CRPS：私の診療方針，運動療法を併用して．慢性疼痛 2000；19：41-6.

3) 白井　誠, ほか. 上肢反射性交感神経性ジストロフィー患者への運動療法の経験. 理学療法学 2000；27：211-4.
4) Galer, BS, et al. Complex Regional Pain Syndromes-Type I: Reflex Sympathetic Dystrophy, and Type II: Causalgia. Loeser JD, et al. Bonica's Management of Pain. (3rd ed) Philadelphia: Lippincott Williams; 2001. 388-411.
5) 田邉　豊, ほか. CRPS type I-ペインクリニックでの治療. 医学のあゆみ 2004；211(5)：469-72.
6) 田邉　豊, ほか. RSDに対する神経ブロックの評価. ペインクリニック 2003；24：640-6.
7) Anthony FK, et al. Complex Regional Pain Syndrome (RSD/CRPS). International Research Foundation for RSD/CRPS; 2003.
8) 田邉　豊, ほか. 慢性疼痛に対するリハビリテーション―ペインクリシャンの役割―. ペインクリニック 2004；25：878-83.
9) Lankford LL. Reflex sympathetic dystrophy. Rehabilitation of the Hand. Hunter JM, et al. (3rd ed) St Louis: Mosby-Year Book: 1990. 763-86.
10) 白井　誠. CRPSの運動療法. 小川節郎編. 整形外科疾患に対するペインクリニック――歩踏み出した治療―. 東京：真興交易；2003. 174-82.
11) 白井　誠. 慢性疼痛に対する運動療法. ペインクリニック 2004；25：892-8.
12) 番場伸明, ほか. CRPSに対する運動療法の有効性：第2報. ペインクリニック 1999；20(suppl)：17-21.

〈田邉　豊, 宮崎　東洋〉

第3章 悪性腫瘍(癌)のリハビリテーション

1 悪性腫瘍(癌)治療におけるリハビリテーションの現状

　1981年以来，悪性腫瘍（以下癌）は日本人の死亡原因の第1位となり，その後も人口の高齢化とともに，年々増加傾向にある．2000年に癌で死亡した人は約30万人で，年間死亡者数の約3分の1に達する．癌は人類を悩ます共通かつ最強の敵ともいうべき疾患であり，わが国でも疾病対策上の最重要課題として対策が進められ，癌の死亡率は年々，減少傾向にある．国立癌センターの統計では，主要部位の5年生存率は着実に改善を示しており，男性の癌全体の5年生存率は6割，女性のそれでは7割にも達する（図1）[2]．癌の治療を終え，あるいは治療を受けつつある癌生存者は1999年末で298万人であるが，その数は，2015年には533万人に達すると予測されている（いわゆる2015年問題）．つまり，"癌が不治の病であった時代"から"癌と共存する時代"になってきたといえる[1]．

　このような現状の中，次に問われているのが患者のQOLである．欧米では癌のリハビリテーションは癌治療の重要な一分野として認識されている．一方，わが国では，これま

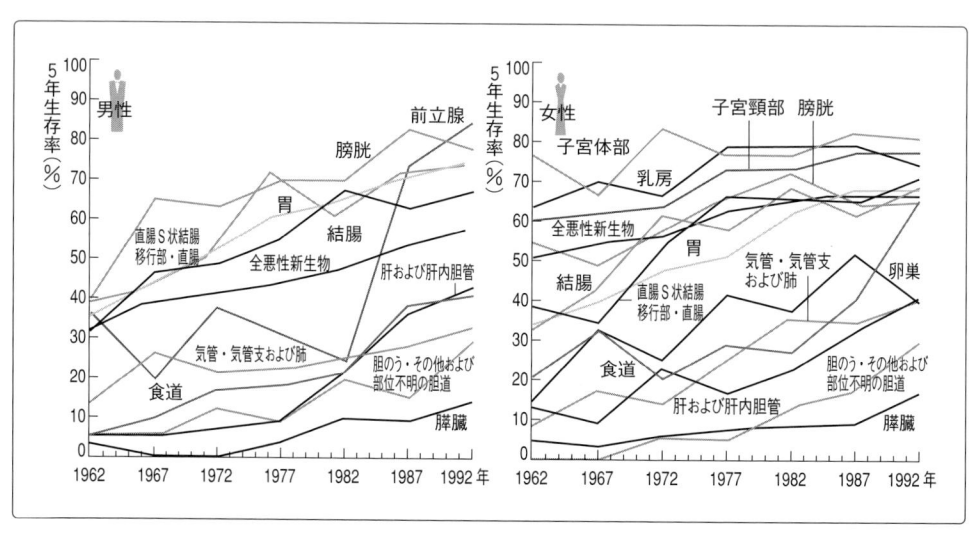

図1　5年生存率の推移

(辻　哲也．特集「癌のフィジカルリハビリテーションオーバービュー」．がん治療におけるリハビリテーションの必要性．臨床リハ 2003；12：856-62．より引用[2])

で癌そのものあるいは治療過程において受けた身体障害には，積極的な対応がされることはほとんどなかった．患者にとって，癌自体に対する不安はもちろん大きいが，癌の直接的影響や手術・化学療法・放射線治療などによる身体障害に対する不安も同じくらい大きいものである．わが国においても，癌の告知が当然のこととなり，情報社会の到来とともに患者の癌への知識が深まり，医療に対する消費者意識が根付きつつある現在，"癌と共存する時代"の新しい医療のあり方が求められている[1]．

2 悪性腫瘍（癌）のリハビリテーションの基本的な理解

　癌のリハビリテーションの目的は，癌とその統合的な治療過程において受けた身体的および心理的な種々の制約に対して，個々の患者が属するそれぞれの家庭や社会へ，可能なかぎり早く復帰することができるように導いていくことにある[3]．

　対象となる障害は，癌そのものによる障害と，その治療過程において生じた障害とに大別される（表1）．基本的なリハビリテーションの方針，内容は他の原因による障害と同様で，機能回復を目指してリハビリテーションを行うということは，癌以外の患者となんら変ることはないが，原疾患の進行に伴う機能障害の増悪，二次的障害，生命予後等に特別の配慮が必要である．

　癌のリハビリテーションは，4つの段階に分けることができる（表2）．そのいずれもが，癌のリハビリテーションの対象となる．癌医療の分野では，全身状態を段階的に表す指標としては，ECOG（Eastern Cooperative Oncology Group, USA）の5段階分類（Performance status：PS），（表3）が一般的に用いられている．

表1　リハビリテーションの対象となる障害の種類

1．癌そのものによる障害
　1）癌の直接的影響
　　　骨転移
　　　脳腫瘍（脳転移）に伴う片麻痺，失語症など
　　　脊髄・脊椎腫瘍（脊髄・脊椎転移）に伴う四肢麻痺，対麻痺など
　　　腫瘍の直接浸潤による神経障害（腕神経叢麻痺，腰仙部神経叢麻痺，神経根症）
　　　疼痛
　2）がんの間接的影響（遠隔効果）
　　　癌性末梢神経炎（運動性・感覚性多発性末梢神経炎）
　　　悪性腫瘍随伴症候群（小脳性運動失調，筋炎に伴う筋力低下など）

2．おもに治療の過程においてもたらされる障害
　1）全身性の機能低下，廃用症候群
　　　化学・放射線療法，造血幹細胞移植後
　2）手　術
　　　骨・軟部腫瘍術後（患肢温存術後，四肢切断術後）
　　　乳癌術後の肩関節拘縮
　　　乳癌・子宮癌手術（腋窩・骨盤内リンパ節郭清）後のリンパ浮腫
　　　頭頸部癌術後の嚥下・構音障害，発声障害
　　　頸部リンパ節郭清後の肩甲周囲の運動障害
　　　開胸・開腹術後の呼吸器合併症
　3）化学療法
　　　末梢神経障害など
　4）放射線療法
　　　横断性脊髄炎，腕神経叢麻痺，嚥下障害など

（辻　哲也．悪性腫瘍（癌）．千野直一編．現代リハビリテーション医学．（第2版）東京：金原出版；2004．488-501．より引用[4])）

表2 癌のリハビリテーションの分類 （Diezの分類）

1. **予防的（preventive）リハビリテーション：**
   癌と診断された後，早期に開始されるもので，手術，放射線治療，化学療法の前もしくは後すぐに施行される．機能障害はまだないが，その予防を目的とする．
2. **回復的（restorative）リハビリテーション：**
   治療されたが残存する機能や能力をもった患者に対して，最大限の機能回復を目指した包括的訓練を意味する．機能障害，能力低下の存在する患者に対して，最大限の機能回復を図る．
3. **維持的（supportive）リハビリテーション：**
   癌が増大しつつあり，機能障害，能力低下が進行しつつある患者に対して，すばやく効果的な手段（例えば，自助具やセルフケアのコツの指導など）により，セルフケアの能力や移動能力を増加させる．また，拘縮，筋萎縮，筋力低下，褥瘡のような廃用を予防することも含まれる．
4. **緩和的（palliative）リハビリテーション：**
   終末期の癌患者に対して，そのニーズを尊重しながら，身体的，精神的，社会的にもQOLの高い生活が送れるようにすることを目的とし，温熱，低周波治療，ポジショニング，呼吸介助，リラクセーション，各種自助具・補装具の使用などにより，疼痛，呼吸困難，浮腫などの症状緩和や拘縮，褥瘡の予防などを図る．

（辻 哲也．悪性腫瘍（癌）．千野直一編．現代リハビリテーション医学．（第2版）東京：金原出版；2004. 488-501. より引用[4]）

表3 Performance status（PS）

Grade	
0 :	無症状で社会活動ができ，制限を受けることなく，発病前と同等にふるまえる．
1 :	軽度の症状があり，肉体労働の制限は受けるが，歩行，軽労働や作業はできる．例えば，軽い家事，事務．
2 :	歩行や身のまわりのことはできるが，ときに少し介助がいることもある．軽労働はできないが，日中の50％以上は起居している．
3 :	身の回りのある程度のことはできるが，しばしば介助が必要で，日中の50％以上は就床している．
4 :	身の回りのこともできず，つねに介助がいり，終日臥床を必要としている．

癌のリハビリテーションの実際 3

[1] リハビリテーションプログラムの立て方[1,4]

　リハビリテーションのかかわり方は，癌自体による局所・全身の影響，治療の副作用，臥床や悪液質に伴う身体障害に大きく左右される．生命予後などの観点から，患者のニードに合った，より具体的なプログラムを立てていくことが大原則である．リハビリテーション担当医は，治療のスケジュールを把握し，治療に伴う安静度や容態の変化をある程度予測しながら，リハビリテーションプログラムを考えるようにする．また，治療に伴うさまざまな副作用でリハビリテーションが中断することもしばしばみられ，時には急性期治療に逆戻りしてしまうこともあるので，病状の変化により臨機応変な対応が必要である．

[2] リスク管理[1,2,3]

　リハビリテーション処方に際して，全身状態，癌の進行度，癌治療の経過について十分に把握し，リスク管理を行うことは，リハビリテーション担当医の重要な役割である．**表4**は癌患者が安全にリハビリテーションを行えるかどうかの目安である．現実的には，これらの所見をすべて満たしていなくとも，必要な訓練は継続することが多いが，その場合には，リハビリテーション処方の際に運動負荷量や運動の種類の詳細な指示や注意事項を明記すると同時に，訓練時の全身状態の観察を注意深く行い，問題のあるときには躊躇せず訓練を中止する．

表4　癌患者におけるリハビリテーションの中止基準

1. 血液所見：ヘモグロビン7.5g/dl以下，血小板50,000/μl以下，白血球3,000/μ以下
2. 骨皮質の50％以上の浸潤，骨中心部に向かう骨びらん，大腿骨の3cm以上の病変などを有する長管骨の転移所見
3. 有腔内臓，血管，脊髄の圧迫
4. 疼痛，呼吸困難，運動制限を伴う胸膜，心嚢，腹膜，後腹膜への浸出液貯留
5. 中枢神経系の機能低下，意識障害，頭蓋内圧亢進
6. 低・高カリウム血症，低ナトリウム血症，低・高カルシウム血症
7. 起立性低血圧，160/100mmHg以上の高血圧
8. 110/分以上の頻脈，心室性不整脈

(辻　哲也．悪性腫瘍（癌）．千野直一編．現代リハビリテーション医学．（第2版）東京：金原出版；2004．488-501．より引用[4])

化学療法中や放射線治療中は骨髄抑制を生じる可能性があるので，常に血液所見に注意を払う．血小板が3万以上であれば特に運動の制限は必要ないが，1万-2万では，抵抗をかけた筋力トレーニングは行わないようにし，1万以下の場合には積極的な訓練は行わない．

　癌患者が四肢，体幹の痛みを訴えた場合には常に骨転移を念頭に，骨シンチグラフィー，CT，MRI，X線などの検査でその有無をチェックする．骨転移の大きさ，部位，種類（骨吸収・骨形成病変）により治療の対応が異なるので，主治医や腫瘍専門の整形外科医と緊密な連携をとる．適切な治療をすれば歩行可能となる患者が安静臥床を強いられたり，病的骨折のリスクの高い患者や切迫骨折患者をそのまま放置しておくことは避けるべきである．

[3] 癌告知の問題[1]

　癌告知に関しては，癌専門病院では「告げるか，告げないか」という議論をする段階ではもはやなく，「いかに事実を伝え，その後どのように患者に対応し援助していくか」という告知の質を考えていく時期にきている．しかし，一般病院ではまだ100％告知にはいたっておらず，その対応には注意が必要である．告知の有無は，リハビリテーション担当医がリハビリテーション処方をだす際に明記し，スタッフに周知徹底する必要がある．また，例えば，原発巣である肺癌は告知されていても，骨転移や脳転移については告知をされていないこともあるので，リハビリテーションを行う場合には対応に注意が必要である．

4 主な障害別のリハビリテーションの概要

[1] 脳腫瘍（脳転移）による片麻痺，失語症など

　脳卒中や頭部外傷患者と同様に，機能回復，社会復帰を目的としてリハビリテーションを行う．一方，再発や腫瘍の増大にともない神経症状が悪化しつつある症例は，全身状態や症状に応じた維持的もしくは緩和的リハビリテーションの適応となる．その際には，脳浮腫の悪化，腫瘍からの出血，痙攣発作，水頭症などで意識状態や神経症状の変動がしばしばみられるため，リハビリテーションを行う際には注意する．

[2] 脊髄腫瘍（脊髄・脊椎転移，髄膜播種）による四肢麻痺，対麻痺

　リハビリテーションの進め方は外傷性脊髄損傷の場合に準じるが，癌患者の場合には原

発巣や他臓器転移に対する治療が継続されてる場合もあり，訓練が円滑に進行しないことも多い．全身状態や症状をみながら短期ゴールを設定し訓練を進めるのが現実的である．まず，座位耐久性を向上させ，車椅子乗車が可能となることを目標にし，それ以後は四肢の麻痺の程度や全身状態に応じて，起き上がりやベッド車椅子の乗り移り（移乗動作）などの基本動作や日常生活動作（activities of daily living：ADL）の向上を目指す．麻痺が増悪し歩行不能となりADLが低下することは患者にとって大きな不安であるので，心理的なサポートも重要である．

[3] 造血器の癌による全身性の機能低下

　血液幹細胞移植患者では化学療法や放射線治療に伴う副作用や合併症により，ベッド上安静となり活動性が低下しがちで，いわゆる廃用症候群に陥りやすい．また，隔離病棟での入院期間も長期にわたるため，抑うつや孤立感を生じやすい．リハビリテーションでは，移植前後の廃用症候群の予防，活動性や体力の維持・向上を目的に，四肢のストレッチ，軽負荷での抵抗運動，自転車エルゴメータ・病棟内の散歩のような有酸素運動，肺炎・無気肺など呼吸器合併症予防のための深呼吸訓練などを取り入れ，体調に合わせて実施する．

[4] 全身性の機能低下，廃用症候群

　癌に伴う悪液質は，食欲不振と進行性の異化亢進に伴う全身性機能低下であり，宿主の細胞レベルにおける代謝異常によると考えられている．腫瘍壊死因子（Tumor necrosis factor：TNF）などによる宿主の異化反応は，骨格筋の蛋白を減少させ，筋断面積が縮小し筋力の低下を引き起こす[5]．さらに，治療に伴う安静臥床は筋骨格系，心肺系などの廃用をもたらし，日常生活のさらなる制限をもたらすという悪循環に陥ってしまう．手術後や放射線・化学療法中の癌患者の70％近くが，疲労感や運動能力の低下を来すという報告[2]もあり，癌の治療中や後の運動は重要である．

　リハビリテーションの内容は患者の全身状態や訓練目標により異なるが，関節可動域訓練，筋力増強訓練から開始し，基本動作訓練から歩行訓練へと進め，可能であれば，自転車エルゴメータのような有酸素運動も行う．体力，持久力に乏しい患者では，短時間で低負荷の訓練を頻回に行う．

[5] 骨・軟部腫瘍術後（患肢温存術後，四肢切断術後）

　下肢骨腫瘍による患肢温存術後には，患肢完全免荷での立位，平行棒内歩行から両松葉杖歩行へと進める．荷重の時期は手術の術式と創部の治癒の具合により決定される．一方，

骨腫瘍による切断後では，通常の切断術後のリハビリテーションと同様に，断端管理から義肢装着訓練・義足歩行訓練へと進める[6]．しかし，術後の化学療法によって訓練を中断せざるをえなかったり，創治癒が遅延し断端体積に変動が起こりやすく，ソケットの適合調整などに時間を要したりすることから，訓練は通常よりも時間を要する．

[6] 骨転移

リハビリテーションに際しては全身の骨転移の有無，病的骨折や神経障害の程度を評価し，骨折のリスクを把握することが重要である．頸椎転移には，頸椎カラーなどの頸椎装具が頸椎の不安定性や神経症状の有無などに応じて用いる．胸腰椎の転移の場合には，モールドタイプの硬性胸腰椎装具などを用いることが多い．歩行時は免荷の必要性に応じて，歩行器や杖を選択し，骨折のリスク応じた歩行手段を習得させる．日常生活では，突然の四肢や脊椎の捻転動作などを避けるように指導し，段差の解消，手すりの設置など環境面の調整も行い，転倒，転落の防止に努める．

[7] 乳癌・子宮癌手術（腋窩・骨盤内リンパ節郭清）後のリンパ浮腫[7]

リンパ浮腫の発症率は，乳癌術後では約10％，子宮癌術後では約25％と推測され，年間1万人前後がリンパ浮腫に罹患する．浮腫出現時には，患肢の負担を避け，就寝時には患肢を高めに保つ．むくんだ患肢は易感染性であるので蜂窩織炎やリンパ管炎に注意する．浮腫の治療には，徒手リンパドレナージ，圧迫療法（弾性包帯もしくは弾性スリーブ・ストッキング），圧迫下での運動を組み合わせた方法が効果的である．

[8] 頭頸部癌術後の嚥下・構音障害，発声障害

舌癌をはじめとする口腔癌の術後には，食塊の咀嚼，形成，咽頭への移送といった口腔期の嚥下障害および構音障害を認める．また，癌が中咽頭に及ぶと，鼻咽腔閉鎖不全，嚥下圧の低下，喉頭挙上障害や輪状咽頭筋の弛緩不全などによって誤嚥を生じる．経口摂取開始の前にビデオ嚥下造影検査で評価し，経口摂取可能かどうかを見極める．嚥下訓練には脳卒中などの中枢神経疾患に行うのと同様の手法を用いることができる[8]．

喉頭癌による喉頭摘出術後には，代用音声（電気喉頭，食道発声）の習得のため，リハビリテーションを行う．術後に頸部創が安定した後，まず導入が容易な電気喉頭から開始する．食道発声の習得には時間がかかるので，退院後もあせらずに訓練を継続する[9]．

[9] 開胸・開腹術後の呼吸器合併症の予防[10]

　開胸・開腹術の対象疾患は，心疾患を除いて，食道癌，肺癌，胃癌など悪性腫瘍が大半を占める．胸・腹部手術前後のリハビリテーションの目的は，患者の不動化により生じる下側（荷重側）肺障害（dependent lung disease：DLD）の発生を未然に防ぐこと，および開胸・開腹術の手術侵襲による術後の呼吸器合併症を予防し，肺胞換気を維持・改善し，早期離床を図ることである．

[10] 癌性疼痛に対するアプローチ[11]

　癌性疼痛の治療において非薬物療法に分類される物理療法は，薬物の代替として用いるものではなく，必要十分な薬物で鎮痛が行なわれていることが基本となる．そのうえで物理療法を併用することによって，薬物効果の増強や薬物量の減少が可能となる場合がある．

i．温熱療法

　温熱療法は，ホットパックに代表される皮膚表面にじかに接触して熱を伝える表在熱と超短波や超音波のように生体内で熱に変換される深部熱に大きく分けられる．温熱は，疼痛に対する閾値を上昇させることで，直接，疼痛の緩和をもたらす．また，コラーゲン線維の伸展性向上や筋の鎮痙作用により，筋や関節の痛みを軽減させる．しかし，温熱による腫瘍の成長や血流量増加に伴う転移の促進のおそれがあるため，温熱療法において悪性腫瘍は禁忌とする教科書は多い．Agency for Health Care Policy and Research（AHCRP）の癌疼痛治療ガイドライン[12]では，「皮膚表面（腫瘍浸潤や放射線治療後の皮膚は除く）への使用が禁忌と明確に示している実験はないため，温熱の使用は推奨される」としているが，一方では「活動性の癌がある患者や癌のある部位の上では深部熱の使用は注意を要する」とされており，慎重に適応を見極める必要がある．

ii．寒冷療法

　寒冷療法は，温熱療法と同様に疼痛閾値を上昇させ，末梢血管収縮とそれによる浮腫の抑制や酵素活性低下による炎症反応の軽減によっても疼痛は緩和される．氷や水，化学薬品を用いたアイスパックを，皮膚への刺激を防ぐためにタオルなどで包んで，皮膚局所に接触させて使用する．組織障害直後の炎症反応や浮腫，焼けつくような末梢の痛みで，温熱を使用しにくいときには効果的であるが，放射線療法などで障害のある皮膚やレイノー症候群や末梢血管障害など，血管収縮が症状を悪化させるものに対しては禁忌である．

iii．マッサージ

マッサージは，神経・筋や全身の循環に効果を与えることを目的とする手技である．そのメカニズムについては，機械的効果（間質液の移動や静脈・リンパ系の還流の促進，局所血流の増加，筋攣縮の軽減），神経反射的効果〔触覚などの刺激は太い神経を通って脊髄に至り，そこで疼痛神経線維の刺激をブロックする，いわゆるゲートコントロール説（gate control theory）による〕および心理的効果によって痛みが軽減すると考えられている．無作為化比較試験（randomized contorolled trial：RCT）で有効性を検証した研究もいくつかみられており，AHCPRのガイドライン[12]では，マッサージを含む皮膚刺激法は，筋緊張や筋痙攣に伴う痛みを緩和する方法として用いるべきだとされている．

iv．経皮的電気刺激（Transcutaneous electrical nerve stimulation：TENS）

TENSによる除痛効果は前述のgate control theoryのほか，内因性鎮痛物質エンドルフィンの関与も考えられている．刺激頻度としては，高頻度刺激（10-100Hz）と低頻度刺激（0.5-10Hz）があるが，臨床的には不快感の少ない高頻度刺激から開始し，効果が十分でないときに低頻度刺激を行うことが多い．一般的な慢性疼痛に対する効果と同様，癌性疼痛に対する効果の報告も多い．

5 おわりに

大学病院や総合病院におけるリハビリテーションの医療現場でも，障害の軽減，生活能力の改善を目的として治療的介入を行う機会は徐々に多くなってきており，癌治療の進歩とともに，障害の軽減，生活能力の改善を目的として治療的介入を行う必要性は今後さらに増えるだろう．癌のリハビリテーションでは，癌の特徴，癌治療の概略，画像の読み方，治療の副作用など癌医療全般の知識が必要とされると同時に，中枢性・末梢性運動麻痺，嚥下障害，浮腫，呼吸障害，骨折，切断，精神心理などの障害に対する幅広いリハビリテーションの経験と高い専門性が要求される．わが国では欧米諸国と異なり，癌専門のリハビリテーション医はほとんどおらず，癌専門病院でのリハビリテーション科スタッフも数少ないのが現状である．今後はわが国でも癌のリハビリテーションが主要な一分野として確立されることを期待する．

【文献】

1）辻　哲也，ほか．悪性腫瘍（癌）のリハビリテーションオーバービュー．総合リハ

2003；31：753-60.
2) 辻　哲也．特集「癌のフィジカルリハビリテーションオーバービュー」．がん治療におけるリハビリテーションの必要性．臨床リハ 2003；12：856-62.
3) Gerber LH, et al. Rehabilitation for patients with cancer diagnoses. DeLisa JA, Gance BM. editer. Rehabilitation Medicine. Principles and Practice. (3rd Ed) Philadelphia: Lippincott-Raven Publishers; 1998. 1293-317.
4) 辻　哲也．悪性腫瘍（癌）．千野直一編．現代リハビリテーション医学．（第2版）東京：金原出版；2004．488-501.
5) 水落和也．悪性腫瘍のリハビリテーション．リハ医学　2001；38：46-57.
6) 増田芳之，ほか．悪性腫瘍（癌）のリハビリテーション　理学療法士・作業療法士の役割．総合リハ 2003；31：953-9.
7) 辻　哲也．リンパ浮腫のリハビリテーション．臨床リハ 2004；13：1002-11.
8) 溝尻源太郎，ほか編．口腔・中咽頭癌のリハビリテーション．東京：医歯薬出版；2000．
9) 安藤牧子，ほか．悪性腫瘍（癌）のリハビリテーション—言語聴覚士・心理療法士・医療ソーシャルワーカーの役割．総合リハ 2003；31：1037-9.
10) 辻　哲也．急性期からのリハビリテーション　開胸・開腹術後．臨床リハ 2003；12：408-15.
11) 松本真以子，ほか．エビデンスに基づく癌疼痛マネジメント　癌性疼痛に対する物理療法・運動療法とエビデンス．EB Nursing 2005；5：40-7.
12) Management of cancer pain guideline overview. Agency for Health Care Policy and Research Rockville, Maryland. J Natl Med Assoc 1994; 86: 571-3, 634.

〔辻　哲也〕

IV

ペインクリニックにおける
リハビリテーションの現状と展望

第1章 ペインクリニックにおける現状

　ペインクリニックが対象としてきた疾患は，痛みの治療を第一義的とする癌性疼痛，神経因性疼痛，帯状疱疹，複合性局所疼痛症候群（complex regional pain syndrome：CRPS），頭痛，有痛性運動器疾患と血行障害が主であり，治療法の中心となる神経ブロックは，他の治療法に比して一段優れた効果を示してきた．しかしながら治療対象範囲の拡大や患者数の増加に伴い，全てを一律の治療基準で解決することが困難な場面に多々遭遇し，他の治療法の併用あるいは概念の導入なくして治療成績の向上を望めない状況を経験するようになってきた．

　ペインクリニック診療では，高い比率で有痛性運動器疾患を対象としている．運動器としての特性を持つ腰下肢痛・頸肩腕痛・関節痛の治療には，当然，整形外科学，リハビリテーション医学における治療法の常識が要求される．あるいは，難治性疼痛に対する集学的治療の意義が認識され，治療のゴールを日常生活動作（activities of daily living：ADL）の改善とQOL向上に求める社会通念が定着する時代にあって，治療手技にリハビリテーション的手法を組み入れることの意義はますます高まっている．

　元来，ペインクリニックでは，理学療法のなかで物理療法が多用されてきた．運動療法についてはその必要性は示唆されているが，実際の診療現場では普遍的には実施されていないのが現状である．本項では，本邦のペインクリニックがリハビリテーション診療に取り組んできた歩みを振り返り，現況を分析し，さらに今後の展望について言及した．

　日本ペインクリニック学会レベルでリハビリテーションが注目され，今後の開発分野として組織的に取り上げられたのは，第29回総会（1995年札幌市）のシンポジウム（司会：宮崎，増田）[1]が初めてである．以下の①-⑤が演題であった．

①反射性交感神経性異栄養症（RSD）患者での積極的な運動療法の併用
　　田邉　豊（順天堂大学麻酔科）
　　要旨：難治性のRSD患者に対する，交感神経ブロックと運動療法を用いた治療法の紹介．ADL向上の目的．

②運動器疾患に対する神経ブロックと運動療法
　　保岡正治（保岡クリニック論田病院）
　　要旨：有痛性運動器疾患に対する神経ブロックと運動療法を組み合わせた治療法の紹介．運動器疾患の特性である機能障害への対応，治癒判定，評価の重要性．

③疼痛とリハビリテーション
　　森　義明（昭和大学リハビリテーション科）

　　　　要旨：疼痛とリハビリテーションの関係の整理，円滑な訓練を阻害する疼痛について．さらに，治療自体が慢性患者を作る危険性について．
　④慢性疼痛に対するリハビリテーション・チームアプローチ
　　　本田哲三（東京都リハビリテーション病院）
　　　　要旨：慢性疼痛に対するリハビリテーション・チームアプローチの紹介，認知行動療法，疼痛管理プログラムの紹介．
　⑤脳卒中の運動障害，痛みとリハビリテーション
　　　石神重信（防衛医科大学リハビリテーション科）
　　　　要旨：脳卒中の痛みとリハビリテーション，ADLおよび医学管理上の問題．

　シンポジウムの主旨は，痛みにより引き起こされた運動機能障害に対して，機能訓練が効果的であり痛み自身も軽減させる可能性について検証すること，神経ブロックを用いて機能訓練を効率よく実施する併用療法の検討であった．さらに，ペインクリニックとリハビリテーションの連携を深めることを最大の目的として計画されたところである．

　当時は，神経ブロック手技の精度向上と疼痛機序の解明に最大の関心がもたれていた時期であり，痛みに関連する他科領域の常識については十分な知識が少なかった．慢性疼痛に対する認知行動療法という目新しい内容を知り，また，歴史あるリハビリテーション医学自体が抱える問題が提示され，新規のペインクリニック医学がその教訓を得る機会となった．

　10年が経過した今日，ペインクリニックでは，多くの新しい知見や技術が開発されたが，同時に，医学界をEBM，QOL，インフォームド・コンセント，ITなどの話題が席巻することになり，あらゆる療法がエビデンスという篩にかけて再検証する必要がでてきた．加えて，高齢化による疾病分布の変化への対応，生活習慣病の再認，診療指針，集学的治療における連携の重要性，先端医学からみた疼痛や障害への生理学的アプローチの模索など，早急に解決すべき話題が山積されているといっても過言ではない．

　ペインクリニックにおける過去数年の主なテーマを，2000年から2004年までの6年間の学会誌報告・発表と，ペインクリニック関連誌から収集して整理すると，以下に集約される．
　①造影剤を用いた画像診断による，安全で精度の高い神経ブロック手技の開発．施設ごと個人ごとに行われている神経ブロック手技手法の標準化．
　②形態学・電気生理学・分子生物学からみた疼痛システムの解明，システム異常の分析，ドラッグチャレンジテストによる痛み受容体の鑑別．
　③癌性疼痛・緩和ケア．オピオイド研究の進歩やオピオイドローテションなど使用法の検討．椎体セメント注入療法．
　④慢性疼痛，神経因性疼痛へのさまざまな対応．PET・fMRIを用いた中枢神経での疼痛反応の研究，先行鎮痛による慢性化予防と合併症対策．

⑤帯状疱疹後神経痛の機序解明と治療.
⑥心理・精神的対応を含めた集学的治療（MPC化）・チーム医療・患者教育の整備.
⑦神経ブロック療法のエビデンスと対象疾患ごとの診療指針の作成．日本ペインクリニック学会による治療指針作成.
⑧手術療法（椎間板内手術，硬膜外脊髄電極刺激，エピドラスコピー，胸腔鏡下交感神経切除術，高周波熱凝固など）の開発.
⑨選択的COX-2阻害NSAIDsの開発など新しい鎮痛薬の研究，オピオイドの適応拡大.
⑩合併症対策とリスクマネジメント.
⑪神経ブロック療法の治療限界．治療法の多様性.
⑫ペインクリニック開業.
⑬術後疼痛管理.
⑭運動療法をはじめとするリハビリテーション医学への期待.
⑮慢性疼痛に対するリハビリテーションを用いた取り組み.
⑯対象数の多い筋・骨格系の治療法の検討.

　以上の項目をまとめれば，いわゆるペインクリニック白書である．⑭⑮⑯に記したように，ペインクリニック診療に多重的チーム医療の必要性が認識されるようになり，リハビリテーション医療についてもいっそう関心が高まってきたことの証である.

　さらに，リハビリテーション医療の見聞を広めることの重要性は，医学的な見地からだけでなく，運動器疾患を取り巻く疫学的環境，医療政策からも伺える．筋・骨格系疾患の疫学では，1998年の厚生省国民生活調査によると，有訴者は約3,000万人（人口千対約250人），傷病別通院者は，腰痛が40％を占め，その他，肩こり，関節痛を中心に1,200万人（人口千対約100人）と推測されている[2]．

　こうした社会の老齢化による疾病増加を背景に，世界保健機構（World Health Organization：WHO）は，2000年から2010年を「運動器の10年」（bone and joint decade）として提唱し，関節疾患，脊椎疾患，骨粗鬆症，重度外傷，小児運動器障害を対象に，①実態調査，②患者と市民参加，③高質の医療と予防，④基礎研究の推進を目標とした世界運動への展開を行っている．本邦では，これに連動して日本整形外科学会は毎年テーマを決めて啓蒙活動を行っている[3]．2002年は「骨粗鬆症」であり，2003年は「関節リウマチ」である．疼痛が関与する疾患であり，当然ペインクリニックの役割も大きい．

　ちなみに，米国議会は，2001年からの医学のメインテーマを「痛みの制御と研究の10年」（pain control and research）としており，痛みの治療に携わるあらゆる部門に目標を提示している．（以下，①-④）内容は，基礎研究から，臨床，啓蒙まで踏み込んでおり，「運動器の10年」のテーマと併せて有痛性運動器疾患に対するペインクニックとリハビリテーションとの密接な提携は，ペインクリニックに託された活動指標のひとつである[4]．

①痛みに関する臨床，基礎研究を促進する．
②痛みの患者を適切に治療，管理できる専門家の養成．
③痛みの終末期治療，緩和ケアなどへの支援の改善を求めて国の政策を変更させる．
④痛み治療の必要性などの社会への啓蒙活動．

【 文　献 】

1) ペインクリニックとリハビリテーション．日本ペインクリニック学会第29回総会シンポジウム．1995．札幌市．
2) 平成10年厚生省国民生活調査．厚生省大臣官房統計情報部．2000．
3) 武藤芳照．運動器と運動の大切さを知り，健康と幸福を求めて．CLINICIAN 運動器の10年 2005；52（539）．2-7．
4) 杉浦康夫．痛みの制御と研究の10年．ペインクリニック 2003；24：613．

（保岡　正治）

第2章 医療政策・保健行政とのかかわり

　超高齢化社会を迎えて，これからの医療政策と保健行政が両科に及ぼす影響を予測する．
　リハビリテーション医療は，身障者対策，福祉施策，医療・介護保険制度をはじめ，行政機構に幅広い活動実績を持ち社会に貢献してきた．行政とのかかわりは深く，時の医療政策に大きな影響力を持っている．
　ペインクリニックと医療政策との接点はまだ少ない．ペインクリニック科が痛みを扱う専門科であると同時に，社会，生活環境，産業，人権，栄養等の範疇に活動域を広げて，広く国民的コンセンサスを得るための行動を起こす必要がある．日本麻酔科学会が社団法人として，積極的に公益活動や社会貢献を行っている現況をみればその意義は明らかである．本章では，医療政策の変動を分析し，現在ペインクリニックがおかれている立場を検証した．
　第4次医療法改正により，2003年8月31日までに，すべての病床は一般病床と療養病床に区分された．疾病への対応は，本来，急性期と慢性期，亜急性期，疾患の特性・病状や年齢により異なるはずであるが，単に入院期間だけの基準で区分されると，特殊な病態に対する効果的な治療が困難になる．例えば，緩和ケア病棟は死亡時期を逆算して利用するという問題が生じる．新しく開発される麻薬も，しだいに高価となり経費面での対応が求められる．
　特に，ケアミックスで地域医療を支えてきた医療機関に対する二者選択は，地域特性が無視されている．すでに療養病床に入院中の患者に対する酸素は診療報酬に包括され保険請求できないという現実は，同病棟に入院する患者に対する神経ブロックが包括される危険性を否定できない．さらに外保連の判断により，神経ブロックが注射や処置の範疇に分類されるようなことになれば，ペインクリニック開業医が神経ブロックで生計を立てていくことは不可能になるであろう．実際，末期癌患者への入院対応は，麻薬と酸素が包括されているために採算面から受け入れが困難である．
　リハビリテーション医学も制度上，急性期から回復期，意時期に分類された．病床が機能別に振り分けられる中で，時間経過で，人員配置，設備，報酬が分類されてきている．集団リハビリテーションから個別リハビリテーションへのながれは，患者個々の特性にあった個別対応が要求されている．障害を持った患者に対する福祉政策は，小児の障害者から難病患者，介護を要する老人まで，行政の間口の多さからも容易に判断できる．
　他方，痛みに悩む患者に対する制度上の一般的な援助システムはまだ確立していない．特殊な例として，癌性疼痛患者には，家族を含めて緩和ケア研究会が社会的な認知のもと

で活動を広げている．社会的サポートを必要とする痛みの疾患群を抽出整理して，保健行政に基づいた専門的な治療や認定受けるシステムが構築されるのは何時になるであろうか．

医師は，単に専門とする診療を行うだけでなく，自らがおかれている医療行政の方向性についてもっと注視すべきである．

2004年4月に診療報酬改定，2005年4月に新ゴールドプラン21がスタートし，2006年4月に診療報酬改定と介護報酬改定が行われ，介護保険法が改正される．とりわけ，2006年の診療・介護報酬同時改定では，急性期と慢性期の入院医療に，疾病や重症度に応じた包括評価が導入され，コストの面から，医療（一般と療養）・介護施設の機能分化と，患者・利用者のすみわけが行われる．一連の政策における自己負担の増加は，サービス提供内容による施設の差別化を起こすことになる．

改定される報酬内容は，今日，医学会を席巻しているエビデンスがキーポイントになると言われる．すなわち診療報酬を，評価に係る基準とか尺度を明らかにして，国民が分かりやすい内容にするというものである．厚生労働省からの通達内容に疫学とエビデンスの言葉が多く聞かれるようになった．

2003年12月，診療報酬基本問題小委員会は，2003年3月に閣議決定された平成16年度診療報酬改定の「基本方針」を承認している．大枠として，

①医療技術の適正な評価（ドクターフィー的要素）
②医療機関のコスト等の適切な反映（ホスピタルフィー的要素）
③患者の視点の重視
④その他
⑤診療報酬体系の在り方

が挙げられた．特に①-③が重視されているが，これからの「医療保険制度体系および診療報酬体系の基本方針」が具体的に提示され注目すべき点である．

一般病床・療養病床の区分申請は2003年8月で終了したが，療養への移行が少なかったこともあり，今後誘導策が取られることは必須である．今後の改定では，医療の慢性期入院に重症度，看護必要度を反映させた評価が導入され，患者単位で入院料が決まる方式（RUGIII）に変更される可能性が高い．特徴のない医療用療養病床は，報酬面から締め付けを受ける．これも医療ベッドから介護保険ベッドへの誘導策のひとつである．それでも徳島県など高齢化先進県では，すでに介護病床枠は目標に達しており，2006年の介護保険制度見直し時に指定枠が変更になるかどうかが注目される．

最後に，介護保険の動向について検証する．介護保険制度開始から5年が経過した．現時点で，二点が問題となっている[1]．まず，要介護者認定者が予想以上のスピードで増えていることである．2010年予測の390万人が，2004年度末にはすでに400万人を突破した．なんらかの抑制策を講じないと，介護保険料は増加の一途をたどることになる．現実には，

保険料負担のうち2号被保険者が66％を占めており，さらに若年者への負担増となることへの懸念が生まれている．

　もう一点は，在宅サービス基盤が不十分なことといわれる．新介護保険制度では，小規模・多機能拠点と介護予防がキーワードである．サービス内容のよい，総合的多種介護サービスの機能を持った組織が今後さらに伸びると予測される．日本福祉大学二木立氏が唱える「複合体」の成長が実証されるであろう．将来の介護サービス事業についてはさまざまな意見がある．医療保険と同様，財政難から，負担が1割を超え，2-3割に引き上げられる可能性があり，サービス利用を控えることが考えられる．著者の法人も，福祉・介護複合体を整備してきたが，後者は投資にみあった収益があがる事業ではなく，本体の病院運営における機能分化を円滑にする効果が唯一の収穫と認識している．

　医療要素からみた行政サイドの今後の対応については，一部，最近の厚生労働省老人保健課長・麦谷眞里氏の講演[2]から覗い知ることができる．要介護状態になりやすい高齢者の起因について，男性では脳血管障害（CVA）が多く，女性では各種骨折が主であることが統計で分かってきている．きめ細かい予防対策，疾患ごとの有効なリハビリテーション介入の検討などが示唆されている．在宅サービスの中で，訪問リハビリテーションの需要は大きく増えるであろうと予測される．

　ペインクリニック開業医の多くは，無床の外来診療体系をとっている．最近の診療報酬改定のたびに，再診の診療報酬点数減額で整形外科が打撃を受けたように，同様な疾患を対象とし診療内容が一部重なるペインクリニックが，今後の診療報酬改定の動きに無関心ではいられない．さらに，病院が病院機能評価で篩をかけられるように，診療の質・患者の安全の確保など医療機関に普遍的に求められる体制を整備しておかないと，個人手技が優れていても，経営・運営・組織基盤の立場から保守をまっとうできなくなるであろう．

【 文 献 】

1) 特集「医療・介護制度はどう変る」．日経ヘルスケア21 2004；171：28-40.
2) 麦谷眞理．これからの医療と福祉．徳島県療養病床協会講演会．2004年1月17日．徳島市．

（保岡　正治）

第3章 リハビリテーションからの提言

1 痛みのリハビリテーションと医療コミュニケーション

　リハビリテーションはすべての疾患や外傷の発生時から社会復帰までにまたがって，患者のさまざまな障害に対処する技術であり，また治療システムである．技術とは，薬物，身体運動，熱や電気などの物理的な力，さらに義肢・装具・車いすなどの機器をさす．治療システムとは，このような医療・福祉の社会資源を最適な時期に提供する枠組みである．

　疼痛はそれ自体が障害であると同時に，リハビリテーションの阻害因子である．疼痛緩和技術には，物理療法と徒手的療法とがある．また中枢性疼痛についても，幻肢痛に対する断端の感覚弁別訓練，視床痛に対する運動野電気刺激などの有効性が報告されている．さらに日常生活動作（activities of daily living：ADL）・QOLレベルの問題である疼痛行動に対しては，認知行動療法がある[1]．

　これらの技術を組合せて障害に対処するだけでなく，社会資源も活用して生活を再建することが，リハビリテーション医療技術の重要な一側面である．けれども疾病に直面している患者に生活再建をいきなり持ち出しても，行動をおこさせることは難しい．多くの疾病に同時に罹患したり，またある疾病をきっかけに合併症が次々に起こったりした患者のリハビリテーションでは，問題点を優先順位をつけて整理することが必要である．たとえば次のようなケースで考えてみる．なお以下の症例はすべて実際の患者の記録に基づくが，個人を特定できないように若干変更を加えてある．

＜症例Aさん＞
　両側変形性股関節症の65歳の女性．右肩の腱板断裂もあり，手術の適応であった．股関節の手術を先行させることになったが，右人工股関節置換術後に深部静脈血栓症と肺塞栓症を生じた．抗凝固療法で静脈血栓はコントロールされていたが，左股関節手術のために抗凝固薬を中止したところ，深部静脈血栓症が再発したため，手術は延期となった．家の中をつたい歩きで移動しており，身体障害者手帳を有していた．深部静脈血栓症ならびに肺塞栓症の既往，整形外科医に股関節手術を勧められていること，肩が痛くて右手をほとんど使えないこと，などが重なってどうしてよいかわからず混乱状態にあった．

　Aさんの思考は多くの疾病の間をどうどう巡りするばかりで，生活をどのように整えるかを考える余裕はないようであった．すなわち介護支援の必要は分かっているが，どうす

れば支援を受けられるかが分からず，また支援を求める行動をおこすこともできないでいた．そこで「困っている順に病気に順番をつけましょう」と提案し，Aさんの困っていることを言語化してもらい，医学的問題に翻訳しながら順序をつけた．その結果，①肺塞栓症，②右肩腱板断裂，③左変形性股関節症，④深部静脈血栓症による両下肢の浮腫，の順となった．そして①の危険がないことが保証されなければ②と③の手術を受けないという意思を確認した．

　このように疾病の整理がつき，対処方針が明確になったので，生活上の問題に話題を移して「何が気掛かりですか」と質問した．その結果，通院で娘に身体的・経済的に負担をかけていること，娘も家事・育児などで忙しく，長期的に娘の介護を期待することは難しいこと，介護保険サービスの内容や受給方法がわからないこと，が話された．そこで介護保険サービスの中でAさんに有用と思われるものを紹介し，手続き方法を説明した．Aさんは要介護認定を受けたのち，ホームヘルプ・サービスを利用することとなった．

　疼痛患者の診療では，問題点を整理して，行動をおこしやすくするためのコミュニケーション技術が重要である．この技術は，おそらく熟練したリハビリテーション医療従事者は無意識に修得し使っていると思われるが，それをモデル化しようとする試みがある．

2 痛みのリハビリテーションとコーチング

　「コーチング」は1980年代にアメリカでスポーツ，ビジネス，教育，個人的成長などの分野に導入されて大きな成果を発揮したコミュニケーション形態である．日本には1996年に導入され，ビジネス分野のみならず医療分野でも注目を集めて始めている．日本コーチ協会によれば，コーチングは「相手の自発的な行動を促進するコミュニケーション」と定義されている[2]．

　コーチとクライアントとが対等な関係で交す会話を通して，現状と目標を明らかにし，両者のギャップを埋めるために必要なスキルや環境をクライアントが整えられるようにする．その際，コーチが使う技術には次のようなものがある．

　　①相づち：ペーシング（聴く姿勢を十分に示しながら相手の言葉を繰り返す）で安心感を醸成し，「それで？」「もう少し詳しく話して」などの接続的な語句を使用しながら傾聴する．
　　②承認とフィードバック：コーチがクライアントから受けている影響や感じたことを伝えることで，クライアントの存在を肯定する．
　　③提案と要望：提案と要望の前には，そうしてよいかという許可をクライアントから取る．

④効果的な質問

　痛みのリハビリテーションにおけるコーチングの応用について，後縦靱帯骨化症と特発性大腿骨頭壊死の症例を挙げて解説する．

■後縦靱帯骨化症

＜コーチングのポイント＞
　　①頸部の疾患がなぜ手足に症状をもたらすのかを患者はなかなか理解できない．
　　②「しびれ」，「つっぱり」，「足が地面についていないようなフワフワ感」などの訴えは本人以外にはよく分らない．
　　③高齢者の廃用症候群
　　④転倒のリスク
　　⑤頸部の姿勢と症状との関連（頸部の前後屈や回旋を避け，安静を保持する必要性の判断）
　　⑥神経症状は不可逆性であることがある．

＜症例Bさん＞

　60歳の男性．職業は大工職人，診断は頸椎後縦靱帯骨化症である．不全四肢麻痺をきたしたため，頸椎の手術を施行された．手術を受けても全身のしびれ，手の巧緻運動障害，歩行障害などが残り，治療に満足していない．今後は日常生活動作能力の低下を防ぐことが重要になる．

＜問題点の整理＞
　　疾病：手術は成功したが，不可逆性の神経症状が残っている．
　　機能障害：不全四肢麻痺，両側上肢巧緻運動障害，感覚異常，関節可動域制限（四肢および体幹）
　　活動制限：歩行障害，日常生活動作障害
　　参加制約：復職困難
　　健康感：四六時中しびれに悩まされている．
　　活動の不自由感：病院に来る以外何もできない．

＜問題点の掘り下げ＞

　Bさんの訴える「しびれ」が何を意味するのかを注意深く聴き取り，診察する．自発的な異常感覚，物に触れたときに感じるビリビリ感，感覚鈍麻であることもあれば，筋力低下を「しびれ」と訴えることもある．痙縮による「つっぱり感」の場合もある．また巧緻運動の障害は何が原因であろうか．指の触覚が鈍麻したせいか，指に力が入らないせいか，あるいは痙縮が原因かもしれない．歩行障害の原因も筋力低下と痙縮の両方が関係する．これらを正確に評価することが診療する上で必須ではあるが，コーチング上の問題はむしろ，神経症状に対する医療者の解釈（脊髄症や脊髄神経根症の残存）と患者の物語（神経が圧迫されて症状が出たのだから，圧迫を除けば症状はなくなるはずだ）との距離といえる．

<コーチングのプロセスとコーチング技能>

「しびれ」の訴えをきちんと取り上げることが大切である．その上で「しびれのために活動できない」から「しびれはしびれとして置いておいて，しびれがあってもできることはある」へ視点を変えることを提案する．このようにして身体活動量についての自己制御感を増やすことが肝要である．

■特発性大腿骨頭壊死

<コーチングのポイント>
　①活動的な若年者が多い．
　②病期（重症度）
　③酒，ステロイド剤，併存疾患との関係
　④杖を使用する意味
　⑤手術の適応と時期
　⑥手術後の問題点：後療法，関節温存術後の骨壊死，人工骨頭・関節コンポーネントの移動・摩耗・感染・脱臼・再置換術

<症例Cさん>

50歳の男性．両側の大腿骨頭壊死となり，複数回の手術を受けて，現在は両側人工骨頭である．手術，後療法で2年間会社を休みようやく復職した．営業の仕事のため杖をつくことができず，階段昇降も多いため，復職して1か月位で大腿部の痛みが出ている．人工骨頭を長持ちさせること，痛みを生じないようにすること，仕事を続けていくこと，の3つが目標である．

<問題点の整理>

疾病：両側人工骨頭置換術後
機能障害：廃用性筋力低下，疼痛，股関節可動域制限
活動制限：股関節を屈曲・内転・内旋させる動作は脱臼しやすいので禁忌である．股関節への負担を軽減するために杖の使用が勧められる．
参加制約：復職した．
健康感：筋力増強訓練を続けていないと下肢筋力が低下してしまう．
活動の不自由感：仕事で無理をすると痛みが出る．

<問題点の掘り下げ>

痛みの多くは生物学的な反応が原因で生じるが，心理社会要因が修飾することがある．急性の疼痛に適切に対応して慢性化を防ぐことが重要である．まず疼痛の原因がいわゆる「筋肉痛」なのか，股関節に由来する疼痛であるのかを診断する．そして患者の「無理をする」ことと痛みの発生との間の因果関係の有無を判断する．

ここでは痛みが過剰な歩行による筋肉痛であるとする．コーチングを行うには，ニーズやリソースについて具体的なものを引き出さなければならない．たとえば「人工骨頭を長

第3章　リハビリテーションからの提言

持ちさせるためには何ができるか？」,「痛みを避けるためには何ができるか？」,「仕事は続けたいのか？」,「どのような仕事を続けたいのか？」といったことを明確にしていく作業が必要である．

＜コーチングのプロセスとコーチング技能＞

身体への負担と仕事との関係について考えてみる．まず患者が痛みの出る程度を自分の基準で理解しているかどうかが問題である．主観的な基準を持ちにくい場合には万歩計で何歩以上になったら痛みが出る，といった客観的な指標を使うことを提案することもできる．

次にCさんにとって営業職とはどういうものなのか，自分が杖をつかずにいることは何を示しているのか，痛みが出ていることを彼自身はどう思い，どうしたいと思っているか，その具体的な対処方法などを問い掛けることが大切である．その上で配置換えなども含めて，仕事と疾患とのバランスをどこで取るのかの決断を支援する．

痛みのでる基準内で活動することと，自分の限界を設定することは若干違う．時には基準以上の活動をすることも可能であろう．また身体活動の制限は社会的役割に影響するが決定要因ではない．患者が無意識に設定している限界にも注意を向けてフィードバックする．

3 まとめ

リハビリテーション医療の特徴のひとつは，扱う障害と介入方法の多様性である．痛みのリハビリテーションでは，原因の診断，痛みと活動・参加との関係，そしてそれらの帰結の予測に基づいて介入方法を選択する．介入方法の選択と実施には当事者が主体的に関わることが大切である．そのため患者が医療に主体的に関わりQOLを向上させていくことを支援するコミュニケーション技術が診療の場で求められる．コーチングは患者の主観（物語り）に焦点をあてて注意深く聞分けることを通してそれを支援する．事例を挙げて痛みのリハビリテーションにおける応用を示したが，今後は介入の構造を明確にしてその効果を検証していく必要がある．

【 文 献 】

1) 出江紳一，ほか．しびれと痛みに対する対症療法．リハビリテーションからのアプローチ．medicina 2004；41：1382-4．
2) 桜井一紀．コーチングスキル．安藤 潔，ほか編．難病患者を支えるコーチングサポートの実際．東京：真興交易；2002．50-72．

（出江　紳一）

第4章 ペインクリニックにおける将来の展望

　ペインクリニックとリハビリテーションの関係について，先の項で経過と現状を述べたが，最後に本著の総集として将来をさまざまな角度から展望する．
　まず，両者が共有する課題について議論が行われた日本ペインクリニック学会第37回大会（山室誠会長，2003年仙台市）のパネルディスカッション「＋α：リハビリテーション」（共同座長：保岡，田邉）[1]の内容を紹介する．
　当大会のメインテーマは「オピオイド・神経ブロック＋α」であった．従来，神経ブロックと鎮痛薬を治療の柱としてきたペインクリニック診療が，医学の進歩や変動する社会状況に沿って，将来その意義をさらに高めていくにはなんらかの対応「＋α」を展開する節目にあるとの認識が高まり，緩和ケア，精神・心理療法とともにリハビリテーションがパネルディスカッションとして取り上げられたしだいである．
　共同座長は，第29回総会シンポジウムに参加した保岡，田邉が務め，パネラーとして発言するとともに，リハビリテーション科・整形外科・ペインクリニック開業の各部門で活躍中の3氏に講演を依頼した．討議の方針として，技術的な内容にとどまらず，両科が抱える医療・福祉・行政の広範な領域を網羅した複合的な視点からの議論を計画した．全パネラーには，以下の①から⑨を題材とした講演を依頼した．この題材は本著を構成する基礎となっている．

　　①ペインクリニックとリハビリテーションの相互関係の整理
　　②痛みと障害
　　③評価法，治療効果判定基準の検討
　　④有痛性運動器疾患に対するペインクリニック診療のエビデンス
　　⑤急性疼痛（疾患）に対する理学療法を含めた診療ガイドライン
　　　　―有痛性運動器疾患を中心に―
　　⑥慢性疼痛（疾患）に対するリハビリテーション医療との連携
　　⑦ペインクリニックにおける知覚系とリハビリテーションの運動系
　　　両面からの研究の接点
　　⑧両療法の技術発展と治療限界
　　⑨医療・福祉・保健行政との提携と参画

　パネルディスカッション「＋α：リハビリテーション」の演題と講演の要旨は，以下のとおりである．

　　①整形外科領域に於ける痛み治療のクリニカルパス

楊　鴻生（兵庫医科大学整形外科）

要旨：高齢化による脊椎，関節疾患，骨粗鬆症が増加している．疼痛マネジメントとQOLの改善が大切．総合的画一的なパスは難しい．個別の疾患のパスを実践する必要性．今回は，骨粗鬆症のパスを紹介．当疾患は，骨折と慢性腰背部痛が問題．急性痛と慢性痛の区別．生活習慣病から生活機能病として捉える．治療方法とゴールについての講演．

（楊は，翌年の日本ペインクリニック学会第38回大会のワークショップ「加齢に伴う痛みへの対処」において，高齢者の腰背部痛の30％が骨粗鬆症に起因するとして，骨代謝異常の是正の必要性を強調している．）[2]

②ペインクリニックと運動療法―神経因性疼痛を中心に―

田邉　豊・宮崎東洋（順天堂大学医学部ペインクリニック研究室）

要旨：複合性局所疼痛症候群（complex regional pain syndrome：CRPS），帯状疱疹後神経痛（postherpetic neuralgia：PHN）を中心とした神経因性疼痛に対して，運動療法を行い，効果を上げている．患者の多くは上肢に障害があり，早期からの開始が必要．関節可動域テスト（range of motion：ROM）改善だけでなく，日常生活動作（activities of daily living：ADL）向上を目的とする．末梢から中枢へ施術する．治療効果判定基準は6ヵ月とする．何時まで続けるかが問題．理学療法士（PT），リハビリテーション医師との連携が重要との発表．

③痛みとリハビリテーション

出江紳一（東北大学病院リハビリテーション科）

要旨：リハビリテーションは障害に対する技術であり，治療システムである．前者は，運動および物理的力と機器を指し，後者は，社会的資源を提供する枠組みである．リハビリテーションは，治癒から社会復帰までを最短にし，また，後遺障害が残存すると予測される場合は，QOLレベルの改善を追及する．四肢機能だけでなく，嚥下，排尿障害も扱う．リハビリテーション科の特徴として，障害モデルで考えること．3つのC：consulting, counseling, coachingが重要である．

慢性疼痛患者には，行動変容プログラムを行う．ADLの評価は重要で，身辺動作から，認知領域を含む．ADLの国際尺度として，機能的自立度評価法（functional independence measure：FIM）が，社会的参加にはCraig Handicap Assessment and Reporting Technique（CART）が知られる．脳卒中患者の損傷半球の経頭蓋磁気刺激（rTMS）による運動路促通を目的とした治療法の説明に関連して，痛みの生理学的研究，経頭蓋磁気刺激法の中枢性疼痛治療への可能性にも言及．痛みの診療における医学的アプローチに

つき講演.

④ペインクリニック診療におけるリハビリの重要性と今後の展望—患者教育，予防医学，保険制度を含めて—

喜多　薫（喜多病院）

要旨：現代医学の限界について，ストレス，痛みの悪循環に対する神経ブロックの意義の再検討．生活習慣病，神経ブロック対象である腰痛肩こりは，高脂血症，肥満患者に多い．背骨を中心とする有酸素運動が予防になる．ペインクリニックを受診する患者は，なんらかのストレスと脊柱のバランスに異常がある．特に慢性痛の患者は運動で自然治癒力を挙げる必要がある．集学的に，多職種との連携で痛みに取り組む必要性がある．専門的治療からチーム医療への転換が必要であると指摘．

⑤ペインクリニックにおける有痛性運動器疾患診療指針の検討—腰下肢痛疾患を中心に—

保岡正治（保岡クリニック諭田病院）

要旨：客観的で簡便な機能評価法の模索，有痛性運動器疾患に対する治療ガイドラインの検討，データベースの集積，治療法の標準化が必要と提唱．

各パネラーによる専門の立場から実践に基づいた講演が行われたが，治療だけに留まらず，基礎医学，予防医学，福祉，行政との連携についても現実的な対策を講じる必要性が示唆された．

対象としたテーマが膨大であり，短時間のうちに十分議論を尽くして一定の結論を導くことは不可能であったが，ペインクリニックとリハビリテーションの連携上の課題を提起した内容となった．今後は，テーマを絞った議論が必要と思われるが，実践的な議論が展開されるのは，ペインクリニック開業医が増え，広く一般社会において，痛み治療を通して地域医療の中核を担う時代が到来してからのことと予想している．

ところで，明るい展望と期待の話題だけでなく，同時に冷静な治療限界の議論も行う必要がある．特に，治療介入に伴う有害性や医療過誤[3]の問題につき，安全性，妥当性，普遍性，経済性，およびインフォームド・コンセントからみた両療法の将来性と守備範囲の検証も重要である．同時に，日常臨床に携わるペインクリニック医が，神経ブロックの安全性と効用について患者に説明する際ジレンマに陥る状況は多い．例えば，星状神経節ブロックについて，頸部血腫により窒息のリスクがあり気道確保を要するかもしれないと説明すれば，多くの患者は同意を躊躇するのではないか．どこまで説明すべきかについて，学会レベルで説明内容のガイドランを作成する必要があると考える．

ペインクリニック誌に，神経ブロック療法の限界を考える特集が組まれている[4]．ヒアリ・ハット対策からリスクマネジメントが確立されていくように，リハビリテーション治療とペインクリニック療法の治療限界を吟味し，新たな発展の礎とすべきである．

最後に，ペインクリニックの知覚系とリハビリテーションの運動系両面からの研究の接点を探り，研究面での連携の方向性を考える．痛み治療と障害治療の相互関係について検討することは，知覚系（疼痛制御分野）と運動系障害（器官制御・身体不自由分野）の研究の接点を探ることに通じる．現在，ペインクリニック医学では慢性疼痛機序解明や先行鎮痛の話題，あるいは治療として経皮的電気的神経刺激（transcutaneous electrical nerve stimulation：TENS）がある．リハビリテーション医学では，予防リハビリテーション，中枢神経損傷の可塑性に関するCI療法などがあり，両者の先端研究の接点を見ることができる．

2003年，第70回日本リハビリテーション医学会におけるパネルディスカッション「リハビリテーションと脳の可塑性」の座長を務めた出江[5]は，反復経頭蓋磁気刺激（repetitive transcranial magnetic stimulation：rTMS）と脳の可塑性の話題提供をはじめアップトゥデイトの議論を紹介している．

ペインクリニックでは，疼痛システムにおける抑制系の賦活が話題となっているが，リハビリテーションでの研究の関与も考えられると指摘している．全体に研究レベルでの議論であるが，主要な研究テーマに進展する分野である．

吉村[6]は，「慢性疼痛と神経再生」と題した巻頭言で，最近の疼痛研究の状況を紹介している．すなわち，痛みの研究は：①物理刺激の受容体，化学受容体分子の発見と，②慢性疼痛発生原因の，末梢神経感作，脊髄神経における感覚回路の可塑的変化の解明で進んできたと述べている．神経の可塑性変化については，1992年Woolfgが，成熟神経の損傷がおこると軸策発芽がおきるとの報告以来，当分野の研究が進んできたこと，ある種の慢性疼痛モデルにみられる可塑的な変化を起こした回路が，幼若期の感覚回路に類似するという．さらに，「発生過程は繰り返す」という考えは，再生・発生研究者の一般的見解となっており，感覚神経系だけでなく運動神経系の再生にもあてはまる可能性ありと言及し，神経の発生過程や神経栄養因子を明らかにすることで，慢性疼痛の原因療法を探る糸口になるのではないかと展望を述べている．

臨床でも多くの研究が模索されている．例えば脳卒中のリハビリテーションに関して，上肢への訓練において，慢性期の患者の非麻痺側を拘束し，患側の使用を促するConstraint-induced movement therapyが提唱されているが，Use-dependedの可塑性が証明されている．あるいは，1日中訓練する環境であるFull time-integrated programが試みられている[7]．緩和ケアにおいて，癌患者に対して終日痛みを起こさなくする，血中モルヒネ有効濃度の設定および維持管理の概念と一部類似しているのは興味深い．

また，先端研究とともに，介護領域での連携の重要性が出ている．元来，ADL維持や寝たきり予防の意味から，リハビリテーションは脳血管障害をはじめとする肢体不自由者に対して重要な治療の位置を占めているが，制度的に変革を続けている．現在，リハビリテーションは，入院，通所，訪問系，あるいは急性，回復，維持期に分類され，利用者の

居住形態や身体障害度，障害部位などで対応が異なり，選択が複雑になっている．高齢化社会を迎えてリハビリテーションを必要とする要介護の対象者は今後さらに急増することが予想され，また痴呆傾向にある者ではリハビリテーション効果が落ちるなど，単なる機能改善を目的とした画一の訓練内容ではリハビリテーションの意義が薄らぐ問題が見えていた．特に，介護面からみたリハビリテーションの内容が問題となっている．

例えば，寝たきりになった患者のADL管理，とりわけ，排泄管理であるオムツ交換は，当人と介護者にとって大きな負担である．股関節の内転内旋拘縮は，股関節の開排動作時に疼痛と痙性を伴い手間からも問題となる．

リハビリテーションでは，従来，個縮・痙直に対して，温熱療法をはじめ，電気刺激，アルコールや局所麻薬使用によるさまざまな対応が行われているが，残念ながら十分満足できる解決策はない[8]．こうした患者の多くは，就寝から移乗，移動，機能訓練にいたる動作の中で，日々，機能障害とともに疼痛に悩まされているわけである．介護は社会的な問題であり，拘縮予防にも限界があるため具体的な対策の必要性を痛感している．老化に伴い必発する拘縮対策にも，疼痛管理の立場からペインクリニックがなんらかのかたちで寄与すべきであると考える．

テーマはあまりに豊富であり，しかも連携は始まったばかりである．実質的な両者の展望は，「集学治療」の確立と実績からより明確になると思われる．

【 文　献 】

1) ＋α：リハビリテーション．日本ペインクリニック学会第37回大会パネルディスカッション．2003年．仙台市．
2) 楊　鴻生．加齢に伴う痛みへの対処．日本ペインクリニック学会第38回大会ワークショップ．2004年．東京．
3) 宮崎東洋，ほか編．麻酔・ペインクリニックと医療事故．東京：真興交易；2002．
4) 特集「神経ブロック療法の限界を考える」．ペインクリニック 2003；24：1207-54．
5) 出江紳一．リハビリテーションと脳の可塑性．第40回日本リハビリテーション医学会学術集会プログラム．パネルディスカッション．2003；115-8．
6) 吉村　恵．慢性疼痛と神経再生．ペインクリニック 2003；24：463-4．
7) 正門由久．脳卒中のリハビリテーション．日本リハビリテーション医学会リハビリテーション医学白書委員会．リハビリテーション医学白書．東京：医学書院；2003．140-7．
8) 近藤健男．特集「神経ブロック—リハへの臨床応用」．オーバービュー．臨床リハ 2003；12：1050-5．

（保岡　正治）

おわりに

　ペインクリニック診療が発展するに伴い，他科の診療体系における進んだシステムや概念を取り入れ，あるいは，医療全体のコンセプトの変遷に適合した診療体系を作成する必要性が生じている．著者は，開業での経験から，特にリハビリテーション医学は学ぶ内容が多い診療科であると認識している．

　ペインクリニックおいて，神経ブロックの高い有用性と効果の実証は引き続き主題であるが，同時に普遍性のある診療体系を確立することも大切な仕事である．リハビリテーション治療併用の試みは始まったばかりであり，今後どのような展開をたどるのか不明であるが，将来「＋α」としてのリハビリテーション診療に興味を抱くペインクリニック医の数が増え，臨床例での検討を中心に活発な論議がペインクリニック関連誌面を賑わす時代が早々にくることを期待している．

　本著では，ペインクリニックとリハビリテーションの関係につき，運動療法に関する基礎知識の解説から，EBM，臨床疫学，評価法にいたる幅広い議論を試みた．内容が広範囲であり，当然，著者単独では概要をまとめることは不可能であり，いくつかの項目は，それぞれの分野で活躍されている先生方に加筆頂いた．

　読者からのご批評と高い見識のご教示をお願いしたい．本著がペインクリニック発展の道標になれば幸いである．

　　　　　　　　　　　　　　　　　　　　　　　　　　　　　　　　　　　保岡　正治

【関連資料１】

関節可動域表示ならびに測定法

Ⅰ．関節可動域表示ならびに測定法の原則

1．関節可動域表示ならびに測定法の目的

日本整形外科学会と日本リハビリテーション医学会が制定する関節可動域表示ならびに測定法は，整形外科医，リハビリテーション医ばかりでなく，医療，福祉，行政その他の関連職種の人々をも含めて，関節可動域を共通の基盤で理解するためのものである．従って，実用的で分かりやすいことが重要であり，高い精度が要求される計測，特殊な臨床評価，詳細な研究のためにはそれぞれの目的に応じた測定方法を検討する必要がある．

2．基本肢位

Neutral Zero Method を採用しているので，Neutral Zero Starting Position が基本肢位であり，概ね解剖学的肢位と一致する．ただし，肩関節水平屈曲・伸展については肩関節外転90°の肢位，肩関節外旋・内旋については肩関節外転0°で肘関節90°屈曲位，前腕の回外・回内については手掌面が矢状面にある肢位，股関節外旋・内旋については股関節屈曲90°で膝関節屈曲90°の肢位をそれぞれ基本肢位とする．

3．関節の運動

1）関節の運動は直交する3平面，すなわち前額面，矢状面，水平面を基本面とする運動である．ただし，肩関節の外旋・内旋，前腕の回外・回内，股関節の外旋・内旋，頸部と胸腰部の回旋は，基本肢位の軸を中心とした回旋運動である．また，足部の内がえし・外がえし，母指の対立は複合した運動である．

2）関節可動域測定とその表示で使用する関節運動とその名称を以下に示す．なお，下記の基本的名称以外によく用いられている用語があれば（　）内に併記する．

(1)屈曲と伸展

多くは矢状面の運動で，基本肢位にある隣接する2つの部位が近づく動きが屈曲，遠ざかる動きが伸展である．ただし，肩関節，頸部・体幹に関しては，前方への動きが屈曲，後方への動きが伸展である．また，手関節，手指，足関節，足指に関しては，手掌または足底への動きが屈曲，手背または足背への動きが伸展である．

(2)外転と内転

多くは前額面の運動で，体幹や手指の軸から遠ざかる動きが外転，近づく動きが内転である．

(3)外旋と内旋

肩関節および股関節に関しては，上腕軸または大腿軸を中心として外方へ回旋する動きが外旋，内方へ回旋する動きが内旋である．

(4)回外と回内

前腕に関しては，前腕軸を中心にして外方に回旋する動き（手掌が上を向く動き）が回外，内方に回旋する動き（手掌が下を向く動き）が回内である．

(5)水平屈曲と水平伸展

水平面の運動で，肩関節を90°外転して前方への動きが水平屈曲，後方への動きが水平伸展である．

(6)挙上と引き下げ（下制）

肩甲帯の前額面の運動で，上方への動きが挙上，下方への動きが引き下げ（下制）である．

(7)右側屈・左側屈

頸部，体幹の前額面の運動で，右方向への動きが右側屈，左方向への動きが左側屈である．

(8)右回旋と左回旋

頸部と胸腰部に関しては右方に回旋する動きが右回旋，左方に回旋する動きが左回旋である．

(9)橈屈と尺屈

手関節の手掌面の運動で，橈側への動きが橈屈，尺側への動きが尺屈である．

(10)母指の橈側外転と尺側内転

母指の手掌面の運動で，母指の基本軸から遠ざかる動き（橈側への動き）が橈側外転，母指の基本軸に近づく動き（尺側への動き）が尺側内転である．

(11)掌側外転と掌側内転

母指の手掌面に垂直な平面の運動で，母指の基本軸から遠ざかる動き（手掌方向への動き）

が掌側外転，基本軸に近づく動き（背側方向への動き）が掌側内転である．

(12)対立

母指の対立は，外転，屈曲，回旋の3要素が複合した運動であり，母指で小指の先端または基部を触れる動きである．

(13)中指の橈側外転と尺側外転

中指の手掌面の運動で，中指の基本軸から橈側へ遠ざかる動きが橈側外転，尺側へ遠ざかる動きが尺側外転である．

(14)外がえしと内がえし

足部の運動で，足底が外方を向く動き（足部の回内，外転，背屈の複合した運動）が外がえし，足底が内方を向く動き（足部の回外，内転，底屈の複合した運動）が内がえしである．

足部長軸を中心とする回旋運動は回外，回内と呼ぶべきであるが，実際は，単独の回旋運動は生じ得ないので複合した運動として外がえし，内がえしとした．また，外反，内反という用語も用いるが，これらは足部の変形を意味しており，関節可動域測定時に関節運動の名称としては使用しない．

4．関節可動域の測定方法

1）関節可動域は，他動運動でも自動運動でも測定できるが，原則として他動運動による測定値を表記する．自動運動による測定値を用いる場合は，その旨明記する〔5の2）の(1)参照〕．

2）角度計は十分な長さの柄がついているものを使用し，通常は5°刻みで測定する．

3）基本軸，移動軸は，四肢や体幹において外見上分かりやすい部位を選んで設定されており，運動学上のものとは必ずしも一致しない．また，手指および足指では角度計のあてやすさを考慮して，原則として背側に角度計をあてる．

4）基本軸と移動軸の交点を角度計の中心に合わせる．また，関節の運動に応じて，角度計の中心を移動させてもよい．必要に応じて移動軸を平行移動させてもよい．

5）多関節筋が関与する場合，原則としてその影響を除いた肢位で測定する．例えば，股関節屈曲の測定では，膝関節を屈曲しハムストリングをゆるめた肢位で行う．

6）肢位は「測定肢位および注意点」の記載に従うが，記載のないものは肢位を限定しない．変形，拘縮などで所定の肢位がとれない場合は，測定肢位が分かるように明記すれば異なる肢位を用いても良い〔5の2）の(2)参照〕．

7）筋や腱の短縮を評価する目的で多関節筋を緊張させた肢位で関節可動域を測定する場合は，測定方法が分かるように明記すれば多関節筋を緊張させた肢位を用いても良い〔5の2）の(3)参照〕．

5．測定値の表示

1）関節可動域の測定値は，基本肢位を0°として表示する．例えば，股関節の可動域が屈曲位20°から70°であるならば，この表現は以下の2通りとなる．

(1)股関節の関節可動域は屈曲20°から70°（または屈曲20°〜70°）
(2)股関節の関節可動域は屈曲は70°，伸展は−20°

2）関節可動域の測定に際し，症例によって異なる測定法を用いる場合や，その他関節可動域に影響を与える特記すべき事項がある場合は，測定値とともにその旨併記する．

(1)自動運動を用いて測定する場合は，その測定値を（　）で囲んで表示するか，「自動」または「active」などと明記する．
(2)異なる肢位を用いて測定する場合は，「背臥位」「座位」などと具体的に肢位を明記する．
(3)多関節筋を緊張させた肢位を用いて測定する場合は，その測定値を〈　〉で囲んで表示するが，「膝伸展位」などと具体的に明記する．
(4)疼痛などが測定値に影響を与える場合は，「痛み」「pain」などと明記する．

6．参考可動域

関節可動域は年齢，性，肢位，個体による変動が大きいので，正常値は定めず参考可動域として記載した．関節可動域の異常を判定する場合は，健側上下肢の関節可動域，参考可動域，(附)関節可動域の参考値一覧表，年齢，性，測定肢位，測定方法などを十分考慮して判定する必要がある．

II. 上肢測定

部位名	運動方向	参考可動域角度	基本軸	移動軸	測定肢位および注意点	参考図
肩甲帯 shoulder girdle	屈曲 flexion	20	両側の肩峰を結ぶ線	頭頂と肩峰を結ぶ線		
	伸展 extension	20				
	挙上 elevation	20	両側の肩峰を結ぶ線	肩峰と胸骨上縁を結ぶ線	背面から測定する.	
	引き下げ（下制）depression	10				
肩 shoulder（肩甲帯の動きを含む）	屈曲（前方挙上）forward flexion	180	肩峰を通る床への垂直線（立位または座位）	上腕骨	前腕は中間位とする.体幹が動かないように固定する.脊柱が前後屈しないように注意する.	
	伸展（後方挙上）backward extension	50				
	外転（側方挙上）abduction	180	肩峰を通る床への垂直線（立位または座位）	上腕骨	体幹の側屈が起こらないように、90°以上になったら前腕を回外することを原則とする. ⇨［VI. その他の検査法］参照	
	内転 adduction	0				
	外旋 external rotation	60	肘を通る前額面への垂直線	尺骨	上腕を体幹に接して，肘関節を前方90°に屈曲した肢位で行う.前腕は中間位とする. ⇨［VI. その他の検査法］参照	
	内旋 internal rotation	80				
	水平屈曲 horizontal flexion (horizontal adduction)	135	肩峰を通る矢状面への垂直線	上腕骨	肩関節を90°外転位とする.	
	水平伸展 horizontal extension (horizontal abduction)	30				
肘 elbow	屈曲 flexion	145	上腕骨	橈骨	前腕は回外位とする.	
	伸展 extension	5				

部位名	運動方向	参考可動域角度	基本軸	移動軸	測定肢位および注意点	参考図
前腕 forearm	回内 pronation	90	上腕骨	手指を伸展した手掌面	肩の回旋が入らないように肘を90°に屈曲する.	
	回外 supination	90				
手 wrist	屈曲（掌屈）flexion (palmarflexion)	90	橈骨	第2中手骨	前腕は中間位とする.	
	伸展（背屈）extension (dorsiflexion)	70				
	橈屈 radial deviation	25	前腕の中央線	第3中手骨	前腕を回内位で行う.	
	尺屈 ulnar deviation	55				

III．手指測定

部位名	運動方向	参考可動域角度	基本軸	移動軸	測定肢位および注意点	参考図
母指 thumb	橈側外転 radial abduction	60	示指（橈骨の延長上）	母指	運動は手掌面とする. 以下の手指の運動は，原則として手指の背側に角度計をあてる.	
	尺側内転 ulnar adduction	0				
	掌側外転 palmar abduction	90			運動は手掌面に直角な面とする.	
	掌側内転 palmar adduction	0				
	屈曲（MCP）flexion	60	第1中手骨	第1基節骨		
	伸展（MCP）extension	10				
	屈曲（IP）flexion	80	第1基節骨	第1末節骨		
	伸展（IP）extension	10				

部位名	運動方向	参考可動域角度	基本軸	移動軸	測定肢位および注意点	参考図
指 fingers	屈曲 (MCP) flexion	90	第2-5中手骨	第2-5基節骨	⇨ [Ⅵ. その他の検査法] 参照	
	伸展 (MCP) extension	45				
	屈曲 (PIP) flexion	100	第2-5基節骨	第2-5中節骨		
	伸展 (PIP) extension	0				
	屈曲 (DIP) flexion	80	第2-5中節骨	第2-5末節骨	DIPは10°の過伸展をとりうる.	
	伸展 (DIP) extension	0				
	外転 abduction		第3中手骨延長線	第2, 4, 5指軸	中指の運動は橈側外転, 尺側外転とする. ⇨ [Ⅵ. その他の検査法] 参照	
	内転 adduction					

Ⅳ. 下肢測定

部位名	運動方向	参考可動域角度	基本軸	移動軸	測定肢位および注意点	参考図
股 hip	屈曲 flexion	125	体幹と平行な線	大腿骨（大転子と大腿骨外顆の中心を結ぶ線）	骨盤と脊柱を十分に固定する. 屈曲は背臥位, 膝屈曲位で行う. 伸展は腹臥位, 膝伸展位で行う.	
	伸展 extension	15				
	外転 abduction	45	両側の上前腸骨棘を結ぶ線への垂直線	大腿中央線（上前腸骨棘より膝蓋骨中心を結ぶ線）	背臥位で骨盤を固定する. 下肢は外旋しないようにする. 内転の場合は, 反対側の下肢を屈曲挙上してその下を通して内転させる.	
	内転 adduction	20				
	外旋 external rotation	45	膝蓋骨より下ろした垂直線	下腿中央線（膝蓋骨中心より足関節内外果中央を結ぶ線）	背臥位で, 股関節と膝関節を90°屈曲位にして行う. 骨盤の代償を少なくする.	
	内旋 internal rotation	45				

部位名	運動方向	参考可動域角度	基本軸	移動軸	測定肢位および注意点	参考図
膝 knee	屈曲 flexion	130	大腿骨	腓骨（腓骨頭と外果を結ぶ線）	屈曲は股関節を屈曲位で行う．	
	伸展 extension	0				
足 ankle	屈曲（底屈） flexion (plantar flexion)	45	腓骨への垂直線	第5中足骨	膝関節を屈曲位で行う．	
	伸展（背屈） extension (dorsiflexion)	20				
足部 foot	外がえし eversion	20	下腿軸への垂直線	足底面	膝関節を屈曲位で行う．	
	内がえし inversion	30				
	外転 abduction	10	第1，第2中足骨の間の中央線	同左	足底で足の外縁または内縁で行うこともある．	
	内転 adduction	20				
母指(趾) great toe	屈曲（MTP） flexion	35	第1中足骨	第1基節骨		
	伸展（MTP） extension	60				
	屈曲（IP） flexion	60	第1基節骨	第1末節骨		
	伸展（IP） extension	0				
足指 toes	屈曲（MTP） flexion	35	第2−5中足骨	第2−5基節骨		
	伸展（MTP） extension	40				
	屈曲（PIP） flexion	35	第2−5基節骨	第2−5中節骨		
	伸展（PIP） extension	0				
	屈曲（DIP） flexion	50	第2−5中節骨	第2−5末節骨		
	伸展（DIP） extension	0				

V. 体幹測定

部位名	運動方向		参考可動域角度	基本軸	移動軸	測定肢位および注意点	参考図
頸部 cervical spines	屈曲（前屈）flexion		60	肩峰を通る床への垂直線	外耳孔と頭頂を結ぶ線	頭部体幹の側面で行う．原則として腰かけ座位とする．	
	伸展（後屈）extension		50				
	回旋 rotation	左回旋	60	両側の肩峰を結ぶ線への垂直線	鼻梁と後頭結節を結ぶ線	腰かけ座位で行う．	
		右回旋	60				
	側屈 lateral bending	左側屈	50	第7頸椎棘突起と第1仙椎の棘突起を結ぶ線	頭頂と第7頸椎棘突起を結ぶ線	体幹の背面で行う．腰かけ座位とする．	
		右側屈	50				
胸腰部 thoracic and lumbar spines	屈曲（前屈）flexion		45	仙骨後面	第1胸椎棘突起と第5腰椎棘突起を結ぶ線	体幹側面より行う．立位，腰かけ座位または側臥位で行う．股関節の運動が入らないように行う．⇨［Ⅵ．その他の検査法］参照	
	伸展（後屈）extension		30				
	回旋 rotation	左回旋	40	両側の後上腸骨棘を結ぶ線	両側の肩峰を結ぶ線	座位で骨盤を固定して行う．	
		右回旋	40				
	側屈 lateral bending	左側屈	50	ヤコビー（Jacoby）線の中点にたてた垂直線	第1胸椎棘突起と第5腰椎棘突起を結ぶ線	体幹の背面で行う．腰かけ座位または立位で行う．	
		右側屈	50				

VI. その他の検査法

部位名	運動方向	参考可動域角度	基本軸	移動軸	測定肢位および注意点	参考図
肩 shoulder (肩甲骨の動きを含む)	外旋 external rotation	90	肘を通る前額面への垂直線	尺骨	前腕は中間位とする．肩関節は90°外転し，かつ肘関節は90°屈曲した肢位で行う．	
	内旋 internal rotation	70				
	内転 adduction	75	肩峰を通る床への垂直線	上腕骨	20°または45°肩関節屈曲位で行う．立位で行う．	
母指 thumb	対立 opposition				母指先端と小指基部（または先端）との距離（cm）で表示する．	
指 fingers	外転 abduction		第3中手骨延長線	2, 4, 5 指軸	中指先端と2, 4, 5指先端との距離（cm）で表示する．	
	内転 adduction					
	屈曲 flexion				指尖と近位手掌皮線（proximal palmar crease）または遠位手掌皮線（distal palmar crease）との距離（cm）で表示する．	
胸腰部 thoracic and lumbar spines	屈曲 flexion				最大屈曲は，指先と床との間の距離（cm）で表示する．	

VII. 顎関節計測

顎関節 temporo-mandibular joint	開口位で上顎の正中線で上歯と下歯の先端との間の距離（cm）で表示する．左右偏位（lateral deviation）は上顎の正中線を軸として下歯列の動きの距離を左右ともcmで表示する．参考値は上下第1切歯列対向縁線間の距離 5.0 cm，左右偏位は 1.0 cm である．

（日本整形外科学会身体障害委員会・日本リハビリテーション医学会評価基準委員会．日整会誌 1995：69：240-50．より引用）

【関連資料2】

保岡クリニック論田病院使用の評価表

A. 頸部・上肢評価表

氏名_____　　　年齢_____　性別_____

病名_____　　　　　　　_____

		R			MMT－T			L		
					月　日					
					頸　　屈筋群　　胸鎖乳突筋					
					伸筋群					
					肩関節屈筋 ｛前方挙上筋｝ 三角筋（前部）					
					伸筋群（後方挙上筋）｛広背筋／大円筋｝					
					外転筋　　三角筋（中部）					
					水平外転（外分廻し）三角筋（後部）					
					水平内転（内分廻し）大胸筋					
					外旋筋群					
					内旋筋群					
					肘関節　屈筋群 ｛上腕二頭筋／上腕筋／腕橈骨筋｝					
					伸筋　　上腕三頭筋					
					前腕　回外筋群					
					回内筋群					
					手関節　屈筋群 ｛橈側手根屈筋／尺側　〃｝					
					伸筋群 ｛長及び短橈側手根伸筋／尺側手根伸筋｝					
					指　中手指節関節屈筋　虫様筋					
					指節間関節屈筋（近位）浅指屈筋					
					指節間関節屈筋（遠位）深指屈筋					
					中手指節関節伸筋　総指伸筋					
					内転筋群　　掌側骨間筋					
					外転筋群　　背側骨間筋					
					小指外転筋					
					小指対立筋					
					母指　中手指節関節屈筋　短母指屈筋					
					指節間関節屈筋　　長母指屈筋					
					中手指節関節伸筋　短母指伸筋					
					指節間関節伸筋　　長母指伸筋					
					外転筋群 ｛短母指外転筋／長　〃｝					
					母指内転筋					
					母指対立筋					
					握力					
					上腕周型					
					前腕周型					

		R		ROM−T			L		
				月　日					
				頸　部	前　屈				
					後　屈				
					側　屈				
					回　旋				
				肩甲骨	屈　曲				
					伸　展				
					挙　上				
				肩関節	前方挙上				
					後方挙上				
					外　転				
					外　旋				
					内　旋				
				肘関節	屈　曲				
					伸　展				
				手関節	背　屈				
					掌　屈				
				手　指	屈　曲				
					伸　展				

B．腰部・下肢評価表

氏名＿＿＿＿＿＿＿＿＿＿＿＿＿＿＿＿＿　　　年齢＿＿＿＿　性別＿＿＿＿

病名＿＿＿＿＿＿＿＿＿＿＿＿＿＿＿＿＿　　　　　　　　＿＿＿＿＿＿＿＿

		R			MMT－T			L		
					月　日					
					体幹　　屈筋群　　腹直筋					
					右外腹斜筋／左内腹斜筋　回旋筋群　左外腹斜筋／右内腹斜筋					
					伸筋群｛胸部群／腰部群					
					骨盤挙上筋　腰方形筋					
					股関節　屈筋群　腸腰筋，縫工筋					
					伸筋群　大殿筋					
					外転筋　中殿筋，大腿筋膜張筋					
					内転筋群					
					外旋筋群					
					内旋筋群					
					膝関節　屈筋群　｛大腿二頭筋／内側膝屈筋					
					伸筋群　大腿四頭筋					
					足関節　足底屈筋｛腓腹筋／ひらめ筋					
					足　　　回外筋｛前脛骨筋／後脛骨筋					
					回内筋｛短腓骨筋／長腓骨筋					
					足の指　中足指節関節屈筋群　虫様筋					
					指節間関節屈筋群｛短指屈筋／長指屈筋					
					中足指節関節伸筋群｛長指伸筋／短指伸筋					
					足の母指　中足指節関節屈筋，短母指屈筋					
					指節間関節屈筋　長母指屈筋					
					中足指節関節伸筋　短母指伸筋					
					指節間関節伸筋　長母指伸筋					
					大腿周型					
					下腿周型					

〈備考〉

トレッドミル評価

　／　　；＿＿＿＿＿＿＿＿＿＿＿＿

　／　　；＿＿＿＿＿＿＿＿＿＿＿＿

　／　　；＿＿＿＿＿＿＿＿＿＿＿＿

　／　　；＿＿＿＿＿＿＿＿＿＿＿＿

10m歩行

　／　　①　　　　②

　／　　①　　　　②

　／　　①　　　　②

　／　　①　　　　②

R				ROM−T		L			
				月　日					
				股関節	S L R				
					屈　曲				
					伸　展				
					外　転				
					内　転				
					外　旋				
					内　旋				
				膝関節	屈　曲				
					伸　展				
				足関節	背　屈				
					底　屈				

和文索引

■あ
愛護的負荷運動　108
足踏み歩行　147
アラインメント　134
アラキドン酸カスケード　12
亜鈴　105
安静度と運動量および神経ブロックの関係　83

■い
医学的リハビリテーション　22
異常姿勢　156
医療コミュニケーション　180
医療政策　177
異所性の神経発火の原因　13
痛み「障害」　87
痛み行動　87
痛み知覚　87
痛みと障害　185
痛みとリハビリテーション医療の相互関係　16
痛みの悪循環　17
痛みの質問表　77
痛みの制御と研究の10年　175
痛みの治療と理学療法の関係　16
痛みの定義　9
痛みの評価法　47
痛みの分類　9
痛みのリハビリテーション療法　16
医療・福祉・保健行政との提携　185
インピンジメント　108

■う
運動器疾患　175
運動機能回復経過　52
運動機能障害　3
運動器の10年　175
運動許容量　52
運動筋ブロック　5

運動コーナーの設置　91
運動処方　25
運動の方法　23
運動プログラム　79, 123
運動プログラム例　140
運動法　25
運動方法　84
運動量　25
運動療法　4, 22, 78, 97, 106, 126, 143, 154, 175
運動療法の手順　134
運動療法のマニュアル　4
運動療法の目的と分類　23

■え
エビデンス　67
エビデンス手順　67
エビデンスに基づく診療指針　78
エビデンスに基づく診療内容　4
エピドラスコピー　58, 60, 175
エルゴメーター　135
嚥下障害　167

■お
オーバーヘッドネット　45
温熱療法　168

■か
開胸・開腹術　168
介護　180
介護保険　178
介護予防　179
各種治療法による運動機能回復過程の予想　82
荷重歩行　147
鷲足　148
肩関節輪転機運動　113
滑車体操　113
活動性の維持の助言　83
可動域訓練　24
簡易評価法　50, 126

簡易腰帯バンド　134
癌告知　165
患肢温存術後　166
患者からよく受ける質問　77
患者教育　78, 175
患者満足度評価　84
癌性疼痛　10, 152
関節可動域拡大　23
関節可動域拡大訓練手技　107
関節可動域訓練　24
関節可動域測定（ROM-T）　119
関節可動域拡大訓練　107, 145
間接的外力アプローチ法　107
関節モビリゼーション　108
寒冷療法　168

■き
帰結予測　36, 48, 78, 84
機能・形態障害　28
機能的磁気共鳴画像法
　（functional MR）　14
機能的疾患性疼痛　152
機能的動作　157
機能的負荷運動　113
機能評価　19
機能評価判定法　70
急性炎症期　102
急性痛　10
急性疼痛　4
急性腰痛　68, 83
共通評価法　84
局所麻酔薬　16
筋・筋膜性腰痛症，腰椎椎間関節症　118
筋過緊張　156
筋の協調性改善　23
筋力増強　23
筋力増強訓練　24, 106, 143

■く
苦痛 87
苦悩 86
クリニカルパス 4, 78

■け
ケアカンファレンス 79
頸・上肢評価手順 97
頸肩腕症候群 92
頸上肢痛疾患 91
頸髄症状 94
頸椎症性神経根症を対象とした判定基準 95
経皮的髄核摘出術 58
経皮的電気刺激 169
経皮的電気的神経刺激（transcutaneous electrical nerve stimulation：TENS） 3
経皮的電気的鍼刺激 137
頸部神経根症 94
頸部神経根症治療成績判定基準 96
頸部神経根症の診療指針 95
頸部神経根症の治療計画 101
ゲートコントロール説 169
牽引療法機器 23
研究デザイン 3, 84
腱板断裂 180

■こ
構音障害 167
効果判定 69
効果判定の基準 67
交感神経ブロック 61
後縦靱帯骨化症 182
高周波熱凝固法 58
抗重力検査法 31
行動変容プログラム 186
行動療法 83
硬膜外脊髄電気刺激療法 58
コーチング 181
呼吸器合併症 168
骨・軟部腫瘍 166
骨転移 167
コルセット 119
コンパートメントブロック 59

■さ
3m歩行テスト 140
最大運動能 25
最大負荷可能量 135
再発予防指導 78
再評価 36
作業療法 22, 94
三角巾固定 105
三角巾固定（患側右） 103
三関節複合体 117

■し
10m最大歩行速度（10m歩行時間） 52
10m全力歩行時間 140
10RM 144
10Rm 144
磁気共鳴分光法（MRspectroscopy） 14
持久力の増大 23
シクロオキシゲナーゼ 12
四肢切断術後 166
指示箋・関連書式 37
四肢麻痺 165
システマティック・レビュー 70
持続硬膜外神経ブロック 61
下側（荷重側）肺障害 168
失語症 165
しているADL 27
自動 23
自動・自動介助運動 108
自動介助 23
自動抵抗運動 23
社会的不利 28
尺度 29
集学治療 189
集学的・包括的治療 84
集学的治療 4, 16, 78, 152, 173, 175
集学的治療プログラム 83
重鎮バンドと亜鈴 45
手術適応 119
手術療法と保存療法 68
手段的ADL 31
手段的日常生活動作 20
腫瘍壊死因子 166

準備体操 25
障害 26
障害の三層構造 27
小規模・多機能拠点 179
承認 181
将来の展望 185
職種間のコミュニケーションの 79
食道発声 167
心因性疼痛 10, 14, 87, 152
心因性要素 84
侵害刺激 86
侵害受容 87
侵害受容性疼痛 9, 12
神経因性疼痛 9, 13, 152
神経筋促通手技 113
神経成長因子 13
神経破壊薬 16, 59
神経ブロック 3, 153
神経ブロック効果のエビデンス 67
神経ブロックと理学療法の組み合わせ 100, 114, 135, 147
神経ブロックと理学療法の併用療法 63
神経ブロックに用いる局麻薬の量・濃度 61
神経ブロックの作用と意義 58
神経ブロックの特性 59
神経ブロックの役割と課題 58
神経ブロック療法のエビデンス 175
診断的ブロック 59
診療ガイドライン 4, 84, 185
診療計画 78
診療指針 94, 102, 119, 139
診療報酬点数表 44
心理療法 18

■す
鈴を用いた上肢の筋力増強訓練 100
ストレス 187
ストレッチ 24, 100

■せ
生活機能病　186
生活習慣病　146
生活満足度尺度　30
星状神経節ブロック　62
整理体操　25
脊髄・脊椎転移　165
脊髄腫瘍　165
脊髄神経ブロック　61
脊柱機能ユニット　117
施行時間帯　63
積極的な負荷運動　113
楔状足底板　147
設備　44
遷延性炎症性疼痛　10
遷延性疼痛疾患　84
先行鎮痛　62, 152
選択的COX-2阻害NSAIDs　175

■そ
装具　139, 147
装具療法　22
測定　29
粗大運動機能テスト　30

■た
帯状疱疹後神経痛　86
体性神経ブロック　61
大腿四頭筋　140
大腿四頭筋強化訓練　143
大腿四頭筋訓練　148
代用音声　167
他動　23
他動運動　107
多面的アプローチ　69
単一光子放出型コンピュータ断層撮影（single photon emission computed tomography：SPECT）　14
段階的な負荷運動　109

■ち
チームアプローチ　174
チーム医療　175
中枢神経因性疼痛　4
中枢性神経障害　24

中枢性疼痛　180
治癒判定　55
治癒判定法　69
直接的外力アプローチ法　108
治療経過　78
治療計画　101, 117, 138, 148
治療経過を経時的　73
治療限界　185, 187
治療効果判定基準　50, 55
治療効果判定基準の検討　185
治療時間帯の調整　19
治療指針　73, 78
治療的ブロック　59
治療内容・手技の標準化　84
治療のエビデンス　84
治療のゴール設定　25
治療の標準化　78
治療プログラム作成　36
治療目標　69, 100, 115, 137
治療法の標準化　187

■つ
対麻痺　165
通所リハビリテーション　137
杖　139, 147
使い捨てカイロ　106

■て
提案と要望　181
低周波機器　23
データベースの集積　187
テーラーメイド医療　3, 71
適切な投与量・濃度　63
できるADL　27
テストブロック　59
電気喉頭　167
転機設定・社会復帰　36
電磁波治療器　23
電流治療器　23

■と
頭頸部癌　167
疼痛感覚　86
疼痛患者の教育・指導　153
疼痛管理プログラム　174
疼痛教室　18

疼痛行動　86
疼痛システム　28, 29, 174
疼痛伝達・制御機構の異常　152
疼痛マネジメント　186
ドクターフィー　178
特発性大腿骨頭壊死　183
徒手筋力検査法　35
徒手筋力テスト　24
ドラッグチャレンジテスト　152, 174
トリガーポイント注射　60, 62, 83
トレドミル　45
トレドミル負荷　134
トレドミル負荷試験　45
トレドミル負荷法　51, 134

■な
難治性慢性疼痛　16

■に
日常生活動作　3
日常生活動作（activities of daily living：ADL）　166
日常生活動作テスト　30
日本整形外科学会会告　55
日本整形外科学会会告による肩関節疾患治療成績判定基準　103, 115
日本整形外科学会会告による腰痛疾患治療成績判定基準　120
日本整形外科学会頸部脊椎症性脊髄症治療成績判定基準　94, 95
乳癌・子宮癌　167
認知行動療法　16, 87, 174

■の
脳腫瘍　165
脳転移　165
脳の可塑性　188
能力障害　28

■は
廃用症候群　166
廃用性機能障害　23
ハムストリング　146
鍼治療　3, 23
パワーリハビリテーション　20

■ひ
ヒアルロン酸製剤　69, 148
膝装具　147
非ステロイド性抗炎症薬　119
評価　26, 29, 94, 103, 119, 139
評価法　47, 84, 185
病期と治療法　84
病態生理学的疼痛　9

■ふ
負荷量　19
複合性局所疼痛症候群　86
複合体　179
物理療法　3, 22, 97, 105, 126, 143
物理療法処方アンケート結果　23
踏み台　141

■へ
弊害　19
平行棒　45
ペインクリニック　3
ペインクリニック診療のエビデンス　185
ペインクリニック治療指針　69, 75
ペインクリニックにリハビリテーション診療を加えた治療指針　79
ペインクリニックの診療指針　73
ペーシング　181
変形性膝関節症　139
変形性膝関節症治療成績判定基準　140
変形性膝関節症の診療指針　139
変形性膝関節症の治療計画　149
片麻痺　165

■ほ
包括的治療　59
包括払い制度　78
棒体操　111
防已黄耆湯　148
訪問リハビリテーション　179
保健行政　177
歩行器　139, 147
ホスピタルフィー　178
ホスフォリパーゼA2　12
ホットパック　23, 143

■ま
マッギル疼痛質問表　50
マッサージ　169
マニプレーション　68
慢性拘縮期　102
慢性痛　10, 84
慢性疼痛　4, 86, 152
慢性疼痛（疾患）に対するリハビリテーション医療　185
慢性疼痛患者　153
慢性疼痛と神経再生　188
慢性疼痛と脳機能　14
慢性疼痛に対するリハビリテーション　175
慢性疼痛の神経ブロックとリハビリテーション併用療法　153
慢性疼痛のペインクリニックとリハビリテーション併用療法　152
慢性疼痛のペインクリニック診療　152
慢性疼痛のリハビリテーション　86
慢性腰痛　83

■め
メディカルチェック　19, 25

■も
目標設定　36
モビリゼーション　24

■や
薬物療法　68

■ゆ
有痛性運動器疾患　3, 173
有痛性運動器疾患診療指針　187
有痛性運動器疾患全般の治療計画　82
有痛性運動器疾患に対する治療ガイドライン　187
有痛性運動器疾患に適応となる神経ブロック　61
有痛性運動器疾患の診療指針　73
有痛性運動器疾患の診療に際して必要な手順・書式・計画書　80
有痛性運動器疾患の評価法　47
有痛性運動器疾患のペインクリニック診療のエビデンス　67
有痛性運動器疾患の理学療法を加えた診療ガイドライン　91
有痛性肩関節疾患　101
有痛性肩関節疾患の治療計画　117

■よ
腰下肢機能簡易評価法　126
腰下肢痛疾患　117
腰下肢痛疾患パス　121
腰下肢痛疾患リハビリテーション実施表　138
腰下肢痛の疾患別神経ブロック法と治療期間　74
腰下肢痛の診断と治療の進め方　74
腰下肢痛の治療計画　138
腰下肢痛評価手順　122
用具　44
腰痛再発予防　134
腰痛疾患治療成績判定基準　125
腰痛体操　45, 83, 127, 133
腰痛体操基本動作　133
腰痛体操の目的　133
腰痛治療　68
腰部・仙骨硬膜外神経ブロック　62
腰部神経根症　119

腰部神経根症の運動療法手順 136
腰部神経根症の診療指針 120
四つ這い体操 111
予防的ブロック 59

■り
理学療法 3, 22, 94, 97, 105, 126, 143
理学療法（III） 44
理学療法（II） 44
理学療法に必要な器具・機器 44
リハビリテーション 174, 180
リハビリテーション・チームアプローチによる疼痛管理プログラム 87

リハビリテーション医学 3
リハビリテーション医療における評価法 48
リハビリテーション実施計画書 37
リハビリテーション処方 164
リハビリテーション診療手順 36
リハビリテーション治療計画に際しての注意点 19
リハビリテーション治療で問題となる疼痛疾患・病態 20
リハビリテーションの中止基準 164
リハビリテーションの適応 19
リハビリテーションの分類 22
リハプログラム 102

療養病床 177
リラックスやストレッチ 92
臨床疫学 84
リンパ浮腫 167

■れ
レーザー 23, 106
レーザー治療 92

■ろ
肋木 45
肋木体操 113

欧文索引

■A
αアドレナリン受容体　13
ADL　3, 27, 50, 70, 78, 94, 173, 186
ADL-T　30, 31, 79, 97
AHRQ は腰痛治療ガイドラインを発表　83
AKA　64, 92, 126, 143, 145, 148
Apray の scratch　104
assessment　29
A 型ボツリヌス毒素　5

■B
Barthel Index　30, 31, 48
Bobath 治療　157
Brunnstrom の片麻痺機能テスト　30
Butler の治癒基準　126
Böhler 体操変法　127, 132
Böhler 変法　134

■C
CART　186
chemical cross-talk　14
Codman 体操　110
Constraint-induced movement therapy　188
consulting, counseling, coaching　186
CRPS　10, 62, 86, 152, 154, 173, 186
CRPS type I　87
CRPS type II　87
Cybex machine　143

■D
DSM-IV　47

■E
EBM　67, 68
EBM を主流　4
ephaps　14
evaluation　29
failed back syndrome　62

■F
FIM　30, 48, 140, 186
fMRI　152, 174
FTA　140
Full time-integrated program　188

■G
GCS　30

■I
IADL　31
IASP　9
ICD　26
ICF　26
ICIDH　26

■J
JCS　30
JOA スコアー　55, 69

■L
LoeserJD による痛みの多層構造のモデル　86

■M
MET's　135
MFT　30
Mikulicz 線　140
MMPI　47
MMT　30, 31, 50, 51, 79, 94, 95, 105, 120
MPQ　47, 50

■N
N-K 型運動練習装置　144
narrative　4
narrative based medicine　71
NBM　71
NRS　47
NSAIDs　58, 83, 119, 148

■O
OT　87

■P
painful arc sign　104
PEDro　16
Performance status：PS　161
PET　152, 174
PHN　86, 186
PN　69
PNF　113, 114
PRICE　17
PRS　69
PT　79, 87

■Q
QOL　28, 30, 70, 84

■R
RA　104, 115
RCT レベル　70
RMDscore　70
ROM　186
ROM-T　30, 31, 50, 79, 94, 95, 104
ROM-T　30
rTMS　186

■S
scapulohumeral rhythm 104
SCS 152
SF-36 30, 70
SIAS 48
SMP 62
SSP 23
ST 79

■T
TEAS 64, 91, 92, 106, 137, 143, 148
TENS 23, 87, 169, 188

■V
VAS 47, 50

■W
WHO 26, 175
Williamsの体操 133
Williams法 127

監修者略歴

小川　節郎（おがわ　せつろう）

1972年	日本大学医学部卒業
1972年	日本大学医学部循環器内科学教室入局
1974年	日本大学医学部麻酔科学教室入局
1980年	日本大学医学部講師
1982年	米国ワシントン州立大学麻酔科教室
1983年	日本大学講師（専任扱），ペインクリニック室長
1991年	日本大学助教授
1996年	日本大学教授
1997年	日本大学医学部麻酔科学教室主任教授
2002年	駿河台日本大学病院病院長

編者略歴

保岡　正治（やすおか　まさはる）

1972年	徳島大学医学部医学科卒業
1973年	徳島大学医学部麻酔学教室入局
1974年	米国アイオワ大学医学部麻酔科レジデント
1976年	徳島大学医学部麻酔学教室助手
1979年	保岡クリニック開設
1981年	保岡クリニック論田病院開設
1998年	徳島大学麻酔科学非常勤講師
	徳島大学公衆衛生学臨床教授

ペインクリニック診療に必要な
リハビリテーションの知識　　　〈検印省略〉

2005年7月25日　第1版第1刷発行

定価（本体4,800円＋税）

　　監修者　小川節郎
　　編集者　保岡正治
　　発行者　今井　良
　　発行所　克誠堂出版株式会社
　　　〒113-0033　東京都文京区本郷3-23-5-202
　　　電話(03)3811-0995　振替00180-0-196804

ISBN4-7719-0294-1 C3047　¥4800 E　印刷　ソフト・エス・アイ株式会社
Printed in Japan　© Setsuro Ogawa 2005

・本書の複製権・翻訳権・上映権・譲渡権・公衆送信権（送信可能化権を含む）は克誠堂出版株式会社が保有します．

・JCLS ＜㈱日本著作出版権管理システム委託出版物＞
本書の無断複写は著作権法上での例外を除き禁じられています．複写される場合は，そのつど事前に㈱日本著作出版権管理システム（電話 03-3817-5670, FAX 03-3815-8199）の許諾を得てください．